Heidelberger Taschenbücher Band 220

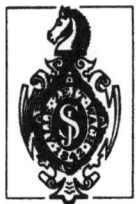

Edward S. Golub

Die Immunantwort
Einführung in die Immunbiologie

Mit 120 Abbildungen

Springer-Verlag
Berlin Heidelberg New York 1982

Professor Dr. EDWARD S. GOLUB
Lafayette, Indiana/USA

Übersetzer:

DR. M. PFREUNDSCHUH,
Klinikum der Universität Heidelberg,
Medizinische Poliklinik, D-6900 Heidelberg

DR. A. GAUSE
Medizinische Hochschule Hannover, D-3000 Hannover

Titel der amerikanischen Originalausgabe: Edward S. Golub, The Cellular Basis of the Immune Response. 2nd edition. Sinauer Associates, Inc., Sunderland, Massachusetts, USA
© 1981 by Sinauer Associates, Inc.

ISBN-13:978-3-540-11755-1   e-ISBN-13:978-3-642-68711-2
DOI: 10.1007/978-3-642-68711-2

CIP-Kurztitelaufnahme der Deutschen Bibliothek
Golub, Edward S.:
Die Immunantwort: Einf. in d. Immunbiologie/
Edward S. Golub. – Berlin; Heidelberg;
New York: Springer, 1982.
  (Heidelberger Taschenbücher; Bd. 220:
  Basistext Medizin, Biologie)
  Einheitssacht.: The cellular basis of the immune response ‹dt.›
ISBN-13:978-3-540-11755-1

NE: GT

Das Werk ist urheberrechtlich geschützt. Die dadurch begründeten Rechte, insbesondere die der Übersetzung, des Nachdrucks, der Entnahme von Abbildungen, der Funksendung, der Wiedergabe auf photomechanischem oder ähnlichem Wege und der Speicherung in Datenverarbeitungsanlagen bleiben, auch bei nur auszugsweiser Verwertung, vorbehalten.
Die Vergütungsansprüche des § 54, Abs. 2 UrhG werden durch die ‚Verwertungsgesellschaft Wort', München, wahrgenommen.

© by Springer-Verlag Berlin Heidelberg 1982

Die Wiedergabe von Gebrauchsnamen, Handelsnamen, Warenbezeichnungen usw. in diesem Werk berechtigt auch ohne besondere Kennzeichnung nicht zu der Annahme, daß solche Namen im Sinne der Warenzeichen- und Markenschutz-Gesetzgebung als frei zu betrachten wären und daher von jedermann benutzt werden dürften.

Satz: Daten- und Lichtsatz-Service, Würzburg

2123/3130-543210

Für Jonathan und Mark ...
derentwegen es sich lohnt

Vorwort

Grundlage für dieses Buch sind meine Vorlesungen in Immunbiologie, die ich in den vergangenen Jahren an der Purdue Universität gehalten habe. Ziel der Vorlesungen ist ein aktueller Überblick über die Biologie der Immunantwort und nicht eine vollständige Zusammenfassung aller Aspekte der Immunologie. Schwerpunkte dieses Buches sind Wechselwirkungen zwischen Zellen und Fragen der Regulierung der Immunantwort, vor allem die Rolle des MHC bei den Wechselwirkungen zwischen Zellen, die Bedeutung der Autoreaktivität gegen MHC-Antigene, die Regulierung der Immunantwort durch ein Netzwerk von anti-Idiotypen und Regelkreise bei der Suppression. Darüber hinaus gehe ich auf die faszinierenden neuen molekularbiologischen Erkenntnisse über die Immunglobulin-Gene und die Entstehung der Antikörper-Vielfalt ein. Das Hauptthema ist die Voraussetzung von Selbst-Erkennung und Selbst-Reaktivität für die Entstehung von Immunreaktionen. Im Verlauf der Vorlesung versuche ich, möglichst viele Probleme anhand von Versuchsprotokollen zu erläutern und, wenn möglich, die geschichtliche Entwicklung der Experimente zu beschreiben. Auch in diesem Buch habe ich versucht wiederzugeben, wie immunologische Fragen wissenschaftlich angegangen werden. Ich habe mich bemüht, möglichst keine Langeweile aufkommen zu lassen. Sicherlich werde ich viele Freunde und Kollegen ärgern oder schockieren durch die Art und Weise, wie ich durch die Auswahl bestimmter Experimente die Punkte zu verdeutlichen versuche, auf die es mir ankommt. Ich möchte mich gleich hier zu Beginn des Buches bei ihnen entschuldigen und kann nur hoffen, daß sie am Ende des Buches wieder versöhnt sind.

Eigennamen habe ich auf ein Minimum reduziert, um vor allem Studenten damit nicht zu sehr zu beanspruchen. Bei allen nicht namentlich genannten Kollegen (und Freunden) bitte ich um Nachsicht.

Ich möchte nochmals betonen, daß dieses Buch kein Kompendium immunologischer Tatsachen ist. Es soll vielmehr einen erfrischenden Überblick über die experimentellen Grundlagen der modernen zellulären Immunbiologie geben. Praktisch tätige Immunologen werden sicher das meiste schon kennen; als Zielgruppe denke ich vor allem an fortgeschrittene Studenten, Medizinstudenten und Wissenschaftler aus anderen Gebieten, die auf der Suche nach ihrer verlorenen Jugend sind.

Wenn dieses Buch als Grundlage für eine Vorlesung oder ein Seminar dienen soll, empfehle ich sehr, die Originalarbeiten zu lesen, weil es mir im Rahmen dieses Buches nicht möglich war, die Ergebnisse kritisch zu diskutieren.

Schließlich möchte ich mich bei meinen vielen Freunden und Kollegen bedanken, die Teile des Manuskripts gelesen und viele Vorschläge gemacht haben, sich an Diskussionen beteiligten und Beiträge zu Interpretationen von noch nicht veröffentlichten Ergebnissen lieferten; ihre Namen sind weiter unten aufgeführt. Ich bitte, alle Fehler ihnen anzulasten und alle Vorzüge dieses Buches allein mir zuzuschreiben.

Frank Adler, Bernard Amos, Dick Asofsky, Dick van Bekkum, Mike Bevan, Harvey Cantor, Mariana Cherry, Max Cooper, Gus Cudkowitz, Tony Davies, Karel Dicke, Jeaninne Durdik, Dick Dutton, Ger van den Engh, Marc Feldmann, Dick Gershon, Janet Gezari, Joel Goodman, Mel Greaves, Howard Grey, Lee Hood, George Janossy, Charley Janeway, Nick Jones, David Katz, Elaine McDaniel, Rick Miller, Av Mitchison, Adres Mulder, Peter Panfili, Ben Pernis, Jim Prahl, Martin Raff, Janet Roman, Larry Ruben, Jim Russell, Vicki Sato, Stu Schlossman, Eli Sercarz, Liz Simpson, Don Shreffler, Greg Siskind, George Snell, Jon Sprent, Osias Stutman, Jim Till, Dennie Toth, Mary Ann Wagner, Leon Wofsy, Ed Yunis und Rolf Zinkernagel. Mein Dank gilt auch den Studenten des Kurses Biologie 537 der Purdue Universität, Biologie 185 der UCLA und Biochemie C55 an der Nothwestern Universität, die oft mit brutaler Offenheit die Ansicht von Studenten über dieses Buch geäußert haben. Besonders dankbar bin ich auch Beth Brumit für ihre besonderen Bemühungen, den handgeschriebenen Text zu übertragen, sowie Patrick Nickoletti, Marge Ramirez und Fran Selleck für das Schreiben des Manuskripts; Mark und Jonathan Golub danke ich für die wertvolle Hilfe beim Korrekturenlesen. Den Wissenschaftlern im Jackson Laboratory in Bar Harbor (Maine) danke ich für ihre Gastfreundschaft, als ich dieses Buch schrieb, und schließlich Andy Sinauer für seinen immerwährenden Beistand.

Lafayette, Indiana   Edward S. Golub

Inhaltsverzeichnis

1. Einführung und das Prinzip der Selektion bei der Immunantwort 1

I. Lymphozytenpopulationen: B-Zellen und T-Zellen ... 11

2. Ursprung und Verteilung des lymphatischen Gewebes 13
3. Zell-Interaktionen bei der Antikörperbildung 22
4. Zell-Interaktionen bei der zellvermittelten Immunantwort 36
5. Eigenschaften von B-Zellen und T-Zellen 48
6. Der Haupthistokompatibilitätskomplex: *H-2* und *HLA*.................. 64
7. Effektor- und Helferzellen bei der Antikörperbildung: Haptene und Carrier 76
8. Effektor- und Helferzellen bei zellvermittelten Antworten: K/D- und I-Antigene 86

II. Mechanismen der zellulären Kooperation bei der Immunantwort 95

9. Die Rolle des Makrophagen............ 97
10. Die Rolle des *MHC* bei der Zellkooperation und der Antikörperbildung 109
11. Die Rolle des *MHC* bei der Entstehung von zellvermittelten Antworten 129
12. Mechanismen der B-T-Zell-Kooperation 142
13. Rezeptoren und Signale............. 159

III. Immunglobuline 179

14. Die Struktur der Immunglobuline 181
15. Die strukturelle Basis der Antikörper-Spezifität ... 192
16. Biologische Funktionen der Immunglobuline 200
17. Die Entstehung der Vielfalt 210

IV. Regulation der Immunantwort 221

18. Proliferation und Reifung 223
19. Regulation durch Suppressor-T-Zellen 235
20. Regulation durch ein Netzwerk von
    anti-Idiotyp-Antworten 251
21. Genetik der Immunantwort 260
22. Immunologische Toleranz 269

Anhang 283

I. Übersicht über die verschiedenen Immunreaktionen . . 283
II. Hybridome und T-Zell-Lymphome 291

Immunologisches Glossarium 295

Sachverzeichnis 299

1. Einführung und das Prinzip der Selektion bei der Immunantwort

Übersicht

Das Fach Immunologie ist aus der klinischen Medizin hervorgegangen. Das Wort selbst kommt vom lateinischen *immunitas*; es bedeutete ursprünglich die Freistellung von öffentlichen Diensten und erhielt später die Bedeutung Freisein von Krankheit. Bereits die antiken Völker hatten die Beobachtung gemacht, daß ein Individuum, das eine bestimmte Krankheit durchgemacht hatte, ein geringeres Risiko besaß, nochmals an derselben Krankheit zu erkranken. Bereits lange Zeit vor Jenner gab es bei den Chinesen Impfungen. Jenner selbst führte Pockenimpfungen durch, ohne die genauen pathophysiologischen und immunologischen Zusammenhänge zu kennen. Er hatte allerdings beobachtet, daß Melkerinnen mit Kuhpockennarben an den Händen bei einer Erkrankung mit menschlichen Pocken viel weniger Narben davontrugen als die übrige Bevölkerung[1].

Die Geschichte der Immunologie ist im Grunde genommen die Geschichte über die Aufklärung der Mechanismen, die dieses Freisein von Krankheit aufgrund eines vorausgegangenen Kontaktes mit dem Krankheitserreger ermöglichen. Es mag daher überraschen, daß wir uns in diesem Buch nur wenig mit Krankheiten und dem Freisein von Krankheiten beschäftigen. Tatsächlich haben die letzten Jahrzehnte jedoch gezeigt, daß die Erforschung von Modellsystemen, die im Körper unter physiologischen Bedingungen ablaufen, wesentlich mehr zum Verständnis immunologischer Mechanismen beigetragen hat als Untersuchungen von pathologischen Prozessen, d.h. Krankheiten. Es soll gleich zu Beginn dieses Buches hervorgehoben werden, daß der Körper gegen pathogene Substanzen prinzipiell mit denselben Mechanismen reagiert wie gegen nicht-pathogene Substanzen. Die heutige Bedeutung der Immunologie liegt gerade darin, daß wichtige Erkenntnisse über den Pathomechanismus von Krankheiten gewonnen wer-

---

[1] Der holländische Musikwissenschaftler G. J. van den Engh hat auf das besondere Ansehen hingewiesen, das Melkerinnen allgemein genossen. Melkerinnen werden z.B. in englischen Volksliedern weitaus häufiger besungen als Kindermädchen oder Näherinnen

den können, ohne daß eine Krankheit vorliegt. Hauptsächlich werden in diesem Buch Immunreaktionen von Tieren – meist Mäusen – gegen ausgesprochen nicht-pathogene Substanzen besprochen, wie z. B. Schafserythrozyten (sheep red blood cells = SRBC) und Rinderserumalbumin (RSA). All diesen unterschiedlichen Substanzen ist jedoch gemeinsam, daß sie für das Tier, mit dem sie in Kontakt kommen, fremd sind. Hierin liegt der Schlüssel zur Immunantwort. *Der Körper erkennt Substanzen, die ihm fremd sind, als solche und reagiert dagegen mit einer spezifischen Immunantwort.*

Das Prinzip der Spezifität

Im Verlauf dieses Buches werden wir sehen, daß man Immunreaktionen vereinfacht in zwei Arten unterteilen kann, und zwar in Antikörper-vermittelte und zellvermittelte Reaktionen. Alle Phänomene, die im Verlauf einer Immunantwort auftreten, rühren von Vorgängen, die in und auf Zellen stattfinden. Der Lymphozyt ist die wichtigste der an der Immunantwort beteiligten Zellen.

Als *humoral* werden Vorgänge der Immunantwort bezeichnet, die die Antikörperbildung betreffen; als *zellvermittelt* jene, die an Gewebereaktionen beteiligt sind. Zum besseren Verständnis müssen einzelne Faktoren oft isoliert dargestellt werden, und hierbei kann der Eindruck der Eigenständigkeit entstehen. Der Leser soll sich aber immer darum bemühen, den Einzelfaktor in ein Gesamtbild einzufügen. Humorale und zellvermittelte Vorgänge sind bei der Immunantwort nur Teile eines Gesamtprozesses; Zellen und Vorgänge, die an *einem* Teilvorgang beteiligt sind, greifen auch auf den anderen über.

Der humorale Aspekt der Immunantwort betrifft die Produktion von Serum-Antikörpern. Wird fremdes Material – *Antigen* genannt – in ein Tier injiziert, so läuft eine Reihe von komplizierten Vorgängen ab. Als Ergebnis erscheinen Moleküle im Serum, die sich spezifisch mit dem Antigen verbinden können. Man nennt diese Moleküle *Antikörper*. Kaum ein anderes Eiweißmolekül ist so gut untersucht wie das Antikörpermolekül. Seine Struktur und seine Eigenschaften werden ausführlich im Abschnitt III besprochen. Zunächst bleibt nur festzuhalten, daß ein Tier als Antwort gegen ein spezifisches Antigen Proteinmoleküle produziert, die sich spezifisch mit dem Antigen verbinden können. Im Serum einer Maus, die eine Injektion mit SRBC erhält, erscheinen nach einer gewissen Zeit Antikörper, die mit den SRBC reagieren. Diese anti-SRBC-Antikörper reagieren nicht mit Erythrozyten vom Pferd oder mit Rinderserumalbumin. Die Antikörper gehören zur Gruppe der Gamma-Globuline, die in jedem normalen Serum vorhanden sind. Die Immunantwort führt also nicht zur Produktion einer neuen Molekül*art*, vielmehr werden Gamma-Globuline mit neuen Bindungs*spezi*-

fitäten induziert. Die Spezifität der Antikörpermoleküle beruht auf Unterschieden in der Aminosäurensequenz in einem eng begrenzten Teil der Peptidkette, aus der das Antikörpermolekül besteht. Die Spezifität eines Antikörpermoleküls wird in der DNS der Zelle kodiert, die den Antikörper produziert. Auch hier gilt wie sonst in der Biologie der Grundsatz, daß die Anordnung der Nukleotide in der DNS der Zelle, die ein Peptid produziert, die Anordnung der Aminosäuren in der Peptidkette bestimmt. In jüngster Zeit wurden wichtige neue Erkenntnisse über die Molekularbiologie der Gene gewonnen, die Antikörper kodieren. Diese Erkenntnisse führen vielleicht sogar zu einem ganz neuen Verständnis der Genorganisation während der Differenzierung.

Antikörper werden von Lymphozyten gebildet. Deshalb sind Untersuchungen der Antikörperbildung immer auch zugleich Untersuchungen der zellulären Basis der Antikörperbildung. Lymphozyten werden in mindestens zwei Klassen, die *B-Zellen* und die *T-Zellen* eingeteilt. B-Zellen synthetisieren und sezernieren Antikörpermoleküle. Eine Funktion der T-Zellen besteht darin, den B-Zellen hierbei zu helfen. Außerdem führen die T-Zellen eine Reihe weiterer Reaktionen aus, im Allgemeinen solche, die zu Gewebszerstörungen führen. Da an diesen Reaktionen keine Antikörper beteiligt sind, nennt man sie *zellvermittelte Reaktionen*. Chemische Gruppen auf dem Gewebe einer Tierart wirken in einer anderen Spezies als Antigen, werden als fremd erkannt und rufen eine Reaktion hervor. Dabei wirkt die reagierende Zelle ohne die Beteiligung von Antikörpern direkt auf das Antigen auf dem fremden Gewebe ein und bewirkt eine Zerstörung dieses Gewebes. Es ist möglich, daß ein Tumor besondere Antigene hat und deshalb vom Körper als fremd erkannt wird. Indem das Immunsystem gegen diese Antigene reagiert, hält es eine ständige Kontrolle (immune surveillance) gegen Tumoren aufrecht. Versagt diese Kontrolle, kommt es entsprechend dieser Vorstellung zur Krebserkrankung.

Selektive versus instruktive Theorien der Immunantwort

Manche Lymphozyten produzieren Antikörper von hoher Spezifität, andere wiederum reagieren ähnlich spezifisch direkt mit fremdem Gewebe. Deshalb ist es von großem Interesse zu wissen, wie diese Spezifität bei der Reaktion mit dem Antigen zustande kommt. Eine gegenwärtige immunologische Lehrmeinung besagt, daß das Substrat der immunologischen Spezifität nur in einer einzigen Form in einem Lebewesen existiert. Man stellt sich also vor, daß das Antikörpermolekül seine Spezifität mit denselben Mitteln exprimiert, wie ein Lymphozyt seine Spezifität exprimiert. Wenn wir diese Vorstellung zunächst einmal akzeptieren und annehmen, daß die Zelle und das Produkt der Zelle (das Antikörpermolekül) ihre Spezifität durch einen gemeinsamen Mechanismus erhalten, so folgt daraus, daß die Zelle auf ihrer Oberfläche eine Antikörper-ähnliche Struktur haben muß, um mit Antigen zu reagieren. Man kann auch noch weitergehen (aufgrund experimenteller Ergebnisse, die in einem späteren Kapitel besprochen werden) und annehmen, daß die Zellen, die Antikörper einer bestimmten Spezifität produzieren, Moleküle dieses Antikörpers auf ihrer Oberfläche tragen. Diese Antikörper fungieren als *Rezeptoren* für Antigen. Aus der Interaktion zwischen Rezeptor und Antigen erhält die Zelle auf eine bestimmte Weise das Signal, mehr Moleküle desselben Antikörpers zu produzieren und sich zu teilen. Bekanntlich ist die Spezifität des Antikörpermoleküls in einem kleinen Teil der Peptidkette des Moleküls festgelegt. Folglich besitzt die Zelle, die den Antikörper produziert, in ihrem Genom den genetischen Code für die bestimmte Aminosäuresequenz, die die Spezifität des Moleküls ausmacht. Alle Antikörpermoleküle, die von eben dieser Zelle produziert werden, haben demnach auch dieselbe Aminosäuresequenz und dieselbe Spezifität. Die aufgrund dieser Theorie postulierten Antikörpermoleküle auf der Oberfläche von Lymphozyten, die als Rezeptoren für Antigen wirken, sind für die B-Zellen nachgewiesen (Kapitel 5). Das Vorhandensein von Antikörper oder, genauer gesagt, Immunglobulinmolekülen auf der Zelloberfläche ist für die B-Zellen sogar ein charakteristisches Merkmal (Marker). T-Zellen haben bei weitem weniger Immunglobulin auf ihrer Oberfläche, was vor einigen Jahren zu großen Kontroversen geführt hat. Heute wissen wir, daß die T-Zelle nur einen kleinen Teil des Immunglobulinmoleküls als Rezeptor benutzt.

Ganz unabhängig von der Art des Rezeptors gibt es überzeugende Hinweise, daß es Lymphozyten gibt, die fähig sind, mit einem bestimmten Antigen zu reagieren, ohne daß das Tier jemals mit dem Antigen Kontakt hatte. Kommt ein Tier dann mit Antigen in Kontakt, so nimmt die Zahl der spezifischen Zellen rapide zu. Paul Ehrlich (1854–1915) entwickelte die erste brauchbare Theorie zur Erklärung dieses Phänomens. Ehrlich vermutete, daß nach einer Krankheit oder Immunisierung bestimmte Substanzen (Antikörper) im Serum erscheinen, die von Zellen produziert werden. Davon ausgehend formulierte er eine Theorie, die auch heute noch, nach über 80 Jahren aktuell ist: Er postulierte, daß eine Zelle *Seitenketten* hat, und daß diese Ketten den Serumsubstanzen, d.h. den Antikörpern entsprechen. Jede Zelle hätte eine Anzahl von Seitenketten, die das Repertoire der Immunantworten darstellten, die ein Tier machen könnte. Tiere bilden z.B. Antikörper gegen Tetanustoxoid und gegen Pneumokokken. Folglich gibt es auch Seitenketten für Tetanustoxoid und für Pneumokokken. In der modernen Terminologie hieße dies, daß ein bestimmter Lymphozyt (Zelle) ein Antikörpermolekül als Rezeptor (Seitenkette) für jeden Antikörper hat, den das Tier produzieren kann. Ehrlich stellte sich vor, daß das Antigen mit der spezifi-

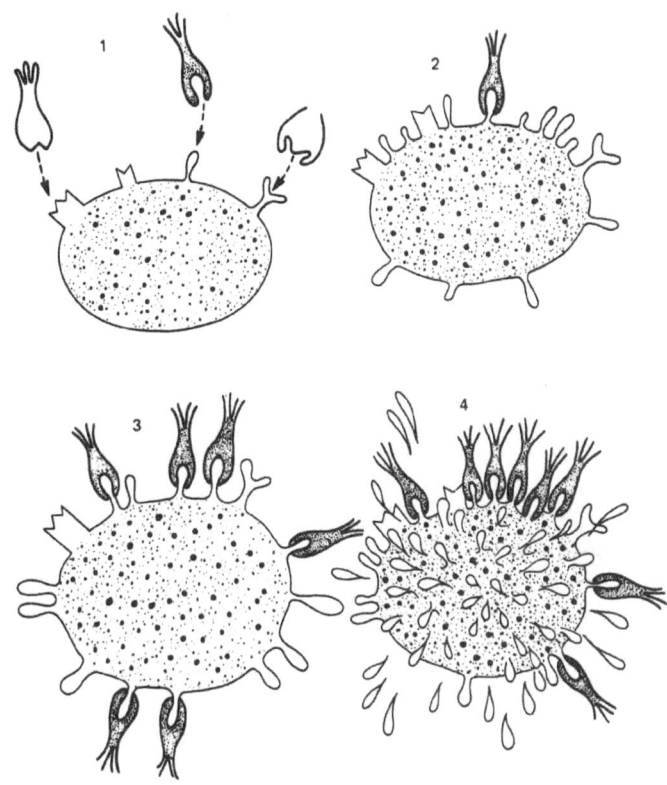

Abb. 1.1. Die Seitenkettentheorie für die Antikörperbildung von Paul Ehrlich. (Aus der Originalarbeit (1900). *Proc. Roy. Soc. B.* 66, 424)

schen Seitenkette reagiert und diese Interaktion dazu führt, daß die anderen Seitenketten verschwinden, und die Zelle mit der Produktion nur der Seitenkette mit der Spezifität für das Antigen beginnt. Diese Seitenketten lösen sich von der Oberfläche der Zelle und erscheinen im Serum, wodurch es zu einem höheren Titer von Serumantikörper gegen das Antigen kommt. Dieses Konzept ist in Abbildung 1.1 skizziert.

Diese faszinierende Theorie hatte lange Gültigkeit. Der große Immunchemiker Karl Landsteiner erbrachte jedoch experimentelle Hinweise, die zu der damaligen Zeit anscheinend nicht in Einklang mit der Seitenkettentheorie gebracht werden konnten; dies führte dazu, daß die Seitenkettentheorie verlassen wurde. Landsteiner untersuchte die Fähigkeit organischer Stoffe, Antikörperbildung zu induzieren oder mit Antikörpern zu reagieren, die gegen ähnliche Moleküle produziert worden waren. Hierzu benutzte er kleine Moleküle, die nach Kopplung an ein großes Molekül zur Bildung von Antikörpern gegen das kleine Molekül führten. Das kleine Molekül wurde Hapten genannt; das große Molekül, an das es gekoppelt war, wurde Schlepper (oder heute Carrier) genannt. Durch Einführung einer NO_2-Gruppe in einen Benzolring und Verwendung dieses Nitrobenzols als Hapten konnte Landsteiner spezifische Antikörper gegen Nitrobenzol erzeugen. Einführung von 2 NO_2-Gruppen und Verwendung des Dinitrobenzols als Hapten führte zu einem spezifischen Antikörper gegen Dinitrobenzol. Wurden in ähnlicher Weise Sulfonsäure oder Arsensäure in den Ring eingeführt, so bildeten Labortiere spezifische Antikörper gegen die entsprechenden Substanzen. Da es schwer vorstellbar war, daß eine einzige Zelle spezifische Seitenketten für eine anscheinend endlose Reihe von Substanzen haben sollte, wurde die Seitenkettentheorie verlassen.

Die Seitenkettentheorie stellt eine Form der *selektiven Theorie* dar. (Die Zelle besitzt alle denkbaren Seitenketten, und das Antigen selektioniert die spezifische Seitenkette.) Auf diese Theorie folgten die sogenannten *instruktiven* Theorien.

Die bekanntesten Verfechter dieser Theorien waren Felix Haurowitz in den dreißiger und Linus Pauling in den vierziger Jahren. Die instruktiven Theorien der Antikörperbildung postulieren, daß eine Zelle, die ein Antikörpermolekül produziert, nicht auf eine bestimmte Spezifität festgelegt ist. Damals waren die Vorgänge bei der Eiweißsynthese noch völlig unbekannt. Man stellte sich vor, daß eine Zelle ein Eiweißmolekül hervorbringt und ihm in den letzten Abschnitten der Produktion ihren Stempel aufdrückt. Diese letzte Prägung gebe dem Molekül seine Spezifität. Heute wissen wir, daß die Gestalt eines Eiweißmoleküls durch die Sequenz der Aminosäuren bestimmt ist, und daß diese Sequenz die DNS wiederspiegelt, die dieses Protein kodiert. Die DNS wird in RNS transkribiert, die dann als Schablone bei der Translation benutzt wird, bei welcher die einzelnen Aminosäuren aneinander gereiht werden. Da die Sekundär- und Tertiärstruktur von der Primärstruktur abhängen, muß die Spezifität bereits im genetischen Code angelegt sein. In den vierziger Jahren stellten sich die Verfechter der instruktiven Theorie jedoch vor, daß ein kleiner Teil des Antigens in die Zelle gelangt und die Form des Eiweißmoleküls während seiner Produktion beeinflußt. Hiernach hätte das Antigen der Zelle die Spezifität des von ihr zu produzierenden Antikörpers vorgegeben [2]. Diese Theorie ist in Abbildung 1.2 skizziert.

---

[2] Die instruktive Theorie der Antikörperbildung hatte einen großen Einfluß auf die frühe Molekularbiologie. Die Theorie war so attraktiv, daß sie auch dazu benutzt wurde, Reglerphänomene in Mikrolebewesen zu erklären. Erst als Mikrobiologen die „Dreieinigkeit" von DNS, RNS und Peptiden erkannten, wurde diese Idee sowohl in der Molekularbiologie als auch in der Immunologie nicht mehr aufrechterhalten

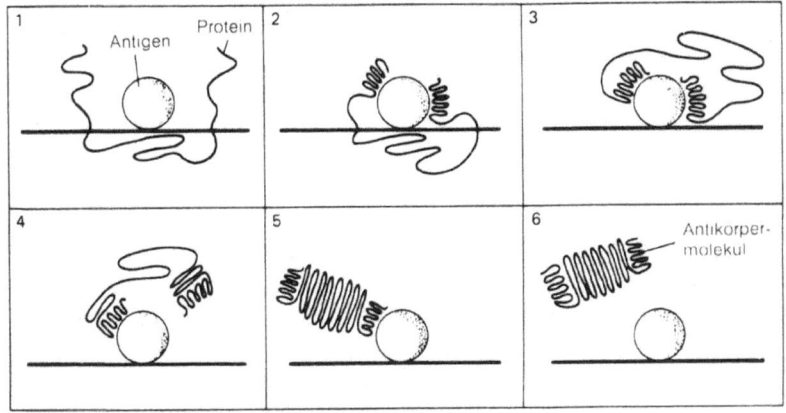

Abb. 1.2. Die instruktive Theorie der Antikörperbildung nach Pauling. (Aus: Pauling (1940). *J. Amer. Chem. Soc.* 62, 2643)

Als unser Wissen über die Mechanismen der Eiweißsynthese zunahm, wurde es für die „Instruktionalisten" immer schwieriger, gewisse Aspekte der Immunantwort (besonders die Sekundärantwort und die Toleranz) zu erklären, und der Ruf nach einer Alternative zur instruktiven Theorie wurde immer lauter. Niels Jerne entwickelte schließlich eine neue Auflage der selektiven Theorie und nannte sie die *natürliche Selektionstheorie*. Jerne erinnert sich hieran wie folgt [3]:

„Kann die Wahrheit (*die Fähigkeit, Antikörper zu synthetisieren*) gelernt werden?" Wenn ja, so muß man davon ausgehen, daß sie nicht von vornherein existiert; um gelernt zu werden, muß sie erworben werden. Wir sind also mit dem Problem konfrontiert, das schon Sokrates im Meno beschäftigte, daß es nämlich ebenso wenig Sinn hat, nach etwas zu suchen, das man nicht weiß, wie nach etwas zu suchen, das man weiß; was man weiß, braucht man nicht zu suchen, da man es bereits weiß, und was man nicht weiß, kann man nicht suchen, da man noch nicht einmal weiß, wonach man suchen soll. Sokrates löst dieses Problem, indem er postuliert, daß Lernen nichts anderes als Erinnerung ist. Die Wahrheit (*die Fähigkeit, einen Antikörper zu produzieren*) kann nicht erworben werden, sie ist bereits vorhanden (ererbt).

Der obige Abschnitt ist eine Übersetzung der ersten Zeilen von Soren Kierkegaards „Philosophische Stücke oder ein Stück Philosophie" (Kierkegaard, 1844). Ersetzt man das Wort Wahrheit durch die Ausdrücke in der Klammer, kann man Kierkegaards Worte benutzen, um die logische Basis

---

3 Als Jerne diese Erinnerung schrieb, war er Direktor des Paul-Ehrlich-Instituts in Frankfurt – war dies ein Zufall?

der selektiven Theorie der Antikörperbildung zu entwickeln. Oder in den Worten der Molekularbiologie: Synthesefähigkeiten von Nukleinsäuren können nicht erworben werden, sondern sind präexistent.

„Ich weiß nicht, ob es der Widerhall Kierkegaards Worte war, der dazu führte, daß mir die Idee des selektiven Mechanismus der Antikörperbildung eines Abends im März 1954 kam, als ich in Kopenhagen vom Staatlichen Dänischen Serum-Institut nach Amaliegade nach Hause ging. Der Gedankenablauf war folgender: Die einzige Eigenschaft, die allen Antigenen gemeinsam ist, besteht darin, daß sie sich an die Bindungsstelle eines geeigneten Antikörpermoleküls anheften können. Dieses Anheften muß demnach der entscheidende Schritt im Ablauf der Ereignisse sein, die von der Einführung eines Antigens in ein Lebewesen zur Antikörperbildung führen. Eine Million strukturell unterschiedlicher Antikörperbindungsstellen würde ausreichen, um die serologische Spezifität zu erklären. Wären alle 10^{17}-Gammaglobulin-Moleküle, die in einem ml Blut vorhanden sind, Antikörper, so müßten sie eine riesige Zahl unterschiedlicher Bindungsstellen haben, weil sonst normales Serum einen hohen Titer gegen alle gewöhnlichen Antigene hätte. Man kann also 3 Mechanismen annehmen: (1) einen zufälligen Mechanismus, der sicherstellt, daß nur eine begrenzte Anzahl von Antikörpermolekülen, die alle denkbaren Bindungsstellen besitzen, in der Abwesenheit von Antigenen produziert werden, (2) einen Reinigungsmechanismus, der die Synthese von solchen Antikörpermolekülen unterdrückt, die gegen Auto-Antigene gerichtet sind und (3) einen selektiven Mechanismus, der die Synthese *der* Antikörpermoleküle vorantreibt, die zu einem bestimmten Antigen, das in das Lebewesen eindringt, am besten passen. Das Gerüst der Theorie war somit aufgestellt, bevor ich die Knippelsbrücke überquert hatte. Ich beschloß, die Theorie reifen zu lassen und sie mit Max Dellbrück auf unserer gemeinsamen für den Sommer geplanten Überfahrt in die USA zu diskutieren. (Niels K. Jerne, *The Natural Selection Theory of Antibody Formation; Ten Years Later,* in: Phage and the Origins of Molecular Biology, Cold Spring Harbor Laboratory of Quantitative Biology, 1966, p. 301.)

In seiner natürlichen Selektionstheorie stellte Jerne die Hypothese auf, daß eine Zelle programmiert sei, Antikörper nur einer Spezifität zu produzieren, und daß sie dies auch in Abwesenheit des antigenen Stimulus tue. Daher gebe es andauernd ein niedriges Niveau spezifischer Antikörper im Serum. Würde Antigen in dieses System eingeführt, so würde dieser spezifische Antikörper mit dem Antigen reagieren, und der Antigen-Antikörper-Komplex würde seinen Weg zurück zu der Zelle finden, die ursprünglich den Antikörper produziert hatte. Die Interaktion des Antigen-Antikörper-Komplexes mit der Zelle würde dann die Zelle zur Teilung veranlassen, und so käme es nach einer kurzen Zeit zu einer starken Vermehrung dieser Zellen, die alle Antikörper einer bestimmten Spezifität produzieren.

F. M. Burnet (später Sir MacFarlan-Burnet) modifizierte diese Theorie zur *klonalen Selektionstheorie*, der Theorie, der heute die meisten Immunologen folgen, und die wir auch in großen Teilen dieses Buches zugrunde legen. Gemäß der klonalen Selektionstheorie ist eine Zelle mit ihrer DNS dazu programmiert, eine einzige oder allenfalls nur einige wenige Spezifitäten zu produzieren. Antigen reagiert mit den Rezeptoren auf der Oberfläche dieser Zellen, und diese Reaktion bedeutet für die Zelle ein Signal zur Teilung. Nach mehreren Zellteilungen bilden die Zellen, die durch das Antigen selektioniert wurden, die dominierende Spezifität der Lymphozyten im Körper, und der Antikörper, den sie produzieren, erscheint in hoher Konzentration im Serum.

Dies ist im Grunde genommen der Stand der Immunologie von heute. Praktisch alle Immunologen anerkennen die eine oder andere Form der klonalen Selektionstheorie. Es herrscht Übereinstimmung, daß die Immunantwort Spezifität hat, und daß es, vereinfacht ausgedrückt, einen zellvermittelten und einen humoralen Aspekt gibt, die sich in verschieden starkem Maße überschneiden. Wie funktioniert das Ganze dann? Wie verhindert ein Körper Reaktionen gegen körpereigenes Gewebe? Wie wird die Immunantwort kontrolliert, so daß sie an einem bestimmten Punkt endet? Alle diese und viele andere Fragen beherrschen heute das Gebiet der Immunbiologie. Wir werden versuchen, in diesem Buch die Schlüsselexperimente, die zu unserem heutigen Verständnis geführt haben, darzustellen [4].

---

[4] Einer der führenden Wissenschaftsphilosophen, Thomas Kuhn, stellt in seinem Buch *The Structure of Scientific Revolutions* die Behauptung auf, daß die Wissenschaft Fortschritte macht, indem sie *Paradigmen* wechselt. Ein Paradigma ist eine unter Wissenschaftlern allgemein anerkannte Vorstellung. Es muß nicht richtig sein, lediglich akzeptiert. Kuhn behauptet, daß alle Experimente so entworfen werden, um die Paradigmen zu beweisen. Liegen genügend Ergebnisse vor, so häufen sich Befunde, die dem Paradigma widersprechen; es wird schließlich nicht mehr unumschränkt akzeptiert, und ein neues Paradigma tritt an seine Stelle. Diese Vorstellung ist der von Karl Popper entgegengesetzt, der davon ausgeht, daß Wissenschaftler Vorstellungen widerlegen wollen. Ob Kuhn oder Popper Recht haben, ist für uns nicht von primärer Bedeutung. Ich habe Kuhns Vorstellung von Paradigmen bei der Auswahl der Experimente gewählt, um die Entwicklung von Denkmodellen in der modernen Immunbiologie zu illustrieren. Wie immer Paradigmen sich auch ändern, Tatsache bleibt, daß sie sich ändern, und ich habe versucht, in diesem Buch die Ergebnisse zu zeigen, die Immunologen neue Paradigmen haben postulieren lassen

I. Lymphozytenpopulationen: B-Zellen und T-Zellen

Im folgenden Abschnitt werden die Wechselwirkungen zwischen einzelnen Zellpopulationen beschrieben, die sowohl bei der Antikörper- als auch bei der zellvermittelten Immunantwort stattfinden. Bei beiden Formen der Immunantwort sind Zellen mit und ohne Antigen-Spezifität beteiligt: die Lymphozyten sind programmiert, nur mit ganz bestimmten Antigenen zu reagieren und besitzen folglich Antigen-Spezifität; die Makrophagen hingegen wirken nicht Antigen-spezifisch. Lymphozyten und Makrophagen stammen von der Stammzelle der blutbildenden Zellen ab, der pluripotenten hämopoetischen Stammzelle, ebenso wie alle anderen Zellen des Blutes (Erythrozyten, Granulozyten und Thrombozyten). Noch unbekannte Faktoren bewirken eine Differenzierung der Stammzelle in eine sogenannte Progenitorzelle, aus der dann die verschiedenen Blutzellen hervorgehen. Diese Differenzierung der geprägten (committed) Progenitorzelle findet im Hämatopoese-induzierenden Mikromilieu (HIM) statt. Das HIM für Lymphozyten sind der Thymus und das Äquivalent der Bursa Fabricii, der bei Säugetieren wahrscheinlich in erster Linie das Knochenmark entspricht. In diesem HIM entwickeln sich die Progenitorzellen über Vorläuferzellen zu Lymphozyten. Es gibt zwei Klassen von Lymphozyten, solche, die unter Einfluß des Thymus differenzieren und Thymus-abhängige oder T-Zellen genannt werden, und solche, die unter dem Einfluß des Bursa-Äquivalents differenzieren und B-Zellen genannt werden. B-Zellen und T-Zellen lassen sich durch charakteristische Antigenmerkmale und Rezeptoren auf ihrer Oberfläche identifizieren.

Einzelne Lymphozytenpopulationen sind für bestimmte Phasen der Immunantwort zuständig. Sowohl bei der humoralen als auch bei der zellvermittelten Immunantwort kommt es zu Wechselwirkungen zwischen den Lymphozyten.

So gibt es bei der Antikörperbildung eine B-T-Zell-Wechselwirkung. Die B-Zelle ist der Vorläufer der Antikörper-bildenden Plasmazelle. Sie kann aber ohne eine Wechselwirkung mit T-Zellen bei den meisten Antigenen nicht zur Effektorzelle (Antikörper-produzierenden Zelle) ausdifferenzieren. T-Zellen fungieren hierbei als Helferzellen bei der Antikörperbildung. In zellvermittelten Immunreaktionen (Transplantatabstoßung, Graft-versus-Host-Reaktionen, zytotoxischen Lymphozyten-Reaktionen) ist die Effektorzelle eine T-Zelle. Wie bei der Antikörperbildung kann bei zellvermittelten Antworten ohne Helferzelle aus der Vorläuferzelle keine funktionelle Effektorzelle entstehen. Bei zellvermittelten Antworten wirkt also eine Subpopulation von T-Zellen als Helferzelle, eine andere Subpopulation als Effektorzelle, oder kurz: es gibt eine T-T-Zell-Wechselwirkung.

Die wichtigste Aussage von Abschnitt I ist, daß Lymphozyten in einem Helfer-Effektor-Verhältnis miteinander reagieren.

2. Ursprung und Verteilung des lymphatischen Gewebes

Übersicht

In diesem Kapitel werden wir besprechen, daß die Zellen des Blutes (Erythrozyten, Granulozyten und Lymphozyten) trotz ihrer unterschiedlichen Morphologie und Funktion von einer gemeinsamen Urzelle abstammen. Alle Zellen des Blutes entwickeln sich aus einer pluripotenten Stammzelle über eine Progenitorzelle und eine Vorläuferzelle zur funktionellen Zelle. Die Differenzierung einer Progenitorzelle zu einer Vorläuferzelle findet in bestimmten Mikromilieus statt. Der Thymus und die Bursa (bzw. ihr Äquivalent bei Säugetieren) bilden das Mikromilieu zur Differenzierung der lymphatischen Zellen und werden deshalb primäre lymphatische Organe genannt. Von diesen primären lymphatischen Organen wandern die Lymphozyten aus und gelangen zu den peripheren oder sekundären lymphatischen Organen, Milz und Lymphknoten.

Ursprung der Zellen des Blutes

Untersuchungen zur Hämopoese. Die Bildung von Blutzellen wird *Hämopoese* genannt. Da Blutzellen nur eine begrenzte Lebensdauer haben, müssen sie kontinuierlich ersetzt werden. Daraus ergibt sich die auch klinisch wichtige Frage, ob jeder Blutzelltyp ein eigenes Erneuerungssystem hat oder ob alle Blutzellen von einer gemeinsamen Urzelle abstammen. Erste Erkenntnisse über das Regenerationssystem der Blutzellen erhielt man aus radiobiologischen Studien. Man kann nämlich das hämopoetische System eines Tieres durch Röntgenstrahlen zerstören. Durch Injektion von Knochenmark oder Milzzellen eines passenden Spendertieres kann jedoch das gesamte hämopoetische Regenerationssystem wiederhergestellt werden. Daraus schloß man, daß Knochenmark und Milz hämopoetische Organe, das heißt, blutbildende Organe sind. Um die Zellen dieser blutbildenden Organe jedoch genau untersuchen zu können, bedurfte es zuerst einer guten quantitativen Methode. Eine solche Methode, den *Spleen-Colony-Forming-Assay*, entwickelten Till und McCulloch (Abb. 2.1). Letal bestrahlten Mäu-

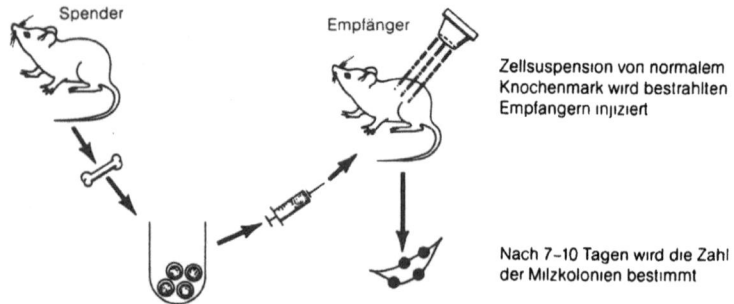

Abb. 2.1. Assay für hämopoetische Stammzellen (spleen colony forming units). (Nach Till und McCulloch (1961). *Rad. Res.* 14, 213)

sen werden wenige syngene Knochenmarks- oder Milzzellen injiziert (syngene Zellen sind Zellen von Mäusen desselben Inzuchtstammes). Die letal bestrahlte Maus kann keine eigenen Blutzellen mehr bilden und ist sozusagen nur noch das Medium, in dem die injizierten Zellen wachsen können. Nach 7 Tagen kann man in der Milz der injizierten Mäuse kleine Knötchen nachweisen. Zwischen der Anzahl der injizierten Zellen und der Anzahl der Knötchen oder Kolonien in der Milz besteht eine lineare Beziehung. Jedes Knötchen stellt eine Kolonie von Zellen dar, die von einer einzigen Zellen abstammen.

Die Zelle, aus der eine Kolonie entsteht, wird die „colony forming unit" oder *pluripotente hämopoetische Stammzelle* genannt. Die hämopoetische Stammzelle ist die Stammzelle, aus der sich alle Zellen des Blutes entwickeln.

Die Zusammensetzung der Milzkolonien. Kurz nach ihrer Entstehung (ungefähr 4 Tage nach Injektion) bestehen die Kolonien gewöhnlich aus einem Zelltyp, und zwar erythroiden oder granuloiden Zellen. Nach 6 Tagen enthalten jedoch 10% der Kolonien Mischpopulationen aus erythroiden und granuloiden Zellen. Der Anteil der Mischkolonien nimmt mit der Zeit zu, und am 12. Tag bestehen 47% der Kolonien aus mehr als einem Zelltyp. Während man zunächst noch annehmen konnte, daß die erythrozytären und granulozytären Zellen jeweils ihr eigenes Zellerneuerungssystem haben, sprechen die Mischkolonien dafür, daß eine einzige Stammzelle zu erythrozytären und granulozytären Zellen führt. Ein Beispiel für die Zusammensetzung von Milzkolonien ist in Tabelle 2.1 aufgeführt.

Nachweis der Abstammung aus einer Zelle. Theoretisch könnten Mischkolonien aus einer gemeinsamen Stammzelle entstehen oder aber aus zwei Stammzellen, die sich zufällig an derselben Stelle in der Milz ansiedeln und

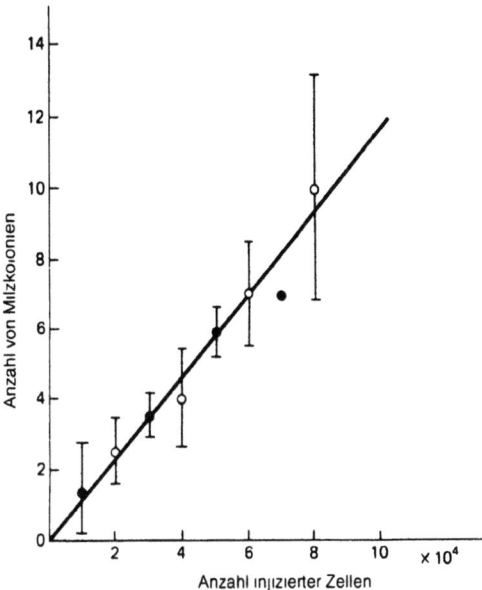

Abb. 2.2. Verhältnis zwischen Anzahl der injizierten nukleären Zellen und der Anzahl der in der Milz gebildeten Kolonien. (Aus Till und McCulloch (1961). *Rad. Res.* 14, 213)

zur Bildung einer Doppelkolonie führen. Die lineare Titrationskurve in Abbildung 2.2 spricht jedoch sehr dafür, daß eine Einzelzelle zur Bildung einer Einzelkolonie führt. Um dies experimentell zu beweisen, muß man die Zellen in der Kolonie identifizieren können und nachweisen, ob sie aus einer einzigen Stammzelle oder mehr als einer Stammzelle abstammen; mit anderen Worten, man braucht also ein Merkmal für die Stammzellen. Hat eine

Tabelle 2.1. Zusammensetzung der Milzkolonien nach Repopulation mit Knochenmarkzellen

Tage nach Repopulation	Erythroz. %	Granuloz. %	Megakar. %	Undiff. %	Gemischt %
4	66	22	0	12	0
6	59	23	1	7	10
7	60	22	3	0	15
8	51	20	14	5	10
9	52	17	10	5	16
12	31	10	12	0	47

Ergebnisse von Currey und Trentin (1976). *Dev. Biol.* 15, 395

Stammzelle ein bestimmtes Merkmal, und alle Zellen der aus dieser Stammzelle hervorgehenden Kolonie haben dasselbe Merkmal, so wäre dies ein Hinweis dafür, daß alle Zellen aus dieser Stammzelle hervorgegangen sind. Besteht die Kolonie jedoch aus einer Mischung von Zellen mit und ohne Merkmal, so spräche dies dafür, daß die Zellen aus mehr als einer Stammzelle hervorgegangen sind. Ein erbliches und relativ leicht nachweisbares Merkmal kann man durch Chromosomenbestrahlung erhalten. Bestrahlt man Mäuse mit subletalen Dosen (ca. 650 R), so entstehen in einem kleinen Teil der Zellen Chromosomenabnormalitäten. Die chromosomalen oder karyotypischen Abnormalitäten sind nicht letal und werden auf die Tochterzellen vererbt. Man überträgt Knochenmarkzellen mit diesem Merkmal auf letal bestrahlte Empfängermäuse, die das Merkmal nicht haben, und versucht, das Merkmal in den Zellen der Milzkolonien nachzuweisen. Entsteht die Kolonie aus einer einzigen Zelle, dann haben alle Zellen der Kolonie den Chromosomen-Marker. Stammen die Zellen in der Kolonie jedoch von verschiedenen Stammzellen ab, dann hat nur ein bestimmter Teil der Zellen den Marker. War der Marker in einer Kolonie nachweisbar, so hatten bei 11-Tage-Kolonien zwischen 95% und 99% der Metaphasezellen den Marker, und bei 14-Tage-Kolonien zwischen 83% und 98% der Metaphasezellen. Die verschiedenen Zelltypen in einer Kolonie scheinen also von einer einzigen Stammzelle abzustammen. Da bis zu 17% der Zellen einer Kolonie den Marker nicht hatten, wurde noch eine Reihe komplizierter Experimente durchgeführt, die sicher nachwiesen, daß die Erythrozyten, Granulozyten und Megakaryozyten in einer Kolonie von einer einzigen Stammzelle abstammen [1].

Abstammung der Progenitorzellen des Immunsystems. Die Repopulation letal bestrahlter Mäuse mit kompatiblen Knochenmarkzellen stellt nicht nur ihre hämopoetische Funktion wieder her, sondern auch ihre Immunfunktion. Dies spricht dafür, daß die Lymphozyten ebenfalls von der pluripotenten Stammzelle abstammen. Die Lymphozyten lassen sich allerdings nicht in den Kolonien nachweisen, denn sie verteilen sich diffus in der weißen Pulpa der Milz zwischen Tag 12 und 14 nach Repopulation mit Knochenmarkzellen. Mit Hilfe der Chromosomenmarker-Technik konnte man nachweisen, daß die Lymphozyten dennoch von der hämopoetischen Stammzelle abstammen. In ähnlichen Experimenten wie den oben beschriebenen, die sich ebenfalls der Chromosomenmarker-Technik bedienten, konnte man zeigen, daß der Marker nicht nur in den Milzkolonien des Empfängertieres nach-

---

[1] Bei diesen Experimenten werden Zellen in eine Mutantenmaus W/W^V injiziert, die keine eigenen Kolonien bilden kann. Einzelheiten des Experiments finden sich bei Wu et al. (1967). *J. Cell. Physiol.* **69**, 177

weisbar war, sondern auch in den Lymphozyten des Thymus des Empfängertieres [2].

Progenitorzellen und HIM. Die pluripotente hämopoetische Stammzelle wird durch den Colony-Forming-Cell-Assay *in vivo* nachgewiesen. *Progenitorzellen* werden *in vitro* durch einen anderen Test nachgewiesen. Progenitorzellen sind die frühesten differenzierten Nachkommen der Stammzelle. Während Induktionsfaktoren keine Wirkung auf die Stammzelle haben, induzieren sie bei der Progenitorzelle auf noch unbekannte Weise eine Differenzierung. Daneben gibt es noch andere Unterschiede zwischen Stammzellen und Progenitorzellen. Die Stammzelle ist eine ruhende Zelle, während die Progenitorzelle aktiv DNS synthetisiert. Die Progenitorzelle ist größer als die Stammzelle und es gibt mindestens ein Oberflächenantigen, worin sich die beiden Zellen unterscheiden. Die Progenitorzelle ist noch nicht so gut untersucht wie die Stammzelle, weil geeignete quantitative Methoden zur Untersuchung ihrer Funktion erst in jüngster Zeit entwickelt wurden.

Verschiedene hormonähnliche Substanzen wirken auf die Progenitorzelle ein und induzieren ihre Differenzierung zu einer funktionellen Zelle. Man nimmt an, daß diese Substanzen ihre Wirkung in anatomischen Mikromilieus, sogenannten *Hämopoese-induzierenden Mikromilieus* (HIM) entfalten. Gelangt eine Progenitorzelle in ein bestimmtes HIM, so kommt sie unter den Einfluß des in diesem HIM wirksamen Hormons und beginnt sich zu differenzieren. In einem erythropoetischen HIM wirkt Erythroproetin auf die Progenitorzelle ein, und diese differenziert sich dann zu einem Erythrozyten. Im Thymus bewirkt Thymopoietin die Differenzierung der Progenitorzelle zu einem Thymuslymphozyten. Man nimmt an, daß Mischkolonien in Grenzgebieten zwischen verschiedenen HIMs entstehen. Offenbar ist eine Progenitorzelle darauf festgelegt (committed), einen Differenzierungsweg zu einem bestimmten Zelltyp einzuschlagen. Diese Festlegung auf einem bestimmten Differenzierungsweg wird *Determination* genannt. Wie es jedoch zu dieser Determination kommt, ist nicht bekannt.

Progenitorzellen von Granulozyten werden mit einem *in vitro*-Test gemessen. Hierbei werden Knochenmark- oder Milzzellen auf einer dünnen Agarschicht kultiviert. Das Kulturmedium enthält ausgefallene Nährstoffe, wie z.B. Extrakte aus dem Uterus schwangerer Mäuse oder Faktoren aus menschlichem Urin. Diese Stoffe werden *Kolonie-stimulierende Faktoren* (Colony-stimulating factors = CSF) genannt. Sie sind für das *in vitro* Wachstum und die Differenzierung granulopoetischer Progenitorzellen erforderlich. Ihr genauer Wirkungsmechanismus ist noch unbekannt. Unter

---

[2] Das Experiment ist sehr vereinfacht dargestellt. Im Original-Experiment wurde wiederum die W/W^V-Maus benutzt, (s. vorhergehende Fußnote)

bestimmten Bedingungen entwickeln sich auf dem Agar Kolonien von Granulozyten verschiedener Reifungsstufen. Werden Progenitorzellen mit *Erythropoietin* an Stelle von CSF inkubiert, entwickeln sich Kolonien von Erythrozyten und ihren Vorläufern. Als Faustregel gilt, daß es im Knochenmark ungefähr 10mal mehr granulopoetische und erythropoetische Progenitorzellen gibt als in der Milz. Thymozyten-Progenitorzellen werden gemessen, indem man Knochenmarkzellen *in vitro* mit Thymopoietin behandelt und die Ausbildung der charakteristischen Oberflächenmarker von Thymozyten bestimmt.

Lymphozyten-induzierendes Mikromilieu (LIM)

Wir haben bereits die Experimente dargestellt, die nachweisen, daß Lymphozyten von denselben Stammzellen wie Erythrozyten und Granulozyten abstammen. Das Mikromilieu für Erythropoese und Granulopoese befindet sich im Knochenmark und der Milz.

Für die Lymphopoese gibt es mindestens 2 Mikromilieus (Lymphozyten-induzierende Mikromilieus = LIM). Dies ist von Bedeutung, weil man funktionell zwei Arten von Lymphozyten unterscheiden kann, nämlich solche, die vom Thymus abstammen und solche, die von der Bursa oder dem Knochenmark abstammen. Das Mikromilieu für die Induktion von Thymusabhängigen Lymphozyten ist der Thymus.

Bei Vögeln ist das zweite Mikromilieu die *Bursa Fabricii*; die Lokalisation des entsprechenden Mikromilieus bei Säugetieren ist unbekannt. Offenbar ist bei ihnen das Bursa-Äquivalent diffus auf alle hämopoetischen Organe (Knochenmark und eventuell Milz) verstreut. Der Thymus besteht hauptsächlich aus zwei Zelltypen, nämlich Lymphozyten und epithelialen Zellen. Die Faktoren, die in den Progenitorzellen die Differenzierung zu Thymuslymphozyten induzieren, werden von den epithelialen Zellen sezerniert. Als Bursa-Äquivalent werden einerseits das lymphatische Gewebe des Dünndarms (Peyrsche Plaques, gut associated lymphoid tissue = GALT) diskutiert und andererseits Zellen, die in der Milz und im Knochenmark verteilt sind. In jüngerer Zeit wurden aus dem Thymus zwei Faktoren extrahiert, die möglicherweise die Differenzierung der Thymuslymphozyten induzieren. Einer wurde *Thymosin* genannt. Thymosin wurde durch wiederholte chemische Anreicherung gewonnen. Der zweite Thymusextrakt, *Thymopoietin*, konnte in weitgehend gereinigter Form dargestellt und analysiert werden; seine Aminosäure-Sequenz ist bekannt, und Thymopoietin kann synthetisch hergestellt werden. Unter dem Einfluß dieser Faktoren differenziert eine geringe Zahl von Knochenmarkzellen zu Thymuslymphozyten, die durch die entsprechenden, Oberflächenmarker nachgewiesen werden können. Wahrscheinlich werden die Thymushormone durch epitheliale Zellen des Thymus produziert. Deshalb wird zur Zeit intensiv daran gearbeitet, *Thymusepithel in vitro* zu kultivieren.

Mit einer erst kürzlich entwickelten Methode sollte es möglich sein, die Entwicklung von Stammzellen zu Thymuslymphozyten vollständig *in vitro* zu untersuchen.

Primäre und sekundäre lymphatische Gewebe

Progenitorzellen wandern vom Knochenmark über die Blutbahn entweder zum Thymus oder zum Bursa-Äquivalent. Erreichen sie das LIM, so stehen sie unter dem Einfluß derjenigen hormonähnlichen Faktoren, die im jeweiligen LIM wirksam sind (Thymosin oder Thymopoietin im Thymus, sowie eine unbekannte Substanz im Bursa-Äquivalent).

Die Progenitorzelle macht dann im Verlauf ihrer Differenzierung Veränderungen durch, die sie auch morphologisch als Lymphozyten erkennen lassen. Die Organe, in denen die Progenitorzellen sich zu Lymphozyten entwickeln, die als solche nachweisbar, aber noch nicht funktionsfähig sind, werden die *primären lymphatischen Organe* genannt. Die primären lymphatischen Organe bei den Säugetieren sind der Thymus und das Knochenmark. Obwohl über 90% der Zellen im Thymus die morphologischen Merkmale und viele Oberflächenmarker von Lymphozyten tragen, können sie noch nicht die Funktion von Thymus-abhängigen Lymphozyten erfüllen. Die meisten Lymphozyten in den lymphatischen Primärorganen sind also noch keine funktionellen Zellen. Lymphozyten verlassen das primäre lymphatische Organ und siedeln sich in den sekundären lymphatischen Organen an, wo sie ihre volle Funktionsfähigkeit erlangen.

Bei Säugetieren sind die sekundären lymphatischen Organe die Milz und die Lymphknoten. Die Lymphozyten aus dem Thymus und dem Bursa-Äquivalent sind in den sekundären Organen in einer bestimmten Weise angeordnet. Entscheidend ist jedoch, daß die Lymphozyten in den sekundären Organen fähig sind, alle Immunfunktionen auszuführen [3].

Zusammenfassung

1. Alle Zellen des Blutes stammen von einer gemeinsamen Vorläuferzelle ab. Diese Zelle wird die pluripotente hämopoetische Stammzelle genannt.

---

3 Einzelheiten der Thymus-abhängigen und Bursa-abhängigen Lymphozytenfunktionen werden in Kapitel 3 besprochen

2. Pluripotente Stammzellen werden durch ihre Fähigkeit nachgewiesen, in letal bestrahlten Mäusen Milzkolonien zu bilden.
3. Die Kolonien, die von einer einzelnen Zelle abstammen, enthalten Mischpopulationen aus erythropoetischen und granulopoetischen Zellen. Experimente mit Marker-Chromosomen weisen nach, daß beide Zelltypen von derselben Urzelle abstammen.
4. Experimente mit Marker-Chromosomen zeigen, daß Lymphozyten ebenfalls von der pluripotenten Stammzelle abstammen, obwohl Lymphozyten sich nicht in den Kolonien nachweisen lassen.
5. Die Stammzelle ist eine metabolisch inaktive Zelle, aber sie differenziert zu einer metabolisch aktiven Zelle, die die Progenitorzelle genannt wird. Die Progenitorzelle spricht auf hormonähnliche Faktoren an, die in der Progenitorzelle eine Differenzierung zur funktionsfähigen Zelle induzieren.
6. Die granulopoetischen und erythropoetischen Progenitorzellen werden *in vitro* bestimmt durch Wachstum und Differenzierung unter dem Einfluß der entsprechenden Faktoren.
   Die Wirkung hormonähnlicher Induktionsfaktoren auf die Progenitorzellen findet in bestimmten anatomischen Gebieten statt. Diese werden Hämopoese-induzierende Mikromilieus (HIM) genannt.
7. Das HIM für Lymphozyten sind der Thymus und das Knochenmark, die als primäre lymphatische Organe bezeichnet werden. HIM-Faktoren (Thymosin oder Thymopoietin) wirken auf lymphatische Progenitorzellen ein, die sich zu Thymozyten entwickeln. Die Faktoren im Knochenmark sind nicht bekannt.
8. Lymphozyten verlassen die primären lymphatischen Organe und wandern zu den sekundären lymphatischen Organen.
9. Dies sind die Milz und die Lymphknoten.
10. Lymphozyten in den primären lymphatischen Organen sind unfähig, immunologische Funktionen auszuführen. Die Zellen in den sekundären lymphatischen Organen sind funktionsfähige Zellen.

Literatur

Buch

Metcalf, D., and Moore, M. A. S. (1971). Haemopoetic Cells, Amsterdam, North-Holland Publishing Co. (Eine vollständige Beschreibung von cfu-s und cfu-c)

Originalarbeiten

Till, J. E., and McCulloch, E. A (1961). A direct measurement of the radiation sensitivity of normal mouse bone marrow cells, *Radiat. Res.* 14, 213

Bradley, T. R., and Metcalf, D. (1966). The growth of mouse bone marrow cells in *in vitro, Aust. J. Exp. Biol. Med. Sci.* 44, 287. (Diese beiden Arbeiten beschreiben Methoden zur Messung von cfu-s und cfu-c)

Wu, A. M., Till, J. E., Siminovitch, L., and McCulloch E. A. (1967). A cytological study of the capacity for differentiation of normal hemopoetic colony forming cells, *J. Cell. Physiol.* 69, 177

–, –, –, and – (1968). Cytological evidence for a relationship between normal hematopoietic colony-forming cells and cells of the lymphoid system, *J. Exp. Med.* 127, 455. (Diese beiden Arbeiten beschreiben Experimente, die die Abstammung verschiedener Zellen von einer Stammzelle nachweisen)

Berridge, M V., Nargang, J. C., LoVerde P. T., and Golub, E. S. (1980). The culture of mouse thymic reticulum cells: The effect of homologous serum on the establishment of primary cultures. *J. Immunol.* 124, 2738

Dexter, T. M., and Testa, N. G. (1980). *In vitro* methods in haemopoiesis and lymphopoiesis, *J. Immunol. Methods* 38, 177. (Diese beiden Arbeiten beschreiben *in vitro*-Methoden zur Kultivierung von Thymusepithel und Stammzellen)

3. Zell-Interaktionen bei der Antikörperbildung

Übersicht

Entfernt man einem Tier die primären lymphatischen Organe (Thymus und Bursa), so kommt es zu Störungen der Immunantwort: ein Tier ist nicht mehr fähig, Antikörper- und zellvermittelte Immunreaktionen hervorzubringen, wenn ihm unmittelbar nach der Geburt der Thymus entfernt wurde (neonatale Thymektomie). Nach neonataler Bursektomie kommt es bei Vögeln nur zu einem Verlust der Antikörperbildung. Letal bestrahlte Mäuse können nur dann wieder Antikörper bilden, wenn ihnen gleichzeitig Knochenmark- *und* Thymuszellen injiziert werden, nicht jedoch wenn sie nur Thymuszellen *oder* Knochenmarkzellen erhalten. Daraus folgt, daß eine „Arbeitsteilung" unter den Lymphozyten vorliegt, daß jedoch eine Kooperation zwischen ihnen notwendig ist, damit es zur Immunreaktion kommt. Thymuszellen, die in neonatal thymektomierte Mäuse injiziert werden, produzieren keine Antikörper, sie befähigen jedoch in der Empfängermaus bereits vorhandene Zellen zur Antikörperbildung. Durch Rekonstitutionsexperimente mit Knochenmark- und Thymuszellen wurde nachgewiesen, daß die Lymphozyten aus dem Knochenmark zu Antikörper-produzierenden Zellen werden, während die Zellen aus dem Thymus als „Helfer"-Zellen wirken.

Eine dritte, nicht-lymphatische Zelle, der Makrophage, spielt hierbei ebenfalls eine Rolle. Zur Antikörperbildung sind also drei Zellsysteme erforderlich, T-Zellen aus dem Thymus, B-Zellen aus dem Knochenmark und Makrophagen.

Funktionen der Lymphozyten aus dem Thymus und aus der Bursa

Effekt der neonatalen Thymektomie. Im letzten Kapitel haben wir besprochen, daß Lymphozyten aus der pluripotenten hämopoetischen Stammzelle unter der Einwirkung von induzierenden Faktoren im Lymphozyten-induzierenden Mikromilieu entstehen. Das Lymphozyten-induzierende Mikromilieu sind die primären lymphatischen Organe, der Thymus und das Bursa-

Äquivalent (in erster Linie das Knochenmark). Am Beginn der modernen Ära der zellulären Immunologie standen gleichzeitige, aber unabhängige Beobachtungen über die Rolle des Thymus von R. A. Good in Minneapolis, J. F. A. Miller in England und B. Waksman in New Haven. Good, der sowohl Immunologe als auch Kliniker ist, fiel auf, daß bei Patienten mit Thymomen (Tumoren des Thymus) häufig Störungen des Immunsystems auftreten, wie z. B. die sog. erworbene Hypogammaglobulinämie (starke Verminderung der Immunglobuline im Serum). Daraufhin untersuchte er mit seinen Mitarbeitern bei Versuchstieren den Effekt der *Thymektomie* auf die Immunantwort. Miller in London untersuchte lymphatische Leukämien bei Mäusen. Der Thymus war als Zielorgan dieser Leukämien bekannt. Thymektomie bewahrte die Mäuse zwar vor der Leukämie, führte jedoch auch zu schweren Störungen der Immunantwort.

Alle Untersucher kamen übereinstimmend zu dem Ergebnis, daß die neonatale Thymektomie bei Mäusen zu schweren Störungen im Immunsystem führt. Neonatal thymektomierten Mäusen wurde im Alter von einigen Wochen die Haut von Mäusen anderer Stämme transplantiert, um ihre Fähigkeit zur Transplantatabstoßung zu testen. Ihre Fähigkeit zur Antikörperbildung oder zu einer Immunreaktion vom verzögerten Typ (einer Form der zellvermittelten Immunantwort) wurde durch Injektion von Antigen geprüft. Die neonatal thymektomierten Mäuse konnten weder Hauttransplantate abstoßen, noch Antikörper produzieren, noch Hautreaktionen vom verzögerten Typ zeigen, während die Kontrollmäuse, die zwar operiert worden waren, denen jedoch der Thymus belassen wurde (Schein-Thymektomie), normale Immunantworten zeigten. Thymektomie bei erwachsenen Tieren hatte kaum eine Wirkung auf die Antikörperbildung oder auf die Transplantatabstoßung. Neonatal thymektomierte Mäuse gewannen die Fähigkeit wieder, Antikörper zu bilden, wenn ihnen im Alter von einigen Wochen Thymozyten übertragen wurden [1].

Alle Untersucher kamen zu demselben grundlegenden Schluß, daß der Thymus entscheidende Bedeutung bei der Entwicklung einer Immunantwort hat. Ihre Pionierarbeit stellt die Grundlage der modernen zellulären Immunbiologie dar.

Effekt der Bursektomie. Die Bursa Fabricii ist ein lymphatisches Organ in der Kloakenregion des Huhns. Die Entfernung dieses Organs bei der Geburt führt ebenfalls zu Störungen der Immunfunktion. Diese bemerkenswerte und wichtige Entdeckung wurde von Bruce Glick gemacht, einem Dokto-

---

[1] Die verschiedenen Methoden zur Messung der Immunantwort werden im Anhang I dargestellt. Der Leser, der mit Antigen-Antikörper-Reaktionen nicht vertraut ist, findet dort sicher Informationen, die das Verständnis der folgenden Abschnitte erleichtern

randen an der Ohio State University, der nach einer Funktion für die Bursa suchte. Im folgenden schildert er, wie er die Rolle der Bursa bei der Immunantwort entdeckte.

„Bis zum Sommer 1954 hatten die Bursektomie-Experimente noch keine spezifische Funktion der Bursa erkennen lassen. Zu dieser Zeit wurden neun von meinen sechs Monate alten Versuchstieren von T. S. Chang, einem anderen Doktoranden, für eine Unterrichtsdemonstration gebraucht. Er injizierte den Hühnern O-Antigen von S. typhimurium und wollte danach den Antikörper-Titer im Serum bestimmen. Sechs der Vögel starben sofort nach der Injektion. Drei überlebten, aber zu unserem Erstaunen zeigten ihre Seren bei Zugabe des homologen Antigens keine Agglutination. Die Kenn-Nummern der Vögel wurden in den Versuchsprotokollen überprüft, und es stellte sich heraus, daß alle kürzlich bursektomiert worden waren. Offenbar waren unsere Beobachtungen auf das Fehlen der Bursa zurückzuführen, denn die normalen Vögel reagierten auf die Injektion mit der Produktion von normalen Antikörper-Titern. (Bruce Glick (1954). *The Thymus In Immunobiology*, p. 348.)

Aus diesen Beobachtungen schloß man, daß neben der Thymektomie auch die Bursektomie zu schweren Störungen der Immunantwort führt. Es stellte sich jedoch bald heraus, daß die Bursektomie die Immunantwort anders beeinflußt als die Thymektomie. Neonatale Thymektomie führt zu einer Störung der Transplantatabstoßung und der Antikörper-Reaktionen (zellvermittelte und Antikörper-vermittelte Reaktionen). Nach einer neonatalen Bursektomie waren jedoch nur die Antikörper-vermittelten Reaktionen gestört, die Transplantatabstoßung dagegen war normal, da bursektomierte Hühner Transplantate genauso abstießen wie scheinoperierte Kontrolltiere. Diese experimentellen Beobachtungen begründen die Schlußfolgerung, daß es eine *„Arbeitsteilung" unter Lymphozyten gibt*.

Nachweis von kooperierenden Zellpopulationen

In den frühen sechziger Jahren war man aufgrund der Thymektomie- und Bursektomie-Experimente zu der Auffassung gelangt, daß es eine Arbeitsteilung unter den Lymphozytenpopulationen gibt. Der Bursa (oder ihrem Äquivalent bei den Säugetieren) wurde eine Funktion bei der Antikörperbildung zugeschrieben, dem Thymus eine Beeinflussung der Antikörperbildung *und* der Transplantatabstoßung.

Knochenmark-Thymus-Rekonstitution. Die allgemeine Interpretation der Thymektomiestudien war die, daß der Thymus als primäres lymphatisches Organ die sekundären lymphatischen Gewebe mit funktionellen Zellen be-

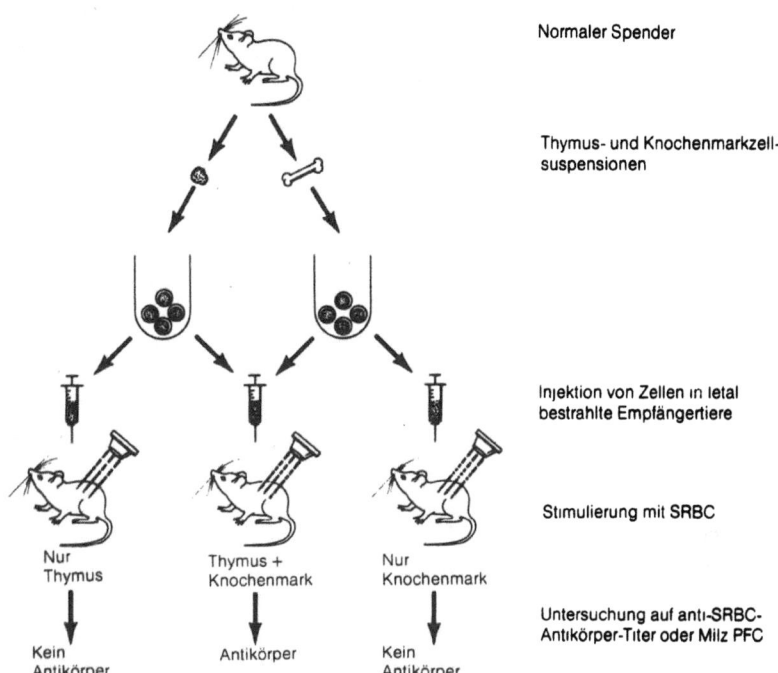

Abb. 3.1. Knochenmark-Thymus-Rekonstitutionsexperiment. (Nach Claman, Chaperon, Triplett (1969). *J. Immunol.* 97, 828)

siedelt. Allerdings stellten die Experimente zweier Arbeitsgruppen diese Vorstellung bald in Frage.

In einem Experiment konnten Claman und seine Mitarbeiter in Denver zeigen, daß die immunologische Kompetenz von letal bestrahlten Mäusen durch Injektion von Thymuszellen nicht wiederhergestellt wird. Eine Skizze dieses Experiments zeigt Abbildung 3.1 [2].

Aus Thymus- und Knochenmarkzellen von normalen Mäusen werden Einzelzellsuspensionen hergestellt und syngenen letal bestrahlten Mäusen injiziert. Eine Gruppe erhält sowohl Thymus- als auch Knochenmarkzellen, Kontrollgruppen erhalten entweder nur Thymus- oder nur Knochenmarkzellen. Anschließend wird den Mäusen ein Antigen (SRBC) injiziert. Nach

---

2 Es handelt sich hier um ein typisches Zellübertragungexperiment der zellulären Immunologie. Es ist wichtig, dieses Experiment vollständig zu verstehen, weil es in diesem Buch immer wieder auftaucht

einem bestimmten Zeitintervall wird die Menge des produzierten Antikörpers gemessen.

Wie Abbildung 3.1 zeigt, kommt es nur dann zu einer ausreichenden Produktion von Antikörpern, wenn die bestrahlten Mäuse Knochenmark- *und* Thymuszellen erhalten haben, d.h. Zellen aus *beiden* primären lymphatischen Organen. Thymuszellen allein sind also nicht in der Lage, die Antikörperantwort wiederherzustellen. Damit war in Frage gestellt, daß der Thymus alle funktionellen Zellen für die Immunantwort bereitstellt.

Diese Zweifel wurden durch Experimente von Davies und seinen Mitarbeitern in London verstärkt. In Experimenten mit Chromosomen-Markern erhielten letal bestrahlte Mäuse entweder Knochenmark- oder Thymuszellen. Dabei zeigte sich, daß Thymuszellen nach Kontakt mit einem Antigen zwar proliferierten, aber keine Antikörper produzierten. Erhielt ein Empfängertier nur Knochenmarkzellen und danach Antigen, so war bei den Knochenmarkzellen weder eine Proliferation noch eine Antikörperbildung nachzuweisen.

Auch dieses Experiment spricht also dafür, daß Thymuszellen allein das Immunsystem von bestrahlten Tieren nicht wiederherstellen können, sondern dazu nur gemeinsam mit Knochenmarkzellen in der Lage sind.

Aus den beschriebenen Experimenten folgt, daß mindestens zwei Lymphozytenpopulationen an der Antikörperbildung beteiligt sind und zwischen ihnen eine *zelluläre Kooperation* stattfindet. Ein Zelltyp aus einem primären lymphatischen Organ allein kann keinen Antikörper bilden. Nur wenn Zellpopulationen aus dem Knochenmark und aus dem Thymus kooperieren, kommt es zur Antikörperbildung. Die Frage, welche der beiden Zelltypen schließlich Antikörper bildet, wird im nächsten Abschnitt behandelt.

Effektor- und Helferzellen

Rekonstitution nach neonataler Thymektomie. Repopulationsexperimente neonatal thymektomierter Mäuse ließen zunächst vermuten, daß Thymuszellen Antikörper produzieren. Die Knochenmark-Thymus-Rekonstitutionsexperimente letal bestrahlter Mäuse legten dann jedoch nahe, daß Kooperation zwischen Thymus- und Knochenmarkzellen notwendig ist, und Experimente mit Chromosomenmarkern führten schließlich zur Annahme, daß Thymuszellen nicht die Antikörper-produzierenden Zellen sind.

Das Experiment, das zum ersten Mal nachwies, daß Knochenmarkzellen Antikörper produzieren, wurde von G. F. Mitchell und J. F. Miller durchgeführt und besticht durch seine Eleganz. Voraussetzung für dieses Experiment waren Marker, mit denen die Zellen der vom Thymus abstammenden und der vom Knochenmark abstammenden Populationen eindeutig unterschieden werden können. Solche Marker stellen die genetisch determinierten Oberflächenantigene des *Major Histocompatibility Complex (MHC)* dar. Diese Antigene werden Histokompatibilitätsantigene oder H-2-Antigene genannt (eine detaillierte Darstellung des *H-2*-Komplexes folgt im Kapitel 6). Mäuse desselben Inzuchtstammes haben alle dieselben H-2-Antigene auf ihren Zelloberflächen, aber Mäuse eines anderen Stammes können einen anderen *H-2*-Komplex haben. Mäuse des CBA-Stammes haben z.B. eine Reihe bestimmter H-2-Antigene, und C57BL/6-Mäuse haben andere. Da der CBA-Stamm Antigene besitzt, die C57BL/6 nicht hat, werden CBA-Zellen, wenn sie in C57BL/6-Mäuse injiziert werden, als fremd erkannt, und C57BL/6 wird Antikörper gegen die H-2-Antigene auf den CBA-Zellen bilden. Auf diese Weise kann man Antikörper produzieren, die mit CBA-Zellen reagieren und diese in Anwesenheit von Komplement lysieren (s. Anhang I). Durch Immunisierung von CBA-Mäusen mit C57BL/6-Zellen kann man ein anti-C57BL/6-Serum produzieren. In der Tat kann man Antiseren gegen alle H-2-Typen herstellen, indem man geeignete Stämme immunisiert. Dieser Vorgang ist in Abbildung 3.2 graphisch dargestellt. Wenn C57BL/6-anti-CBA-Antiserum (d.h. ein Antiserum von C57BL/6 gegen CBA-Zellen) mit Zellen einer CBA-Maus reagiert, kommt es zu einer Reaktion der anti-H-2-Antikörper mit den H-2-Antigen-Molekülen auf der Zelloberfläche. Die Zugabe von Komplement führt zu einer Lyse der Zellen. Mit dem Antiserum hat man einen Markernachweis für Zellen einer bestimmten H-2-Spezifität und kann die Zellen, die den Marker haben, aus einer Population eliminieren. Dies ist graphisch in Abbildung 3.3 dargestellt.

Im Mitchell-Miller-Experiment werden einer neonatal thymektomierten Maus eines *H-2*-Typs im Alter von 8 Wochen die Thymuszellen einer Maus eines anderen *H-2*-Typs transplantiert [3].

Dadurch sollte das thymektomierte Tier wieder befähigt werden, Antikörper gegen SRBC zu bilden. Es käme dann darauf an, zu bestimmen, ob die Antikörper-produzierende Zelle die H-2-Antigene des Thymuszellen-Spenders oder die H-2-Antigene des thymektomierten Empfängertieres hat. Mit dem anti-H-2-Antiserum und Komplement kann man die Zellen mit den entsprechenden H-2-Antigenen lysieren. Trifft diese Behandlung die Antikörper-produzierenden Zellen, so kommt es zu einer starken Verminderung der Antikörperbildung. Als Kontrolle dienen Antiseren, die Antikörper gegen andere H-2-Antigene haben, und Normalserum, das keine Antikörper gegen H-2 enthält.

---

3 Zellübertragungsexperimente zwischen Mäusen mit denselben H-2-Antigenen heißen *syngen*. Wenn Zellen mit verschiedenen *H-2*-Typen benutzt werden, heißt die Übertragung *allogen*. Wenn Zellen verschiedener Spezies benutzt werden, z.B. Ratten- oder Menschenzellen Mäusen injiziert werden, heißt die Übertragung *xenogen*

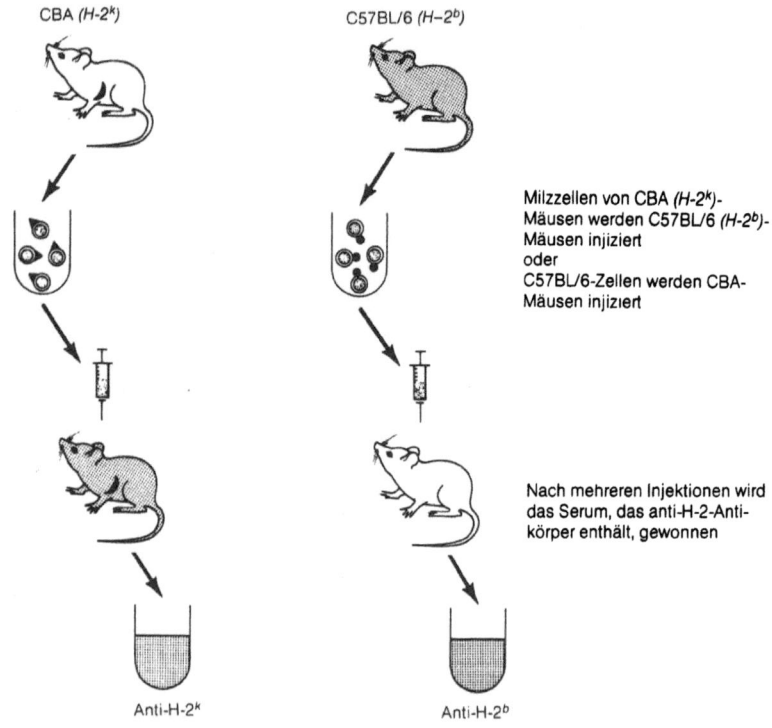

Abb. 3.2. Produktion von anti-H-2-Antikörpern

Wie Abbildung 3.4 zeigt, ließ eine Behandlung der Zellen des transplantierten Tieres mit einem Antiserum gegen die H-2-Antigene des Spendertieres der Thymuszellen die Antikörperbildung praktisch unbeeinflußt. Behandlung der Zellen mit einem Antiserum gegen die H-2-Antigene des thymektomierten Empfängertieres hob die Antikörperbildung praktisch vollständig auf.

Dieses Experiment zeigt, daß nicht die Thymuszellen die Antikörper produzieren, sondern daß Zellen der thymektomierten Maus nach der Transplantation der Thymuszellen zu Antikörper-produzierenden Zellen differenzieren. Anders ausgedrückt, die Thymuszelle verhält sich einer anderen Zelle gegenüber als „Helferzelle", die dadurch zur Effektorzelle bzw. zur Antikörper-produzierenden Zelle wird.

Knochenmark-Thymus-Rekonstitutionsexperimente. Nach dem Nachweis, daß die vom Thymus abstammenden Zellen bei der Antikörperbildung zwar

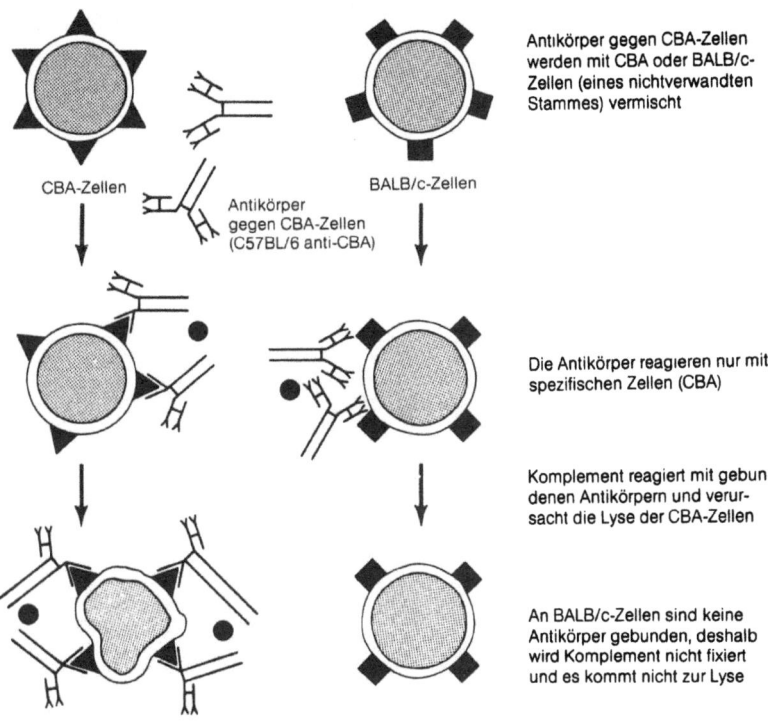

Abb. 3.3. Lyse von Lymphozyten mittels anti-H-2-Antikörpern und Komplement

als Helferzellen fungieren, nicht aber selbst zu Antikörper-produzierenden Zellen werden, sollte im nächsten Schritt nachgewiesen werden, daß die Antikörper-produzierenden Zellen vom Knochenmark, dem anderen primären lymphatischen Organ, abstammen. Als man versuchte, das Knochenmark-Thymus-Rekonstitutionsexperiment (wie in Abbildung 1 Kap. 3 dargestellt) mit Knochenmark eines Spenders mit einem bestimmten H-2-Typ und Thymus eines Spenders mit einem anderen H-2-Typ durchzuführen (allogene Rekonstitution), mußte man feststellen, daß es zu keiner Antikörperbildung kam. Alle Versuche zur Knochenmark-Thymus-Rekonstitution waren erfolglos, wenn Knochenmark- und Thymuszellen unterschiedlichen H-2-Typen angehörten. Diese Tatsache wird im Kapitel 12 ausführlicher besprochen.

Die Frage, ob Knochenmarkzellen die Antikörper-produzierenden Zellen sind, wurde schließlich mit einem Chromosomen-Marker-Experiment geklärt. Es gibt eine Mutante der CBA-Maus mit einer erblichen Chromoso-

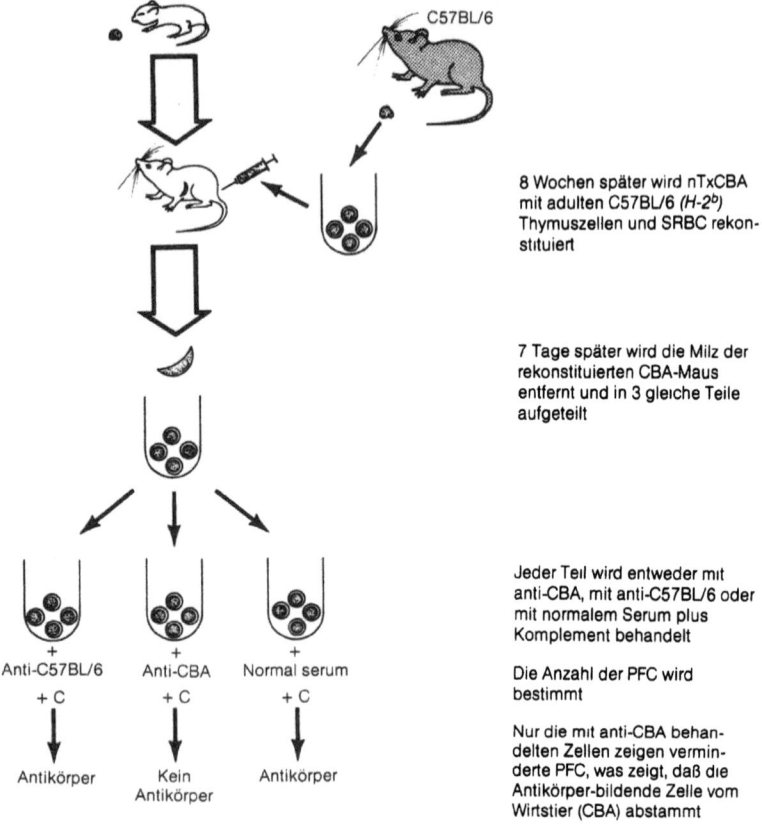

Abb. 3.4. Bestimmung der Herkunft der Antikörper-bildenden Zellen. (Nach Mitchell und Miller (1968). *Proc. Natl. Acad. Sci. USA* 59, 296)

mentranslokation, die man während der Mitose nachweisen kann. Diese Maus wird als CBA/T6T6 bezeichnet. CBA-Mäuse wurden bestrahlt und erhielten CBA-Thymuszellen und CBA/T6T6-Knochenmarkzellen. Die Antikörper-produzierenden Zellen besaßen den Chromosomen-Marker T6T6. Das war der Nachweis, daß die Zellen aus dem Knochenmark Antikörper produzieren, also die Effektorzellen bei der Antikörperbildung darstellen, wobei die Thymuszellen als Helferzellen fungieren.

Man kann auch davon ausgehen, daß in den Thymus-Rekonstitutionsexperimenten in Abbildung 3.4 die Antikörper-bildenden Zellen aus dem Knochenmark des thymektomierten Tieres stammten. Man darf aber nicht vergessen, daß allogene Thymuszellen zwar mit den Knochenmarkzellen einer neonatal thymektomierten Maus kooperieren können, daß aber allogene Knochenmark- und Thymuszellen in einem (erwachsenen) bestrahlten Tier nicht kooperieren, und es deshalb nicht zu einer Rekonstitution der Fähigkeit kommt, Antikörper zu bilden. Die genauere Untersuchung dieses vermeintlichen Widerspruches führte später zu einem völlig neuen Verständnis der Zellkooperation (s. Kap. 10, 11, 12).

Oberflächenmarker auf Helferzellen. Im Kapitel 5 werden die Oberflächenantigene der Lymphozytenpopulationen ausführlich besprochen. Vorerst genügt es, zu wissen, daß man ebenso wie H-2 auch andere Oberflächenantigene benutzen kann, um bestimmte Zellen zu identifizieren.

Die Antigene Thy1 und Ly findet man ausschließlich auf Zellen, die vom Thymus abstammen. Eine Zelle, die $Thy1^+$ ist, stammt definitionsgemäß vom Thymus ab. Dagegen gibt es mehrere Ly-Antigene. Ly1, Ly2 und Ly3 kommen am häufigsten vor. Diese Antigene werden von Thymus-abhängigen Zellen exprimiert. Eine Thymus-abhängige Zelle exprimiert entweder Ly1 oder Ly2 und Ly3 (Ly2 und Ly3 sind durch Gene kodiert, die auf dem Chromosom nahe beieinander liegen, und erscheinen immer zusammen auf der Zelloberfläche). Thymusabhängige Lymphozyten sind also $Thy1^+$, $Ly1^+$ oder $Thy1^+$, $Ly2^+, 3^+$. Mit Antiseren gegen diese Oberflächenantigene ist es möglich, die Antikörper-bildenden Zellen u. die Helferzellen bei der Antikörperbildung genauer zu charakterisieren. Behandelt man die Zellen in einem Plaque-Forming-Assay mit anti-Thy1, anti-Ly1 oder anti-Ly2 und Komplement, so werden die PFC durch diese Behandlung nicht vermindert (s. Abb. 3.5). Folglich ist die Antikörper-bildende Zelle $Thy1^-$, $Ly1^-$, $Ly2^-$.

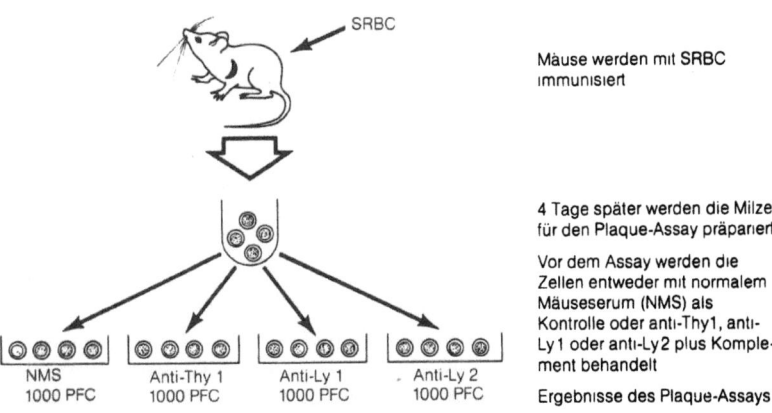

Abb. 3.5. Experimenteller Nachweis, daß Antikörper-bildende Zellen $Thy1^-$, $Ly1^-$ und $Ly2^-$ sind

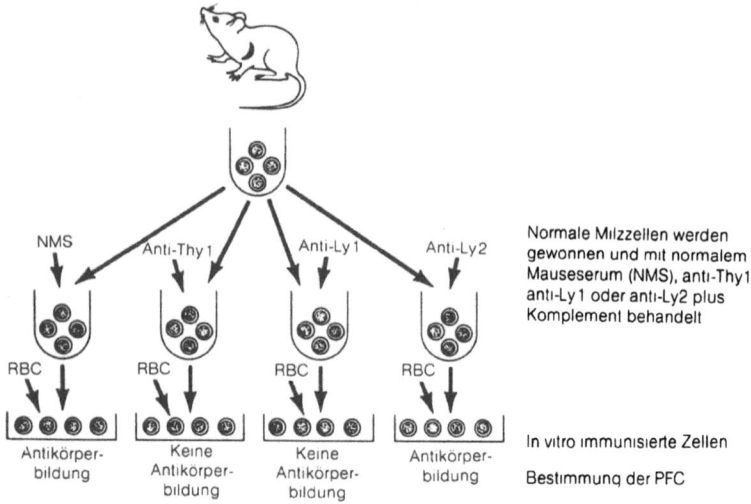

Abb. 3.6. Vorbehandlung normaler Milzzellen mit verschiedenen Antiseren

Ganz anders verhält es sich, wenn normale Zellpopulationen *vor* der Stimulierung mit Antigen mit diesen Antiseren behandelt werden (Abb. 3.6). In diesem Fall wirken Antikörper und Komplement auf die *Vorläufer* der Antikörper-bildenden Zellen, während in dem in Abbildung 3.5 dargestellten Experiment die *Effektorzellen* behandelt wurden. Behandelt man normale Milzzellen mit anti-Thy1 oder anti-Ly1 und Komplement, kommt es bei nachfolgender Stimulierung mit Antigen *in vitro* oder *in vivo* nicht zur Bildung von PFC, weil die vom Thymus abstammenden Helferzellen eliminiert wurden. Vorbehandlung mit anti-Ly2 oder anti-Ly3 und Komplement führt zu einer normalen Bildung von PFC. Folglich hat die vom Thymus abstammende Helferzelle die Oberflächenantigene $Thy1^+$, $Ly1^+$, $Ly2^-$, $Ly3^-$.

Defintion von T-Zellen und B-Zellen

Entsprechend der üblichen Terminologie werden die Zellen, die aus dem Thymus stammen und sich in sekundären lymphatischen Organen befinden, T-Zellen genannt. Die Lymphozyten im Thymus werden als Thymozyten oder Thymuslymphozyten bezeichnet. Die Zellen mit Ursprung im Knochenmark, die zur Synthese von Antikörpern befähigt sind, werden B-Zellen genannt. Die Bezeichnung „B" steht hier entweder für bursa-derived

(= Bursa-abhängig) oder bone-marrow derived (= Knochenmark-abhängig).

Adhärente und nicht-adhärente Zellen

Lymphozyten, die an der Antikörperbildung beteiligt sind, gehen aus dem Thymus und aus dem Knochenmark hervor. Der dritte Zelltyp, der bei der Immunantwort eine Rolle spielt, ist der *Makrophage*. Zwar hatte man lange eine wichtige Rolle dieser *nicht-lymphatischen* Zelle bei der Antikörper-Antwort vermutet, aber genauere Erkenntnisse konnten erst gewonnen werden, als es möglich war, Antikörperbildung *in vitro* zu untersuchen. Mishell und Dutton in La Jolla und Marbrook in Melbourne entwickelten 1966 Gewebekulturmethoden, mit denen man primäre Antikörper-Reaktionen *in vitro* erzeugen konnte. Diese Methoden haben in allen Bereichen der Immunbiologie große Bedeutung erlangt. Zuerst wurde aber mit ihnen die Rolle des Makrophagen bei der Antikörperantwort untersucht.

Milzzellen der Maus können durch ihre Fähigkeit, an der Oberfläche von Glas oder Plastik zu haften, in zwei funktionelle Gruppen eingeteilt werden. Die Zellen, die nach wenigen Stunden Inkubation nicht an der Oberfläche haften, heißen *nicht-adhärente* (NA) *Zellen*. Die haftenden Zellen heißen *adhärente* (A) *Zellen*[4].

Die NA-Zellen bestehen vorwiegend aus Lymphozyten und die A-Zellen aus Makrophagen. Wurde den *in vitro* kultivierten NA-Zellen oder den A-Zellen Antigen zugeführt, entstanden keine Antikörper-bildenden Zellen. Dies war jedoch der Fall, wenn die beiden Fraktionen zusammengegeben wurden. Dieses Experiment ist in Abbildung 3.7 dargestellt. Es zeigt, daß zwei Populationen von Milzzellen, Lymphozyten und Makrophagen, bei der Entstehung von Antikörper-bildenden Zellen kooperieren. Die Rolle des Makrophagen wird in Kapitel 9 ausführlich behandelt.

Zelluläre Voraussetzungen der Antikörperproduktion

Aus den dargestellten Experimenten ergibt sich die zur Zeit geläufige Vorstellung der Zellkooperation bei der Antikörperbildung. Die B-Zelle ist die Effektorzelle, die Antikörper synthetisiert und sezerniert. Bei den meisten Antigenen fungiert die T-Zelle als Helferzelle. Der Vorgang erfordert jedoch die Anwesenheit einer dritten, nicht-lymphatischen Zelle, des Makrophagen.

---

4 Mosier bezeichnet die nicht-haftenden Zellen als *lymphozytenreich* (LR) und die haftenden Zellen als *makrophagenreich* (MR). Die Bezeichnungen *adhärent* und *nicht-adhärent* sind inzwischen gebräuchlicher

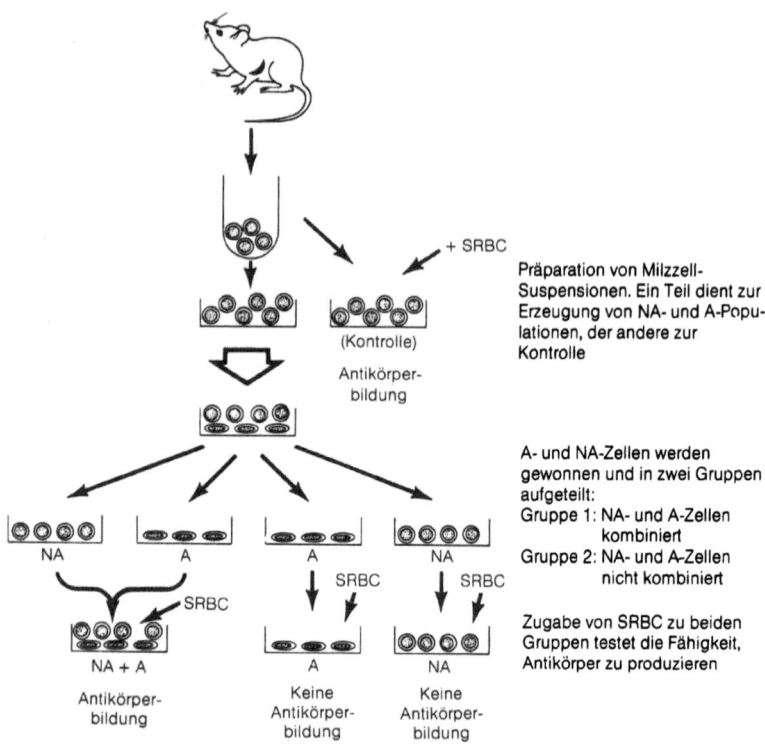

Abb. 3.7. Nichtadhärente und adhärente Zellen bei der Antikörperbildung. (Nach Mosier (1967). *Science* 158, 1573)

Zusammenfassung

1. Entfernung des Thymus kurz nach der Geburt (neonatale Thymektomie) macht das Tier unfähig zur Antikörperantwort und Transplantatabstoßung. Injektion von Thymuszellen in diese Tiere stellt ihre Immunfunktion wieder her.
2. Entfernung der Bursa Fabricii beim jungen Huhn macht es unfähig, Antikörper zu produzieren, aber die Fähigkeit zur Transplantatabstoßung bleibt erhalten. Das Bursa-Äquivalent ist beim Säugetier noch nicht gefunden, aber das Knochenmark scheint seine Funktion zu erfüllen.
3. Erhalten letal bestrahlte Mäuse Injektionen von Thymuszellen oder Knochenmarkzellen, wird ihre Fähigkeit zur Antikörperantwort nicht wiederhergestellt. Gemeinsame Injektion von Knochenmark- *und* Thymuszellen stellt diese jedoch vollständig wieder her. Folglich besteht eine

Zellkooperation zwischen Lymphozyten aus dem Thymus und aus dem Knochenmark.
4. Experimente mit Zelloberflächenmarkern zeigen, daß die Thymuszellen, die bei neonatal thymektomierten Mäusen die Fähigkeit zur Antikörperantwort wiederherstellen, nicht die Zellen sind, die Antikörper produzieren. Die Thymuszelle fungiert als Helferzelle einer im thymektomierten Tier schon vorhandenen Zelle.
5. Experimente mit Chromosomenmarkern zeigen in Knochenmark-Thymus-Rekonstitutionsexperimenten, daß es die Knochenmarkzellen sind, die die Antikörper produzieren.
6. Bei der Antikörper-Bildung wirkt der vom Knochenmark abstammende Lymphozyt als Effektorzelle und der vom Thymus abstammende Lymphozyt als Helferzelle.
7. Vom Knochenmark abstammende Lymphozyten heißen B-Zellen und vom Thymus abstammende Zellen heißen T-Zellen.
8. Entfernung der Makrophagen aus einer Milzzellpopulation nimmt den übrigen Zellen die Fähigkeit, eine Antikörperantwort hervorzubringen.
9. Drei Zelltypen kooperieren bei der Antikörper-Bildung: B-Zellen als Effektorzellen, die Antikörper bilden, T-Zellen als Helferzellen und Makrophagen.

Literatur

Aronson, B. G., Janovic, B. D., and Waksman, B. H. (1962). Effect of thymectomy on "delayed" hypersensitivity reactions. *Nature* 194, 99. (Eine der ersten Veröffentlichungen über die Bedeutung des Thymus)

Claman, H. N., Chaperon, E. A., and Triplett, R. F. (1966). Thymus-marrow cell combinations. Synergism in antibody production, *Proc. Soc. Exp. Biol. Med.* 122, 1167. (Die Bedeutung der Zellkooperation bei der Entstehung von Antikörper-Antworten)

Davies, A. J. S., Leuchars, E., Wallis, V., Marchant, R. and Elliot, E.V. (1964). The Failure of thymus-derived cells to produce antibody, *Transplantation* 5, 222. (Ein Hinweis darauf, daß die Thymuszelle nicht die Antikörper-bildende Zelle ist)

Good, R. A., and Gabrielson, A. E. (eds.) (1964). The Thymus in Immunobiology, New York, Harper and Row. (Dieses Buch beschreibt die Aufbruchstimmung zu Beginn der 60er Jahre, als die Rollen des Thymus und der Bursa Fabricii erhellt wurden)

Miller, J. F. A. P., Marshall, A. H. E. and White, R. G. (1962). The immunological significance of the thymus, *Adv. Immunol.* 2, 111. (Millers ursprüngliche Vorstellungen)

Miller, J. F. A. P., and Mitchell, G. F. (1968). Immunological actvity of thymus and thoracic duct lymphocytes, *Proc. Nat. Acad. Sci.* USA 59, 296. (Bei Thymusrekonstituierten, neonatal thymektomierten Mäusen bilden die Zellen des Empfängers die Antikörper)

Mosier, D. E. (1967). A requirement for two cell types for antibody formation *in vitro*, *Science* 158, 1573. (Die Bedeutung der adhärenten Zellen)

4. Zell-Interaktionen bei der zellvermittelten Immunantwort

Übersicht

Im letzten Kapitel wurde der Einfluß einer neonatalen Thymektomie und neonatalen Bursektomie auf die Immunantwort besprochen. Nach der neonatalen Thymektomie kann ein Tier weder Antikörper bilden noch ein Transplantat abstoßen. Nach der Bursektomie ist jedoch nur die Antikörperbildung gestört, der Mechanismus der Transplantatabstoßung bleibt erhalten. Bei der Antikörperbildung sind die von der Bursa abstammenden Lymphozyten (die B-Zellen) die Effektorzellen, d.h. die Antikörperproduzierenden Zellen. Die vom Thymus abstammenden Lymphozyten (die T-Zellen) wirken bei der Antikörperbildung nur als „Helfer-Zellen". Wie an der Antikörperbildung, so sind auch an zellvermittelten Immunreaktionen verschiedene Lymphozytenpopulationen beteiligt, wobei ein ähnliches Verhältnis zwischen Effektor- und Helfer-Zellen besteht. Bei den zellvermittelten Reaktionen sind jedoch sowohl die Effektor als auch die Helfer-Zellen T-Zellen.

Definition der zellvermittelten Immunantwort

Als zellvermittelt werden solche Immunreaktionen bezeichnet, bei denen im Gegensatz zu humoralen Immunreaktionen keine Antikörper beteiligt sind. Gewebezerstörung ist ein charakteristisches, aber kein ausschließliches Merkmal für zellvermittelte Reaktionen, da zum Beispiel auch die sogenannten akuten Überempfindlichkeitsreaktionen, die durch Antikörper vermittelt werden, zu Gewebezerstörung führen. Während jedoch die akuten Überempfindlichkeitsreaktionen durch Serum eines immunen (oder überempfindlichen) Tieres auf ein normales Tier übertragen werden können, können zellvermittelte Reaktionen auf ein normales Tier nur mit den lymphatischen Zellen eines sensibilisierten Tieres übertragen werden. Im folgenden soll nun gezeigt werden, daß diese zellvermittelten Reaktionen durch T-Zellen ausgeführt werden.

Überempfindlichkeit vom verzögerten Typ (Delayed-Type Hypersensitivity = DTH). Die Überempfindlichkeit vom verzögerten Typ ist die klassische Form einer zellvermittelten Reaktion. Ein Beispiel für eine solche Reaktion stellt der *Tuberkulintest* dar. Kommt ein Individuum mit dem Erreger der Tuberkulose, *Mycobacterium tuberculosis*, in Kontakt, so findet meistens eine Immunreaktion auf das Bakterium statt, und das Individuum wird gegen den Tuberkulose-Erreger sensibilisiert. Es kann nun zu einer humoralen oder zellulären Immunreaktion kommen (das heißt, daß Antikörper gebildet werden oder daß sensibilisierte Zellen entstehen). Sensibilisierte Zellen werden durch einen Hauttest nachgewiesen.

Wird Antigen in die Haut injiziert, so lockt es sensibilisierte Zellen an die Injektionsstelle. Durch Elaboration bestimmter Faktoren locken die sensibilisierten Zellen auch noch andere Zellen an und 48 Stunden nach der Injektion kommt es dadurch zu einer sichtbaren Rötung und einem tastbaren Knötchen an der Injektionsstelle. Diese Reaktion ist ein Nachweis für eine zellvermittelte Immunreaktion, denn Hautreaktionen, die durch Antikörper verursacht werden, sind innerhalb von 24 Stunden nach der Injektion des Antigens nachweisbar (deshalb auch die Bezeichnung *akute* Überempfindlichkeit). Die Überempfindlichkeitsreaktion vom verzögerten Typ läßt sich nur durch lymphatische Zellen übertragen, nicht jedoch durch Serum (das Antikörper, aber keine Zellen enthält).

Allotransplantat-Abstoßung. Unter Allotransplantat versteht man ein Gewebe eines Individuums einer Spezies, das auf ein anderes Individuum derselben Spezies übertragen wird. So sind zum Beispiel Transplantate von einem Menschen zum anderen Allotransplantate, ebenso Transplantate von Mäusen eines Stammes auf Mäuse eines anderen Stammes. Wird Haut einer Maus auf eine Maus eines anderen Stammes übertragen, so wird das Transplantat zunächst anwachsen, aber nach einigen Tagen hört es auf zu wachsen und stirbt ab. Zellen des Immunsystems sind für diese *Transplantat-Abstoßung* verantwortlich. Diese Reaktion kann nur durch Lymphozyten, nicht jedoch durch Serum auf ein normales Tier übertragen werden.

Transplantat-versus-Empfänger-Reaktion (Graft-Versus Host Reaktion = GVH). Bei der Allotransplantatreaktion ist der Empfänger immunologisch kompetent, während das Transplantat (gewöhnlich Haut) keine immunologisch kompetenten Zellen enthält. Der Empfänger erkennt die Antigene des Transplantats als fremd und reagiert gegen sie. Der Empfänger stößt also das Transplantat ab. In der *Transplantat-versus-Empfänger-Reaktion* (GVH) sind die Rollen vertauscht. Wie der Name schon sagt, reagiert hier das Transplantat gegen die Antigene des Empfängers, die es als fremd erkennt. Dies ist möglich, wenn das Transplantat immunkompetente Zellen enthält. Die GVH-Reaktion ist nicht nur ein experimentelles Phänomen, sie hat wie die Überempfindlichkeit vom verzögerten Typ und die Transplantatabstoßung auch klinische Bedeutung und zwar vor allem bei der Knochenmarktransplantation. Enthält das Knochenmark immunkompetente Zellen (Lymphozyten, die ins Knochenmark rezirkuliert sind) so werden sie mit den transplantierten Knochenmarkzellen (dem Transplantat) übertragen und können dann gegen den Empfänger reagieren. Bei Tierversuchen sind die Empfängertiere meist immunologisch inkompetent (entweder weil sie noch sehr jung und immunologisch unreif sind oder weil sie bestrahlt wurden), in der klinischen Situation der Knochenmarktransplantation ist das Immunsystem des Patienten, der das Knochenmarktransplantat erhält, durch die Behandlung mit Zytostatika und Bestrahlung ebenfalls paralysiert. Werden diesen immunologisch inkompetenten Empfängern Lymphozyten injiziert, so können sie gegen die Antigene des Empfängers reagieren. Nur Zellen sind fähig, eine GVH-Reaktion zu induzieren, Antikörper spielen hierbei keine Rolle. Unter anderem führt eine GVH-Reaktion zu einer Milzvergrößerung des Empfängers. Interessanterweise kommt es zu dieser Milzvergrößerung durch die Zellen des Empfängers, die wegen der Anwesenheit von Transplantatzellen, die gegen den Empfänger reagieren, die Milz infiltrieren. Die Zunahme der Milzgröße, oder *Splenomegalie,* wird als Maß für die Stärke der GVH-Reaktion, im sogenannten Milzindex verwendet. Der Milzindex vergleicht das Verhältnis des Milzgewichtes zum Gesamtgewicht des Tieres in einer Versuchsgruppe mit demselben Verhältnis in einer Kontrollgruppe.

$$\text{Milzindex} = \frac{\text{Milzgewicht/Körpergewicht Versuchstier}}{\text{Milzgewicht/Körpergewicht Kontrolltier}}$$

Als Kontrolltiere in einer GVH-Reaktion nimmt man gleichaltrige Empfängertiere vom selben Geschlecht wie die Empfängertiere in der Versuchsgruppe, denen jedoch empfängeridentische Zellen, d.h. syngene Zellen, injiziert werden. Injektion von syngenen Zellen sollte ohne Wirkung auf die Milzgröße bleiben, denn die syngenen Zellen werden den Empfänger nicht als fremd erkennen. Der Milzindex sollte demnach 1,0 sein. Im allgemeinen wird ein Milzindex von 1,3 als Hinweis auf eine positve GVH-Reaktion betrachtet.

Bei der experimentellen GVH-Reaktion nimmt man meist sehr junge Mäuse (im Alter von etwa 1 Woche), seltener erwachsene Mäuse, die bestrahlt worden sind. Die Empfängertiere werden so gewählt, daß sie aus einer F_1-Generation stammen, bei der ein Elternteil mit den zur Transplantation verwendeten Zellen genetisch identisch ist. Der Empfänger wird dann die übertragenen Zellen nicht als fremd erkennen. Dieser Vorgang ist in

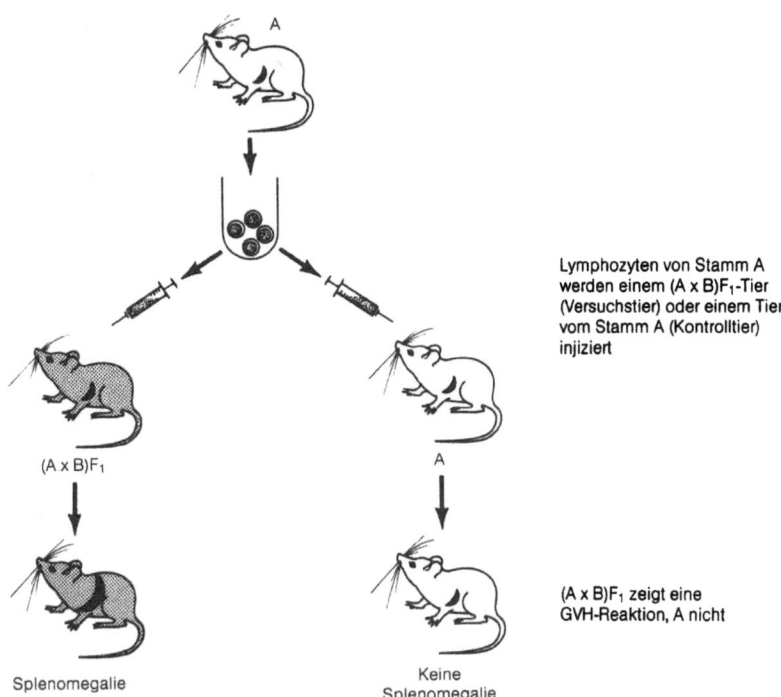

Abb. 4.1. Die Graft-versus-Host-Reaktion

Abbildung 4.1 dargestellt. Werden Milzzellen von Stamm A Mäusen in $(A \times B) F_1$-Hybride injiziert, so kommt es zu einer GVH-Reaktion in den $(A \times B) F_1$-Empfängertieren, weil die immunkompetenten Zellen des A-Transplantats die B-Antigene auf den $(A \times B) F_1$-Empfängerzellen als fremd erkennen. Die Zellen der $(A \times B) F_1$-Tiere erkennen jedoch die A-Zellen nicht als fremd. Zwar unterscheiden sich die A-Zellen von den $(A \times B) F_1$-Zellen, weil ihnen die B-Antigene fehlen, aber Immunreaktionen entstehen nicht durch Unterschiede, die aus der Abwesenheit eines Antigens resultieren, sondern nur durch die Anwesenheit eines anderen (fremden) Antigens. Dies ist in Abbildung 4.2 dargestellt.

Die zytotoxische Lymphozytenreaktion (Cytotoxic Lymphocyte Reaction = CTL). Zwei übliche *in vitro* Modelle für die zellvermittelten Reaktionen sind in Abbildung 4.3 dargestellt, die zytotoxische Lymphozytenreaktion (cytotoxic lymphocyte reaction = CTL) und die gemischte Lymphozytenreaktion (mixed lymphocyte reaction = MLR). Bei der CTL reagieren Zellen eines Mäusestammes gegen Antigene auf den Zellen eines anderen Stammes und lysieren sie. Man kann Zellen vom Stamm B gegen A sensibilisieren, indem man Tieren vom Stamm B A-Zellen injiziert oder Zellen vom Stamm B mit Zellen vom Stamm A *in vitro* inkubiert. Die Stärke der Sensibilisierung wird gemessen, indem man die sensibilisierten Zellen (in diesem Fall vom Stamm B) *in vitro* mit Zielzellen mischt, die die relevanten A-Antigene tragen. Ziel-Zellen, die A-Antigene besitzen, können vom

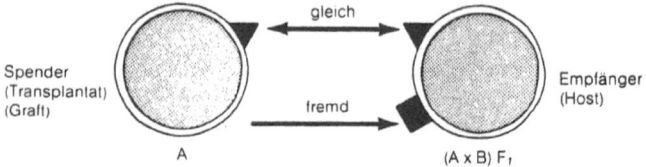

Abb. 4.2. Die Basis der Graft-versus-host-Reaktion. A und $(A \times B) F_1$ haben ein gemeinsames Antigen (▲), aber $(A \times B) F_1$ besitzt ein Antigen, das A fehlt (■). A erkennt ■ als fremd und reagiert dagegen. Da A das Transplantat ist und $(A \times B) F_1$ der Empfänger, kommt es zur GVH-Reaktion

Stamm A abstammen oder von einem verwandten Stamm, dessen Zellen ebenfalls A-Antigene auf der Oberfläche haben. Man markiert die Target-Zellen mit radioaktivem Chrom (^{51}Cr). Reagieren die sensibilisierten Zellen mit den Target-Zellen und lysieren sie, so wird ^{51}Chrom in das Medium freigesetzt. Die Menge an freigesetztem ^{51}Chrom ist ein Maß für die Zahl der lysierten Ziel-Zellen, und aus ihr kann man auf die Stärke der Sensibilisierung schließen.

Die gemischte Lymphozytenreaktion (Mixed Lymphocyte Reaction = MLR). Die *gemischte Lymphozytenreaktion (Mixed Lymphocyte Reaction = MLR)* ist eine weitere zellvermittelte *in vitro* Reaktion. Man mißt mit ihr die Stärke der Zellproliferation, die durch Sensibilisierung verursacht wird. Bei der MLR werden Zellen von zwei Individuen oder Stämmen, die unterschiedliche Oberflächenantigene tragen, *in vitro* vermischt. Erkennt eine Zellpopulation die andere als fremd, beginnt sie zu proliferieren. Diese Proliferation wird mit dem Einbau von radioaktiv markierten Aminosäuren in die DNS gemessen. Man inkubiert die Zellen 4 bis 5 Tage lang und gibt dann Tritium-markiertes Thymidin (TdR) der Kultur hinzu. Wenn die Zellen proliferieren, wird TdR in die DNS eingebaut. Man kann die DNS extrahieren und die eingebaute Radioaktivität messen und erhält somit ein Maß für die Proliferation. Da in diesem Fall jede Zellpopulation die andere als fremd erkennt, proliferieren in diesem Fall beide Zellpopulationen. Man

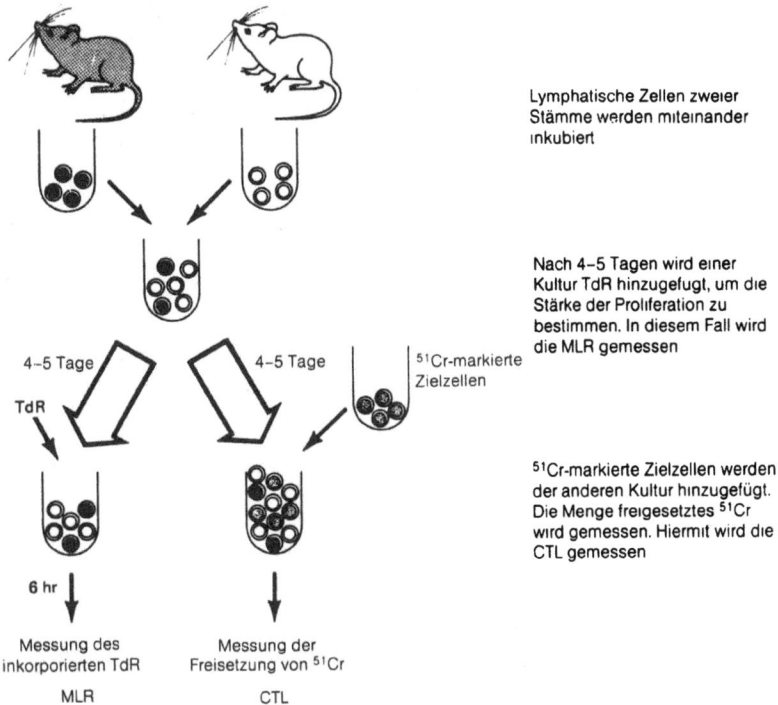

Abb. 4.3. Zwei zellvermittelte *in vitro* Reaktionen, MLR und CTL. (Nach Bach et al. (1976). *Nature* 259, 274)

kann jedoch die Proliferation einer Zellpopulation dadurch verhindern, daß man sie mit Mitomycin C oder Bestrahlung vorbehandelt. Diese vorbehandelten Zellen können zwar nicht mehr proliferieren, aber immer noch stimulieren. Diese Reaktion nennt man dann *Ein-Weg-MLR*.

Zellen der zellvermittelten Immunantwort

Reaktion der Thy1$^+$ Zellen

Im Kapitel 5 werden die Oberflächenantigene besprochen, die als Marker für bestimmte Lymphozytenpopulationen dienen. Am häufigsten werden T-Zellen aufgrund der Anwesenheit des Thy1 oder Theta-(θ-)Antigens auf ihrer Oberfläche identifiziert. Nur Zellen, die vom Thymus abstammen,

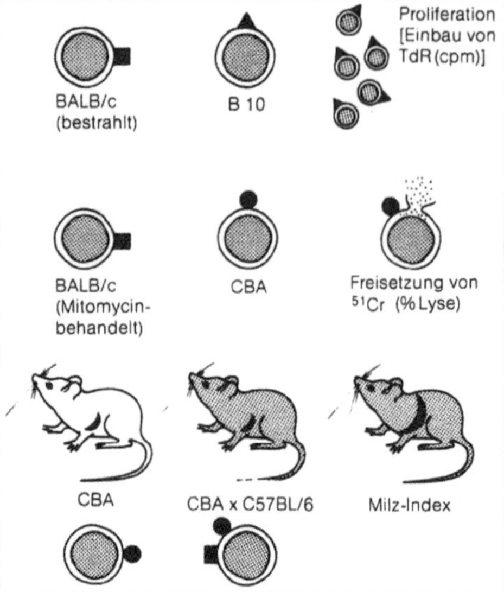

Reaktion	Stimulator-Zelle	Responder-Zelle	Reaktion	Wirkung von anti-Thy1 auf Responderzelle		
				Normales Serum	Anti-Thy-1	Verminderung (%)
MLR	BALB/c (bestrahlt)	B 10	Proliferation [Einbau von TdR (cpm)]	8249	331	94
CTL	BALB/c (Mitomycin-behandelt)	CBA	Freisetzung von ^{51}Cr (% Lyse)	100	4	96
GVH	CBA	CBA x C57BL/6	Milz-Index	1,32	0,91	absolut

Abb. 4.4. Behandlung mit anti-Thy1 verhindert zellvermittelte Reaktionen. (Ergebnisse der MLR-Reaktion aus Cantor und Boyse (1975). *J. Exp. Med.* 141, 1376. Ergebnisse der CTL aus Wagner et al. (1972). *Cell. Immunol.* 4, 139. Ergebnisse der GVH-Reaktion von Golub (1971). *Cell. Immunol.* 2, 353)

exprimieren Thy1 auf ihrer Oberfläche. Eine Thy1$^+$ Zelle stammt daher definitionsgemäß vom Thymus ab. Man kann T-Zellen lysieren, indem man sie mit anti-Thy1-Antiserum und Komplement behandelt. Werden zellvermittelte Reaktionen von T-Zellen getragen, so müßte es möglich sein, diese Reaktionen durch Behandlung mit anti-Thy1 und Komplement zu unterbinden. Die Ergebnisse des Experimentes in Abbildung 4.4 zeigen, daß die GVH-Reaktion, CTL und MLR von Thy1$^+$ Zellen ausgeführt werden. In diesem Experiment führte man die einzelnen Reaktionen mit Zellen durch, die mit anti-Thy1 und Komplement behandelt worden waren. Als Kontrolle dienten mit Normalserum und Komplement behandelte Zellen. Die Behandlung mit anti-Thy1 und Komplement löschte alle drei Reaktionen (GVH, CTL und MLR) aus. Dieses Ergebnis ist ein überzeugender Beweis dafür, daß diese zellvermittelten Reaktionen von T-Zellen ausgeführt werden.

Der unterschiedliche Charakter der zellvermittelten Reaktionen. Die Überempfindlichkeit vom verzögerten Typ ist eine seit langem bekannte immunologische Reaktion. Erst später erkannte man, daß die Allotransplantatabstoßung und die Überempfindlichkeitsreaktion vom verzögerten Typ zellvermittelte Reaktionen sind, denen ähnliche Mechanismen zugrunde liegen.

Als klar wurde, daß die GVH-Reaktion im Grunde genommen nichts anderes als eine Sonderform der Allotransplantatabstoßung ist, glaubte man, daß allen zellvermittelten Reaktionen dieselben zellulären Mechanismen zugrunde liegen und CTL und MLR nur unterschiedliche Meßmethoden für diese Mechanismen darstellten. Mit der Zeit wurde jedoch klar, daß die zellvermittelten Reaktionen keineswegs nur unterschiedliche Manifestation desselben Phänomens sind, sondern daß sie sich auch grundsätzlich unterscheiden, da sie zum Beispiel verschiedene Effektor- und Helfer-T-Zellen haben. Während das Schwergewicht der immunologischen Forschung in den 60er Jahren auf Untersuchungen der Helfer- und Effektor-Zellkooperation bei der Antikörperbildung lag, so beherrschen in den 70er Jahren Untersuchungen über Helfer- und Effektor-Zellkooperation bei den zellvermittelten Reaktionen die wissenschaftliche Diskussion in der Immunologie. Wir wissen heute, daß die verschiedenen zellvermittelten Reaktionen unterschiedliche T-Zell-Funktionen messen, und daß die einzelnen T-Zellen verschiedene Reaktionen ausführen. Als Analogie zur B-T-Zell-Kooperation bei der Antikörperbildung gibt es bei zellvermittelten Reaktionen eine T-T-Zell-Kooperation, bei der eine T-Zelle als Effektorzelle und eine andere als Helferzelle fungiert.

Zellkooperation bei zellvermittelten Reaktionen

Die Zellkooperation bei zellvermittelten Reaktionen wurde experimentell nach den gleichen Prinzipien untersucht wie die Kooperation bei der Antikörperbildung. Im Experiment läßt sich eine Kooperation zwischen unterschiedlichen Zellpopulationen durch synergistische Effekte nachweisen. Als *additiv* bezeichnet man eine Reaktion von 2 Zellpopulationen, deren Stärke der Summe der Reaktionen, die jede einzelne Zellpopulation zustande bringt, entspricht. Übertrifft die Stärke der Reaktion zweier Zellpopulationen jedoch die Summe der Reaktionen der einzelnen Zellpopulationen, dann handelt es sich hierbei um einen *synergistischen* Effekt. Ein synergistischer Effekt zeigt an, daß es zu einer Wechselwirkung zwischen den zwei Populationen kommt, die in einer „größer- als additiven" oder synergistischen Reaktion resultiert.

Nachweis der Zellkooperation bei GVH-Reaktionen. Asofsky und seine Mitarbeiter konnten 1970 als erste bei der GVH-Reaktion eine Zellkooperation bei zellvermittelten Reaktionen nachweisen. Sie injizierten Zellen vom Thymus und aus dem peripheren Blut von Elterntieren in F_1-Wirtstiere und beobachteten, daß die Injektion beider Zellarten einen größeren Milzindex in der GVH- Reaktion ergab als aus der Summe der GVH-Reaktion jedes einzelnen Zelltyps errechnet worden war (Abb. 4.5). Sie injizierten neugeborenen (BALB/c × C57 BL/6) F_1 Mäusen elterliche Thymus- *oder* periphere Blutzellen *oder* Thymuszellen und periphere Blutzellen in steigender Zahl und bestimmten den Milzindex. Aus den Titrationskurven in Abbildung 4.5 kann man ablesen, wieviel Zellen man injizieren muß, um einen Milzindex von 1,3 zu erhalten. Wie aus der Abbildung hervorgeht, braucht man hierzu 5×10^6 Thymuszellen oder 2×10^5 periphere Blutzellen. Mischt man 5×10^6 Thymuszellen mit 3×10^4 peripheren Blutzellen, so erhält man einen Milzindex, der bereits deutlich über 1,3 liegt.

Mit 2×10^5 peripheren Blutzellen allein erhält man gerade einen Index von 1,3. Das Ergebnis zeigt, daß die Mischung aus Thymuszellen und peripheren Blutzellen zusammen zehnmal wirksamer ist als man aus der Summe der Einzelreaktionen erwartet hätte. Weiter oben wurde besprochen, daß die Effektorzellen in der GVH-Reaktion Thy1-positiv sind. Der synergistische Effekt in dem in Abbildung 4.5 dargestellten Experiment ließ sich aufheben, wenn man entweder die Thymuszell-Population oder die peripheren Blutzellen mit anti-Thy1 behandelte. Dies zeigt, daß die wirksamen Zellen aus dem Thymus und dem peripheren Blut T-Zellen sind und der synergistische Effekt eindeutig durch T-T-Zell-Interaktion zustande kommt.

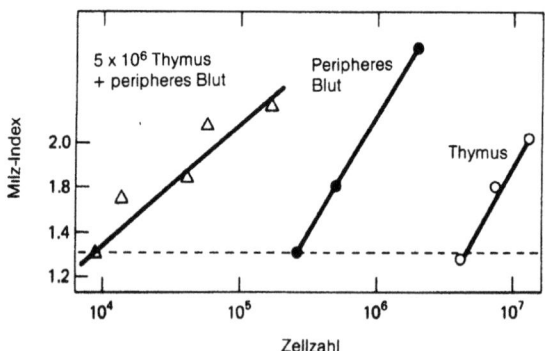

Abb. 4.5. Stärke einer GVH-Reaktion durch Thymuszellen, peripheres Blut und durch eine Kombination beider Zellpopulationen. Die Kombination aus Zellen des peripheren Blutes und Thymuszellen ist ungefähr 100mal wirksamer als eine der beiden Zellpopulationen allein. (Nach Asofsky, Cantor und Tigelaar (1971). *Progr. Immunol.* 1, 369)

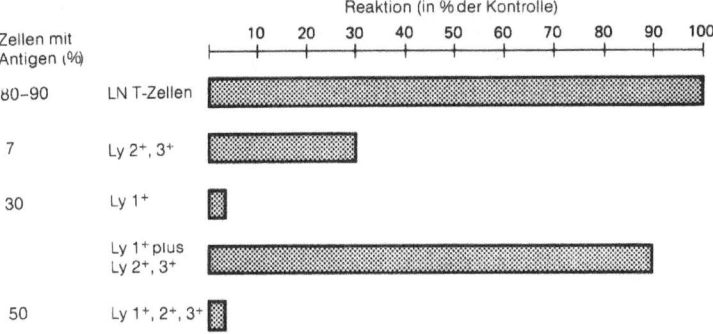

Abb. 4.6. Zellkooperation bei der CTL-Reaktion. (Nach Cantor und Boyse (1975). *J. Exp. Med.* 141, 1376 und 1390)

Nachweis von Zellkoopertion bei der CTL. Während es zum Nachweis der Rolle der T-Zellen bei den zellvermittelten Reaktionen genügte, einen Marker (Thy1) zu haben, der T-Zellen von B-Zellen unterscheidet, brauchte man zur Untersuchung von T-T-Zell-Interaktionen Marker, mit denen man Subpopulationen von T-Zellen unterscheiden kann. Solche Marker sind die Ly-Antigene. Sie wurden bereits in Kapitel 3 erwähnt und werden ausführlich in Kapitel 5 behandelt. Man unterscheidet drei Antigene, Ly1, Ly2, und Ly3. Man konnte experimentell nachweisen, daß es bei zellvermittelten Reaktionen zu einer Kooperation unterschiedlicher T-Zell-Populationen kommt und diese Subpopulationen bei einer CTL unterschiedliche Ly-Antigene auf ihrer Oberfläche haben.

In den Experimenten in Abbildung 4.6 wurden Lymphknoten-T-Zellen für eine *in vitro*-CTL-Reaktion vor der Zugabe von Antigen mit anti-Ly1, anti-Ly2 oder anti-Ly3 und Komplement behandelt. Die Behandlung mit den verschiedenen Antiseren und Komplement eliminiert die Zellen aus der Population, die das entsprechende Antigen tragen. Behandlung mit anti-Ly2 und anti-Ly3 eliminiert die $Ly2^+, 3^+$-Zellen und erhält die $Ly1^+$-Zellen.

Nimmt man die so erhaltene $Ly1^+$-T-Zellen für eine CTL, so kommt keine CTL-Reaktion zustande. $Ly2^+, 3^+$-Zellen führen auch nur zu einer CTL-Reaktion, die ungefähr 30% der Reaktion ausmacht, die unbehandelte Kontrollzellen hervorbringen. Eine Mischung aus $Ly1^+$ und $Ly2^+$-Populationen führt jedoch zu einer CTL in Höhe der Kontrollwerte. Daraus folgt, daß bei CTL-Reaktionen zwei Populationen von T-Lymphozyten synergistisch interagieren. Eine von ihnen wirkt als Effektorzelle, eine andere als Helferzelle für die zytotoxische Reaktion.

Um zu bestimmen, ob die $Ly1^+$-Zellen bei der CTL als Helfer oder Effektor-Zellen wirken, wurde eine CTL-Reaktion auf folgende Weise modifiziert. Vor Zugabe der Ziel-Zellen wurden die sensibilisierten Zellen mit anti-Ly1 oder mit anti-Ly2,3 behandelt. Nach der Behandlung mit anti-Ly2, 3 waren die sensibilisierten Zellen nicht mehr fähig, die Ziel-Zellen zu lysieren. Daraus folgt, daß $Ly2^+, 3^+$-Zellen die Effektor-Zellen, und die $Ly1^+$-Zellen die Helfer-Zellen in der CTL-Reaktion sind. Aus diesem Experiment folgt weiter, daß die $Ly2^+, 3^+$-Zelle der Vorläufer des zytotoxischen Lymphozyten ist, der die Helfer-Zelle braucht, um zur Effektor-Zelle zu werden.

Helfer-T-Zellen und Effektor-T-Zellen. Es gibt also eine Analogie zwischen Antikörperbildung und zellvermittelten Reaktionen. Bei beiden Reaktionstypen wirkt eine Lymphozytenpopulation als Effektor-Population und eine als Helfer-Population. In den folgenden Kapiteln werden wir besprechen, daß sowohl bei der Antikörperbildung als auch bei der zellvermittelten Reaktion die Helfer-Zellen mit anderen Antigendeterminanten reagieren als die Effektorzellen. Dadurch wird zunächst die Helfer-Zellpopulation vermehrt, und erst hierüber kommt es schließlich auch zu einer Vermehrung der Effektor-Zellpopulation.

Zusammenfassung

1. Zellvermittelte Antworten sind Reaktionen, die von Zellen ausgeführt werden und bei denen Antikörper keine Rolle spielen.
2. Die bekanntesten Formen der zellvermittelten Reaktionen sind die Überempfindlichkeit vom verzögerten Typ (delayed type hypersensitivity = DTH), die Transplantatabstoßung, die Transplantat-versus-Empfänger-Reaktion (graft-versus-host reaction = GVH), die zytotoxische Lymphozytenreaktion (cytotoxic lymphocyte reaction = CTL) und die gemischte Lymphozytenreaktion (mixed lymphocyte reaction = MLR).
3. Zellvermittelte Antworten werden von T-Zellen ausgeführt.
4. Auch bei den zellvermittelten Antworten gibt es eine Zellkooperation. Diese äußert sich in einem synergistischen Effekt der Interaktion von Lymphozyten vom Thymus und aus dem peripheren Blut. Durch anti-Ly-Seren kann man nachweisen, daß die Kooperation zwischen T-Zellen stattfindet.
5. In einer CTL ist die Effektorzelle eine $Ly2^+, 3^+$-T-Zelle und die Helfer-Zelle einer $Ly1^+$-T-Zelle.

Literatur

Buch

Bloom, B. R., and Glade, P. R. (1971). In Vitro Methods in Cell-Mediated Immunity, New York, Academic Press. (Beschreibung der Methoden der zellulären Immunologie)

Originalarbeiten

Asofsky, R., Cantor, H., and Tigelaar, R. E. (1971). Cell interactions in the graft-versus-host-response, in Amos (ed.), *Prog. Immunol.* 1, 369. (Einer der ersten Nachweise der Zellkooperation bei zellvermittelten Reaktionen)

Cantor, H., and Boyse, E. A. (1975). Functional subclasses of T lymphocytes bearing different Ly antigens. I. The generation of functionally distinct T-cell subclasses in a differentiative process independent of antigen. *J. Exp. Med.* 141, 1376

– and – (1975). Funktional subclasses of T lymphocytes bearing different Ly antigens. II. Cooperation between subclasses of Ly^+ cells in the generation of killer activity, *J. Exp. Med.* 141, 1390. (Die Definition von T-Zell-Subpopulationen aufgrund ihrer Ly-Antigene und ihre Kooperation bei der CTL)

5. Eigenschaften von B-Zellen und T-Zellen

Übersicht

Die lymphatische Progenitorzelle differenziert unter dem Einfluß von hormonähnlichen Faktoren in den primären lymphatischen Organen, dem Thymus und der Bursa. Aus diesen primären lymphatischen Organen wandern die Lymphozyten aus und entwickeln sich in den sekundären lymphatischen Geweben zu funktionellen B-Zellen oder T-Zellen. Wie in Kapitel 3 und 4 beschrieben, reagieren die funktionellen Lymphozyten mit Antigen und kooperieren hierbei untereinander. Im folgenden sollen nun charakteristische Eigenschaften von B-Zellen und T-Zellen beschrieben werden.

Oberflächen-Alloantigene als Zellmarker

Während der Differenzierung eines Lymphozyten kommt es zu charakteristischen Veränderungen seiner Oberfläche. Während manche Strukturen neu auf der Zelloberfläche erscheinen, verschwinden andere. Einige dieser Differenzierungs-abhängigen Strukturen wirken antigen. Old und Boyse benutzten diese Antigene als erste als Oberflächenmarker für bestimmte normale und leukämische Lymphozyten und nannten diese Antigene *Differenzierungsantigene*[1].

Das Konzept der Differenzierungsantigene geht davon aus, daß bestimmte Differenzierungsstadien mit spezifischen Strukturen an der Zelloberfläche assoziiert sind. Diese Strukturen dienen als Marker für bestimmte Differenzierungsschritte; ob ihnen tatsächlich eine aktive Funktion zukommt, ist unbekannt. Viele Differenzierungsantigene sind *Alloantigene*. Ähnlich wie Allotypen treten Alloantigene nur bei bestimmten Mitgliedern einer Spezies auf. Bei anderen Mitgliedern einer Spezies, die diese Struktu-

---

1 Diese Oberflächenstrukturen wirken nur in einem anderen Stamm oder einer anderen Spezies, die diese Oberflächenstruktur nicht exprimiert, antigen. Antiseren gegen diese Antigene werden meist in mutanten und kongenen Mäusen produziert, die sich voneinander nur in einem einzigen Oberflächenantigen unterscheiden.
In Kapitel 6 wird näher auf kongene Mäuse eingegangen

ren nicht haben, wirken sie antigen. Der Vererbungsmodus dieser Antigene legt nahe, daß sie von Allelen kontrolliert werden.

Ein Alloantiserum erhält man, wenn man Zellen eines Mäusestammes einem anderen Mäusestamm injiziert. Ein Beispiel für ein Alloantiserum, das gegen Alloantigene produziert wurde, ist das CBA-Antiserum gegen C57BL/6. Es wurde in den Experimenten benutzt, mit denen nachgewiesen wurde, daß die Antikörper-produzierende Zelle aus dem Knochenmark und nicht aus dem Thymus stammt. Am besten sind die Oberflächenstrukturen von T- und B-Zellen der Maus untersucht. Durch die Verwendung von Inzuchtstämmen, mutierten Stämmen und kongenen Mäusen ist es bei dieser Tierart vergleichsweise einfach, Alloantiseren gegen eine Reihe bestimmter Antigene zu erzeugen. Die im folgenden beschriebenen Oberflächenantigene sind zum Teil Differenzierungsantigene, meistens sind sie Alloantigene. Alle aber dienen zur Differenzierung von B- und T-Zellen.

Oberflächenmarker auf T-Zellen

Thy1 oder Theta (θ). Am besten ist bisher das Oberflächenantigen Thy1 oder Theta (θ) untersucht. Mit ihm kann man vom Thymus abstammende Lymphozyten identifizieren. Reiff und Allen immunisierten C3H-Mäuse mit AKR-Thymozyten und erhielten ein Antiserum, das spezifisch mit Thymusabhängigen Lymphozyten reagierte. Die Antikörper im Serum der immunisierten C3H-Mäuse reagierten zwar mit AKR-Thymuszellen, nicht jedoch mit C3H-Thymuszellen. Umgekehrt reagierte ein in AKR-Mäusen produziertes Antiserum gegen C3H-Thymozyten nur mit den Thymozyten von C3H und einigen anderen Stämmen, jedoch nicht mit AKR-Thymozyten. Das Antiserum ist gegen ein Alloantigen gerichtet, denn das Serum reagiert mit einem Antigen, das auf den Thymuszellen von einigen Stämmen vorkommt, auf den Thymuszellen von anderen Stämmen jedoch nicht. Die meisten Stämme z.B. BALB/C, CBA, C57BL/6, DBA/2 und B10 reagieren mit dem anti-C3H-Antiserum; nur wenige Stämme reagieren mit dem anti-AKR-Serum. Daraus folgt, daß zwei Allele für die Expression des Thy1 Antigens verantwortlich sind. Ein Allel kodiert auf der Oberfläche eines vom Thymus abstammenden Lymphozyten die Expression von Thy1 vom C3H-Typ (Thy1.2 oder θ C3H), das andere die Expression von Thy1 vom AKR-Typ (Thy1.1 oder θ AKR). Thy1 läßt sich auf ungefähr 95 bis 98% der Lymphozyten im Thymus nachweisen, nicht jedoch auf Lymphozyten, die aus dem Knochenmark stammen oder Ig^+ sind (das heißt B-Zellen, siehe unten). Ein Thymozyt, der aus dem Thymus in die peripheren lymphatischen Gewebe auswandert, exprimiert Thy1. Die Expression von Thy1 ist das entscheidende Kriterium, um eine Zelle als vom Thymus abstammenden

Lymphozyten zu identifizieren. Obwohl Thy1 nicht auf B-Zellen vorkommt und als Marker für T-Zellen dient, ist es kein organspezifisches Antigen, da es auch auf Gehirnzellen, gewissen epidermalen Zellen und *in vitro-*kultivierten Fibroblasten nachweisbar ist. Man kann deshalb auch ein Heteroantiserum gegen Thy1 erzeugen, indem man Kaninchen mit Maushirn immunisiert. Dieses Heteroantiserum gegen Thy1 verhält sich in vieler Hinsicht wie ein allogenes anti-Thy1-Serum. Biochemisch handelt es sich bei dem Thy1-Antigen um ein Glycolipid mit Eigenschaften eines Gangliosids. Die Struktur des gehirnassoziierten Thy1 und des Thymus-Thy1 sind sehr ähnlich, aber nicht identisch.

Tabelle 5.1. Anteil der Thy1$^+$ Zellen in lymphatischen Geweben der Maus

	Balb/c	CBA
Lymphozyten d. peripheren Blutes	70	70
Lymphknoten	63	72
Milz	33	32
Peyersche Plaques	20	25

Aus Raff und Owen (1971). *Eur. J. Immunol.* 1, 27

Wenn der Thymozyt den Thymus verläßt und in die peripheren lymphatischen Gewebe, wandert, (d. h. zur T-Zelle wird) exprimiert er zwar immer noch Thy1 auf der Oberfläche, aber die Antigenmenge pro Zelle ist deutlich geringer. Der Anteil der Thy1-positiven Zellen in verschiedenen lymphatischen Organen ist in Tabelle 5.1 dargestellt.

Ly-Antigene. Die Ly-Antigene stellen eine Gruppe von Oberflächen-Antigenen dar, die sich ebenfalls als sehr nützlich erwiesen. Während Thy1 vom Thymus abstammende Lymphozyten identifiziert, kann man mit den Ly-Antigenen Subpopulationen von T-Zellen nachweisen. Gut untersucht sind die Ly-Antigene Ly1, Ly2 und Ly3. Jedes Ly-Antigen hat seinen eigenen Gen-Locus mit jeweils 2 Allelen. Jedes Allel kodiert ein alternatives Alloantigen, das mit 1 oder 2 gekennzeichnet wird; von Ly1 gibt es also die zwei Allel-Formen Ly1.1 und Ly1.2, von Ly2 Ly2.1 und Ly2.2. Alle Stämme besitzen jeweils ein Allel von Ly1, Ly2 und Ly3. Stamm X hat zum Beispiel Ly1.1, Ly2.1 und Ly3.2, Stamm Y Ly1.2, Ly2.1 und Ly3.1.

Ly1 wird durch ein Gen auf Chromosom 19 kodiert, die Gene für Ly2 und Ly3 liegen in enger Nachbarschaft auf Chromosom 6. Während in der Gesamtpopulation der Thymozyten einer bestimmten Maus die entsprechenden allelen Formen nachweisbar sind, liegt die besondere Bedeutung der Ly-Antigene darin, daß unterschiedliche funktionelle Gruppen von T-Zellen nur bestimmte Ly-Antigene exprimieren. Bei der CTL kommt es zu einer Kooperation zwischen $Ly1^+$-Zellen und $Ly2^+, 3^+$-Zellen (siehe Kapitel 4). Hierbei ist die $Ly1^+$-Zelle die Helfer-Zelle und die $Ly2^+, 3^+$-Zelle die Effektor-Zelle, was im Kapitel 8 noch genau gezeigt wird.

Thymus-Leukämie-Antigen. Das *Thymus-Leukämie-Antigen* (TL) ist ein Alloantigen. Es wird vom *Tla*-Gen kontrolliert, das bei der Maus in der Nähe des Histokompatibilitätskomplexes lokalisiert ist (siehe Kapitel 6). Bisher sind drei Allele nachgewiesen, die mit TL1, TL2 und TL3 bezeichnet werden. Das Antigen wird TL-Antigen genannt, weil es zuerst auf Thymusleukämiezellen entdeckt wurde. Es läßt sich aber auch auf normalen Thymuszellen bestimmter Mäusestämme nachweisen. Da TL ausschließlich auf Thymozyten, nicht aber auf peripheren T-Zellen exprimiert wird, stellt es ein Differenzierungsantigen dar. Gelangt eine Progenitorzelle in den Thymus und wird zum Thymuslymphozyten, beginnt sie, TL zu exprimieren. Ein Thymuslymphozyt verliert das TL-Antigen, sobald er den Thymus verläßt. Folglich ist der Thymozyt TL-positiv und die T-Zelle TL-negativ.

TL zeigt das interessante Phänomen der *Antigenmodulation*. Inkubiert man eine Thymozytenpopulation *in vitro* mit anti-TL-Antikörper, verschwindet das TL-Antigen an der Zelloberfläche und die Zellen werden TL^-. Injiziert man diese „Antigen-modulierten" Zellen einer Maus, so beginnen sie wieder, TL zu exprimieren und werden TL^+. Zunächst nahm man an, daß die Reaktion des Antikörpers mit dem Oberflächenantigen die Expression des Gens beeinflußt, das das Oberflächenantigen kodiert. Inzwischen hält man es jedoch auch für möglich, daß die Antigenmodulation darauf zurückzuführen ist, daß der Antikörper eine Neuverteilung des Antigens in der Membran durch Capping und Pinozytose (siehe Kapitel 13) induziert.

GIX. GIX ist ebenfalls ein Alloantigen. Im Gegensatz zu TL findet es sich nicht nur auf Thymozyten, sondern auch auf T-Zellen einiger Mäusestämme. GIX^--T-Zellen werden durch Infektion mit Mäuseleukämie-Virus GIX^+. Deshalb nimmt man an, daß das Antigen vom Virusgenom kodiert wird. Erst kürzlich wurde dieses Antigen auch auf Spermatozoen nachgewiesen. Eine Zusammenfassung von T-Zell-Oberflächenantigenen findet sich in Tabelle 5.2 und 5.3.

Marker auf menschlichen T-Zellen. Die meisten Oberflächenmarker der T-Zellen von Mäusen sind Alloantigene, die mit Alloantiseren (das sind Seren, die man durch Immunisierung eines anderen Mäusestammes gewinnt) nach-

Tabelle 5.2. Oberflächenmarker der vom Thymus abstammenden Lymphozyten der Maus

Antigen	Allele	Vorkommen
Thy1 oder Θ	Thy1.2 oder Θ C3H Thy1.1 oder Θ AKR	Thymus und T-Zellen
Ly	Ly1.1 oder Ly1.2 Ly2.1 oder Ly2.2 Ly3.1 oder Ly3.2	Thymus und T-Zellsubpopulationen
TL	TL1, TL2, TL3	Thymus von TL^+ Stämmen, manche Thymusleukämien
GIX		Thymus, T-Zellen und MuLV-infizierte Zellen

Tabelle 5.3. Oberflächenantigene funktioneller T-Zell-Subpopulationen

Antigen	T-Zell-Subpopulation			
	Helfer (T_H)	Zytotoxisch (T_C)	DTH (T_{DT})	Suppressor (T_S)
A) Maus				
Thy1	+	+	+	+
Ly	1	2,3	1	2,3
Ia	IA	–	–	IJ
Reaktion gegen Antigen-Determinante	Carrier I	K/D	K/D	Suppressor-Determinante
B) Mensch [b]				
Leu1, OKT3	+	+	nb [a]	+
Leu2a, OKT8	–	+	nb	+
Leu3a, OKT4	+	–	nb	–
Ia	+	–	nb	+

[a] nb = nicht bekannt
[b] Nach Ledbetter et al. (1981). *J. Exp. Med.* 153, 310

gewiesen werden. Da man beim Menschen aus verständlichen Gründen keine Alloantiseren erzeugen kann, bedarf es anderer Reagenzien, um Oberflächenmarker auf menschlichen T-Zellen nachzuweisen. Allgemein wird die Rosettenbildung mit SRBC als Marker für menschliche T-Zellen anerkannt. Die Rosettenbildung erfolgt über Rezeptoren für SRBC auf der Oberfläche von menschlichen T-Zellen. Außerdem gibt es Heteroantiseren vom Kaninchen zum Nachweis menschlicher T-Zellen. Sie wurden durch Immunisierung vom Kaninchen mit menschlichen Thymuszellen oder menschlichem Gehirn erzeugt; nach Absorption der so gewonnen Immunseren mit Zellen einer chronischen lymphatischen Leukämie (B-Zell-Leukämie) wiesen solche Seren eine gute Korrelation mit den SRBC-Rosetten-positiven Zellen auf. Der Anteil dieser Zellen in einer Lymphozytenpopulation korreliert gut mit der Stärke der Antwort auf T-Zell-Mitogene (siehe unten). In jüngster Zeit gelang es durch die Entwicklung der Hybridomtechnik zur Herstellung monoklonaler Antikörper durch Köhler und Milstein, brauchbare Reagenzien zur Typisierung von menschlichen T-Lymphozyten zu gewinnen. Monoklonale Antikörper zur Identifizierung von menschlichen T-Zellen und ihren Subpopulationen werden inzwischen nicht nur in der Forschung, sondern bereits in der klinischen Medizin, z.B. zur Differenzierung bestimmter Leukämien und Lymphome, verwendet. Die monoklonalen Antikörper der OKT- und der Leu-Serie sind am besten eingeführt; ihr Reaktionsmuster ist in Tabelle 5.3 dargestellt.

Oberflächenmarker auf B-Zellen. Wie bereits dargestellt, wandern die lymphatischen Progenitorzellen aus dem Knochenmark in das HIM (Hämopoese-induzierende Mikromilieu) im Thymus, in welchem sie zu Thymozyten differenzieren (d.h., Thy1, TL, und Ly ausprägen). Die Entwicklung der B-Zellen verläuft ähnlich wie die der T-Zellen. Bei den Vögeln ist der B-Zell-Differenzierungsort die Bursa Fabricii; das anatomische Äquivalent bei Säugetieren ist nicht bekannt. Wahrscheinlich wird diese Funktion bei Säugetieren vom Knochenmark übernommen. In der fötalen Entwicklung bildet bei Mäusen offenbar die Leber das B-Zell-HIM. Trotz dieser methodischen Schwierigkeiten hat man bestimmte charakteristische Eigenschaften von B-Zellen gefunden, mit denen man sie von T-Zellen unterscheiden kann.

Immunglobulin. Ebenso wie das Thy1-Antigen die T-Zelle definiert, weist *Oberflächen-Immunglobulin* (Ig) eine B-Zelle aus. Untersucht man eine Population von Milz- oder Lymphknoten-Lymphozyten mit fluoreszierendem anti-Immunglobulin, so zeigen 70% der Milzzellen und 30% der Lymphknotenzellen Fluoreszenz, d.h. sie haben direkt nachweisbares Immunglobulin auf ihrer Oberfläche. Ob überhaupt und wieviel Immunglobulin auf der Oberfläche von T-Zellen vorhanden ist, ist umstritten. Fest steht lediglich, daß es mit den für B-Zellen-Immunglobulin üblichen Methoden nicht nachweisbar ist. Aus Tabelle 5.4 geht hervor, daß das Oberflächen-Immunglobulin auf B-Zellen hauptsächlich den Klassen IgM und IgD angehört, IgG jedoch kaum nachweisbar ist. Wahrscheinlich wirken die Oberflächen-Immunglobuline der B-Zellen als Antigen-spezifische Rezeptormoleküle. Nach Reaktion mit dem spezifischen Antigen induzieren die Rezeptormoleküle die B-Zell-Aktivierung. Diese Theorie ist nicht unumstritten, und es ist noch unklar, ob die Rezeptoren IgG, IgM oder IgD sind. Eine ausführliche Diskussion der Rezeptoren erfolgt in Kapitel 13.

Tabelle 5.4. Verteilung der Ig-Klassen auf der Oberfläche von B-Lymphozyten der Maus

Ig-Klasse	% Zellen	Morphologie
IgM	20–30	große Lymphozyten
IgD	30–40	kleine Lymphozyten
IgM und IgD	40–50	
IgG	< 10	

MBLA. Das *Maus-spezifische B-Lymphozyten-Antigen* (MBLA) wird durch ein Heteroantiserum nachgewiesen. Kaninchen wurden mit Lymphknoten-Lymphozyten von Mäusen immunisert, die thymektomiert, bestrahlt und mit fötaler Leber rekonstruiert worden waren. Nach gründlicher Absorption mit Thymozyten reagiert das Antiserum mit B-Zellen aus dem Knochenmark und der Milz, mit Plaque-bildenden Zellen und mit Myelomzellen, jedoch nicht mit T-Zellen. MBLA ist offenbar ein allen B-Zellen gemeinsames Antigen.

PC1. Das Plasma-Zell-Antigen (plasma cell antigen = PC1) läßt sich nur auf Antikörper-sezernierenden Zellen und nicht auf B-Zell-Vorläufern nachweisen. Man findet es ebenfalls auf Gehirnzellen.

Fc- und C-Rezeptoren. Neben MBLA und PC1 gibt es zwei nicht-antigene Marker, die vorwiegend auf B-Lymphozyten gefunden werden: Fc-Rezeptoren und Komplement-Rezeptoren. Der Fc-Rezeptor reagiert mit dem Fc-Teil (s. Kapitel 14) von Antigen-Antikörper-Komplexen oder aggregiertem Immunglobulin. Er wird durch Rosettenbildung mit Antikörper-beschichteten Erythrozyten (EA) nachgewiesen (s. Abb. 5.1) oder durch Bindung von markiertem aggregiertem Ig. Die Bindung erfolgt in beiden Fällen über den Fc-Teil des Immunglobulinmoleküls. Die Fc-Rezeptor-positiven Zellen sind B-Zellen, da sie gleichzeitig Ig^+ und $Thy1^-$ sind. Der zweite Rezeptor auf B-Zellen reagiert mit Antigen-Antikörper-Komplement-Komplexen und wird Komplement-Rezeptor (complement receptor = C-receptor) genannt. Durch die Reaktion von Erythrozyten mit anti-Erythrozyten-Antikörper entsteht auf der Erythrozyten-Oberfläche ein Antigen-Antikörper-Komplex. Durch Zugabe von Komplement unter Bedingungen, die eine Lyse der Erythrozyten verhindern, entsteht ein Antigen-Antikörper-Komplement-Komplex (erythrocyte antibody complement complex = EAC). Wenn der Komplementteil dieses EAC mit einem Komplement-Rezeptor auf einen Lymphozyten eine Verbindung eingeht, kommt es zur Rosettenbildung (s. Abb. 5.1). Lymphozyten, die EAC-Rosetten bilden, heißen auch Komplement-Rezeptor-Lymphozyten (comple-

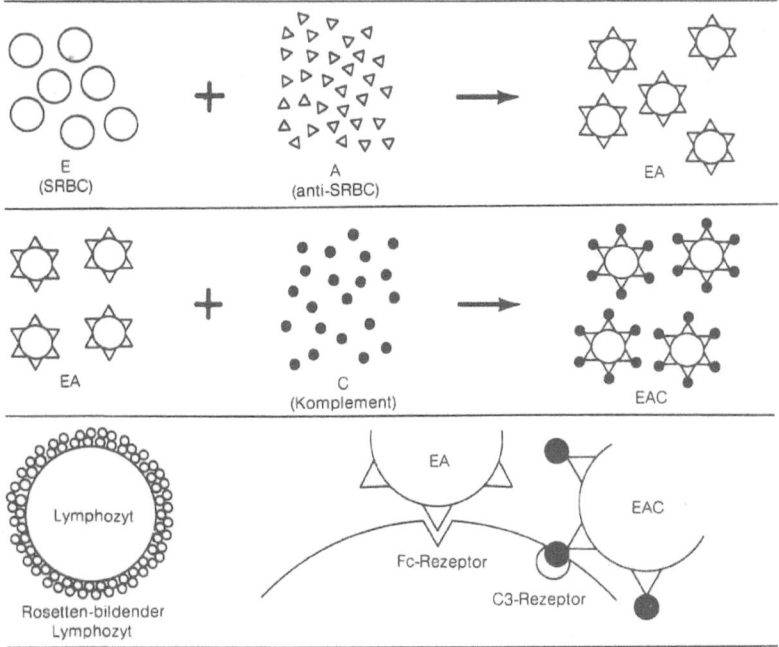

Abb. 5.1. Bildung von EA- und EAC-Rosetten zum Nachweis von Fc- und C-Rezeptoren auf Lymphozyten

Tabelle 5.5. Übersicht über die Oberflächeneigenschaften von B-Zellen

---
Immunglobulin (Ig)
Maus-spezifisches B-Lymphozyten-Antigen (MBLA)
Plasmazell-Antigen (PC 1)
Fc-Rezeptor
C-Rezeptor

---

ment receptor lymphocytes = CRL). Die Verbindung mit dem Komplement-Rezeptor findet nur mit Komplement statt, das mit Antigen-Antikörper-Komplex reagiert hat, nicht mit freiem Komplement. Die Bindung an den Rezeptor erfolgt über ein Spaltprodukt von C3. CRL sind B-Zellen, denn sie sind Thy1^- und besitzen Oberflächen-Immunglobulin. Ihr Anteil an den Gesamtlymphozyten ist nach neonataler Thymektomie erhöht.

Eine Zusammenfassung der Oberflächeneigenschaften von B-Zellen findet sich in Tabelle 5.5.

Antigene auf B- und T-Zellen

Ia-Antigene. Eine ausführliche Darstellung von *H-2*, dem *Haupthistokompatibilitätskomplex (major histocompatibility complex = MHC)* der Maus folgt in Kapitel 6. Die *I*-Region stellt ein Teil dieses *H-2*-Komplexes dar. Ihre Produkte erscheinen auf der Zelloberfläche und werden Ia (*I*-assoziierte) Antigene genannt. Einige dieser Ia-Antigene, jedoch nicht alle, können spezifische B-Zellen-Marker sein. Ia erscheint allerdings auch auf aktivierten T-Zellen, zum Beispiel nach Stimulation mit ConA. Außerdem kann man mit dem Ia-Antigen eine Suppressor-T-Zelle von der zytotoxischen T-Zelle in einer CTL unterscheiden. Beide sind zwar $Ly2^+, 3^+$, die Suppressor T-Zelle ist jedoch Ia^+ und die zytotoxische Zelle Ia^-. Es handelt sich also um verschiedene Zellen.

Null-Zellen. Ein kleiner Teil von Lymphozyten ist sowohl $Thy1^-$ als auch Ig^- und wird deshalb Null-Zellen genannt. Die Funktion der Null-Zellen ist noch unklar, evtl. sind sie eine Subpopulation der NK-Zellen. Die NK-Zellen (natural killer cells = natürliche Killerzellen) besitzen eine zytolytische Aktivität gegen maligne Zellen.

Proliferative Reaktion von T- und B-Zellen

Mitogenstimulation von Lymphozyten. Außer durch Oberflächen-Eigenschaften kann man B-Zellen von T-Zellen durch ihre unterschiedlichen Reaktionen auf Proliferation-induzierende Substanzen, sogenannte *Mitogene* unterscheiden. Ein Mitogen induziert in einer Zelle eine Mitose. In der Mitose wird neue DNS synthetisiert. Die Menge neu synthetisierter DNS in einer Zellpopulation korreliert mit der Anzahl der Mitosen, die wiederum ein Maß für die Stärke der Proliferation darstellt. Man kann also die Stärke der Proliferation in einer Zellpopulation quantifizieren, indem man die synthetisierte DNS-Menge mißt. Die neu synthetisierte Menge DNS wird praktisch durch den Einbau radioaktiv-markierter DNS-Bausteine (meist Tritium-Thymidin = ^3H-TdR) gemessen. Zellkulturen werden für kurze Zeit mit Tritium-Thymidin inkubiert, und die Menge Radioaktivität, die in die DNS eingebaut wird, wird gemessen, wie in Abbildung 5.2 dargestellt. In den frühen 60er Jahren war beobachtet worden, daß einige pflanzliche Lektine eine Blastentransformation bei Lymphozyten induzieren. Blasten sind große, metabolisch aktive Lymphozyten. Ihr Erscheinen in einer Zellkultur zeigt intensive zelluläre Aktivität an. Die Blastogenese (Blastenbildung) korreliert eng mit dem Einbau von Tritium-Thymidin in DNS. Weil es einfacher und genauer ist, den Einbau von Radioaktivität zu messen, als

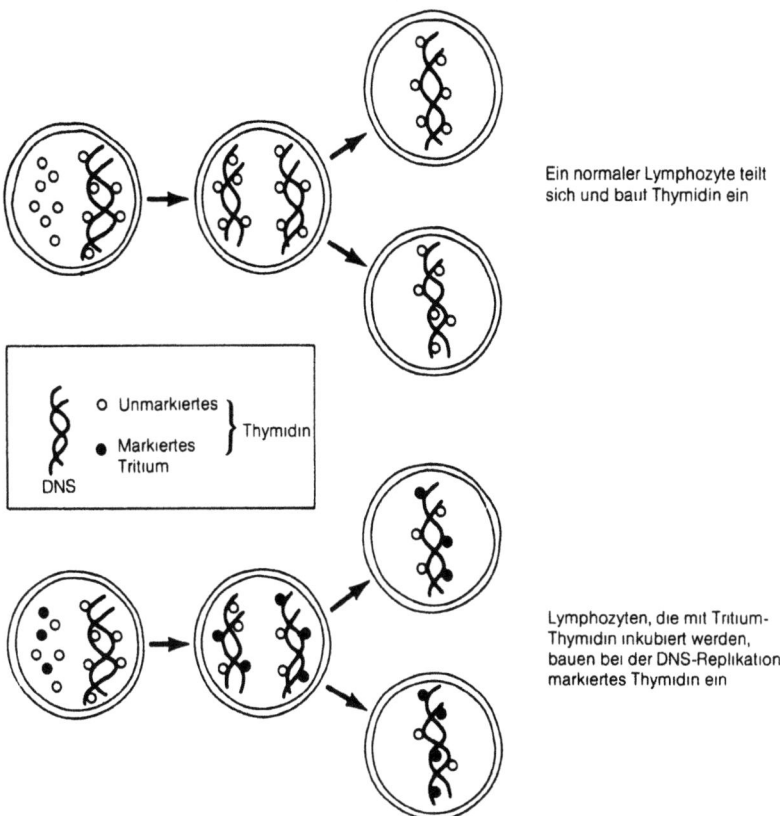

Abb. 5.2. Einbau von (markiertem) Tritium-Thymidin in die DNS als Maß für die Zell-Proliferation

unter dem Mikroskop den Anteil von Blasten zu bestimmen, bestimmt man heute Mitogenreaktionen fast ausschließlich durch den Einbau von Tritium-Thymidin. Übliche Mitogene sind *Phytohämagglutinin* (PHA), *Concanavalin A* (ConA), *Pokeweed Mitogen* (PWM) *und bakterielle Lipopolysaccharide* (LPS). Gibt man diese Substanzen zu Kulturen von Milz-, Lymphknoten-, Thymus oder peripheren Blutzellen, so induzieren sie eine intensive mitogene Aktivität. Ein typisches Mitogen-Experiment zeigt die Abbildung 5.3.

Mitogenreaktionen von B- und T-Zellen. B-Zellen und T-Zellen unterscheiden sich nicht nur in ihren Funktionen und Oberflächeneigenschaften, sondern auch in ihrer Antwort auf bestimmte Mitogene. Dies konnten Janossy

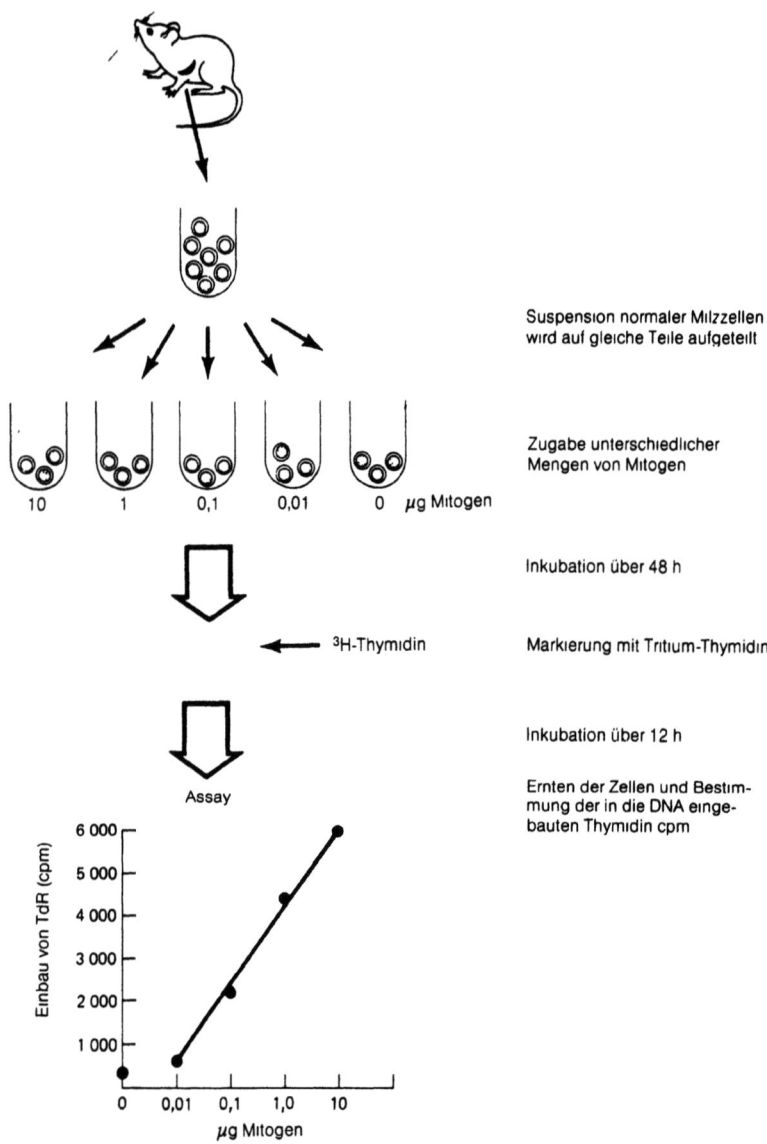

Abb. 5.3. Versuchsprotokoll einer Mitogenstimulation

und Greaves durch das folgende Experiment nachweisen. Sie entfernten die adhärenten Zellen (Makrophagen) aus einer normalen Milzzellpopulation und behandelten die nicht-adhärenten Zellen (Lymphozyten) mit anti-Thy1 und Komplement, um die T-Zellen zu entfernen. Auf diese Weise erhielten sie eine „B-Milz", d. h. eine Milzzellpopulation mit einer starken Anreicherung von B-Zellen und nur geringer Kontamination mit T-Zellen oder Makrophagen. Die Zellen dieser „B-Milz" wurden mit PHA, ConA und PWM kultiviert und der Einbau von Tritium-Thymidin in DNS gemessen. Wie Abbildung 5.4 zeigt, ist PWM ein starkes Mitogen für B-Zellen, PHA und ConA stimulieren B-Zellen jedoch nicht. Weiter stellte sich heraus, daß Thymozyten von ConA stimuliert werden, nicht jedoch von PHA. Sowohl PHA als auch ConA stimulieren jedoch *Cortison-resistente Thymozyten*. Wir werden noch darauf zurückkommen, daß sich Cortison-resistente Thymozyten bei allen Experimenten wie funktionelle T-Zellen des peripheren oder sekundären lymphatischen Gewebes verhalten. ConA und PHA sind also Mitogene für Lymphozyten, die vom Thymus abstammen, jedoch nicht für B-Zellen. PWM (und LPS) sind B-Zell-Mitogene, stimulieren aber keine T-Zellen.

Funktionelle Reifung von Thymuslymphozyten

Die lymphatische Progenitorzelle gelangt über den Blutweg (da der Thymus keine afferenten Lymphbahnen hat) in den Thymus und beginnt Thy1, TL,

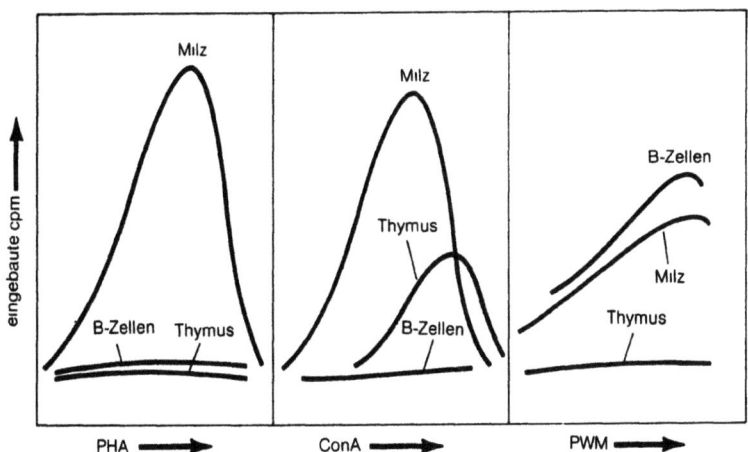

Abb. 5.4. Unterschiedliche Reaktion von Lymphozyten auf verschiedene Mitogene. (Nach Jannosy und Greaves (1972). *Clin. Exp. J. Immunol.* 10, 525)

Ly und GIX zu exprimieren. Die Lymphozyten, die den Thymus verlassen und zu T-Zellen in den peripheren lymphatischen Organen werden, exprimieren weiterhin Thy1, Ly und GIX auf ihrer Oberfläche, aber nicht mehr TL. T-Zellen sind also TL^-, auch in TL-positiven Mäusestämmen. Allerdings gibt es auch imThymus von TL^+ Mäusestämmen eine kleine Population (ca 2 bis 5%) von Thymozyten, die TL^- ist. Diese Zellen sind nicht nur TL^-, sie zeigen auch die übrigen charakteristischen Eigenschaften von T-Zellen. Man nimmt an, daß diese TL^--Zellen die letzte Reifungsstufe der Thymozyten darstellen und kurz vor der Auschwemmung in die peripheren lymphatischen Gewebe stehen.

Auch die unterschiedliche Fähigkeit, eine GVH zu induzieren, spricht dafür, daß es sich bei TL^+ und TL^--Thymuslymphozyten um funktionell verschiedene Zellen handelt. In Kapitel 4 wurde besprochen, daß Lymphknotenzellen (von denen 100% der T-Zellen TL^- sind) eine ungefähr 70mal stärkere GVH-Reaktion hervorbringen als Thymuszellen (die zu 95% TL^+ und zu 5% TL^- sind). Die Untersuchungen der Subpopulation der Thymuszellen bei der GVH-Reaktion zeigte, daß 2×10^6 TL^--Thymozyten eine GVH-Reaktion von derselben Stärke erzeugen können, wie 15×10^6 Zellen der gesamten Thymozytenpopulation (Tab. 5.6). Dies spricht dafür, daß die GVH-Reaktion der Thymozyten durch TL^--Zellen unterhalten wird. Das Verhalten bei der GVH-Reaktion ist ein weiteres Indiz dafür, daß TL^--Thymozyten und periphere T-Zellen funktionell sehr ähnlich sind.

Cortisonempfindlichkeit von Thymuszellen. Injiziert man Mäusen Hydrocortison (etwa 2,5 mg pro Maus), so sinkt die Anzahl der Zellen im Thymus auf etwa 10%. Die verbleibenden, Cortison-resistenten Zellen sind TL^-. Außer-

Tabelle 5.6. Beteiligung von TL^+ und TL^- Thymozyten an der GVH

Zellen	Antiserum + Komplement	Anzahl der injiz. Zellen	Milz-Index		
			1,0	2,0	3,0
Thymozyten (TL^+ & TL^-)	nein	5×10^6	∴		
Thymozyten (TL^+ & TL^-)	nein	15×10^6	.		....
Thymozyten (TL^-)	anti-TL	2×10^6		...	..
Lymphknoten (TL^-)	nein	2×10^6			......

(BALB/c $\times$ C57BL/6) F_1 neugeborene Mäuse erhalten Injektionen mit C57BL/6 Zellen. Ergebnisse aus Leckband und Boyse (1971). *Science* 172, 1258

Tabelle 5.7. Übersicht über Eigenschaften „reifer" und „unreifer" Thymozyten und peripherer T-Zellen

Eigenschaft	„unreifer" Thymozyt	„reifer" Thymozyt	peripherer T-Lymphozyt
Oberflächenantigene	TL, Thy1, Ly	Thy1, Ly	Thy1, Ly
Cortison-Empfindlichkeit	empfindlich	resistent	resistent
T-Zell-Funktion	nein	ja	ja
Lokalisation im Thymus	Cortex	Medulla	(ausgewandert)

dem konnte man zeigen, daß die Cortison-resistenten Thymuszellen (CRT) funktionelle Zellen sind, denn sie können eine GVH-Reaktion unterhalten und als Helferzellen wirken. CRT-Zellen zeigen im Gegensatz zu Thymozyten eine gute Reaktion auf PHA.

Funktionelle Reifung von Thymus-abhängigen Lymphozyten. Die Ergebnisse zeigen die Gemeinsamkeiten von Cortison-resistenten Thymozyten und peripheren T-Zellen und stützen die These, daß im Thymus eine *funktionelle Reifung* von Lymphozyten stattfindet. Die Reifung erfolgt von der Progenitorzelle über den unreifen Thymozyten zum „reifen" Thymozyten. Der „reife" Thymozyt wird als funktionelle T-Zelle in die peripheren Gewebe „exportiert". Ihre Eigenschaften sind in Tabelle 5.7 zusammengefaßt.

Thymus-abhängige Regionen. Die „reife" Zelle, die den Thymus verläßt, siedelt sich in bestimmten Regionen der sekundären lymphatischen Gewebe an. Neonatal thymektomierten Mäusen wurden syngene Thymus- oder Milzzellen injiziert, die vorher *in vitro* mit Tritium-Adenosin markiert worden waren. Durch Autoradiographie konnte man dann die Verteilung der markierten Lymphozyten in den Organen des rekonstituierten Tieres nachweisen. In den Milzen der neonatal thymektomierten Mäuse fand man vor der Repopulation lymphozytenfreie Regionen. Nach der Injektion von Thymuszellen in diese thymektomierten Tiere siedelten sich markierte Zellen in diesen Regionen an. Man nennt diese Regionen deshalb *Thymus-abhängige Regionen* von Milz und Lymphknoten.

Zusammenfassung

1. T-Zellen können durch bestimmte Oberflächenalloantigene identifiziert werden. Die wichtigsten sind Thy1 (θ), Ly und TL. Einige von ihnen sind Differenzierungsantigene.

2. Lymphozyten im Thymus exprimieren Thy1, Ly und TL. Vom Thymus abstammende Lymphozyten in den sekundären lymphatischen Geweben exprimieren Thy1 und Ly, jedoch nicht TL. T-Zell-Subpopulationen mit bestimmten Funktionen tragen unterschiedliche Ly-Antigene.
3. B-Zellen werden durch Immunglobuline auf ihrer Oberfläche nachgewiesen. Außerdem besitzen sie Rezeptoren für Komplement und Fc.
4. Bei T-Zellen werden Mitosen durch die Mitogene PHA und ConA induziert. B-Zellen werden durch PWM und LPS stimuliert.
5. Eine kleine Subpopulation von Thymuszellen ist TL^- und Cortisonresistent. Diese Zellen haben immunologische Funktionen wie periphere T-Zellen. Man hält sie für reife Thymozyten, die kurz vor der Ausschwemmung in die Peripherie stehen.
6. Thymuszellen wandern in die peripheren lymphatischen Organe aus und siedeln sich in bestimmten Regionen der Milz und der Lymphknoten an, die als Thymus-abhängige Regionen bezeichnet werden.

Literatur

Buch

Greaves, M. F., Owen, J. J. T., and Raff, M. C. (1974). *T and B Lymphocytes*, New York, American Elsevier. (Eine komplette Zusammenstellung von Tatsachen und Vorstellungen über das Wesen von T- und B-Zellen)

Übersichten

Boyse, E. A., and Old, L. J. (1969). Some aspects of normal and abnormal surface genetics. *Ann. Rev. Genet.* 3, 269. (Diese Übersicht ist eine Einführung in die Differenzierungsantigene)

Boyse, E. A., Old, L. J., and Stockert, E. (1965). The TL (thymus leukemia) antigen: A review, in *IV International Symposium on Immunopathology*, P. Grabar and P. A. Miescher (eds.), Basel, Schwabe and Co., 23

Golub, E. S. (1971). Brain-associated θ antigen: Reactivity of rabbit anti-mouse brain with mouse lymphoid cells, *Cell. Immunol.* 2, 353. (Eine zweite Möglichkeit, anti-Thy1-Antiserum zu erzeugen und seine Auswirkung auf die Funktion von T-Zellen zu testen)

Jannosy, G., and Greaves, M. F. (1972). Lymphocyte activation. I. Response of T and B lymphocytes to phytomitogens, *Clin. Exp. Immunol.* 9, 483. (Unterschiedliche Antworten von T- und B-Zellen auf Mitogene)

Möller, G. (ed.) (1971). Surface antigens on nucleated cells, *Transplant. Rev.* Vol. 6
– (1972). Lymphocyte Activation by Mitogens, *Transplant. Rev.* Vol. 11
– (1973). T and B lymphocytes in humans, *Transplant.* Rev. Vol. 11. (Übersichten und Orginalarbeiten, die die unterschiedliche Antwort auf Mitogene von T- und B-Zellen bei Mäusen und im Menschen zeigen)

Raff, M. C. (1970). Two distinct populations of peripheral lymphozytes in mice distinguished by immunofluoroescence, *Immunology* 19, 637. (Nachweis, daß Thy1-negative Zellen Ig-positiv sind)

Reif, A. E., and Allen, J. M. V. (1964). The AKR thymic antigen and its distribution in leukemias and nervous tissues, *J. Exp Med.* 120, 413. (Der erste Nachweis des Thy1-Antigen)

Stutman, O. (1976). Two main features of T cell development: Thymus traffic and post thymic maturation, *Contemp. Top Immunol.* 7, 1. (Eine Übersicht über die Reifung von Thymozyten und T-Zellen mit einer Ansicht, die sich von der in diesem Kapitel dargestellten Meinung unterscheidet)

6. Der Haupthistokompatibilitätskomplex: *H-2* und *HLA*

Übersicht

Der *Haupthistokompatibilitäts-Komplex* (*major histocompatibility complex* = *MHC*) der Maus, das *H-2*-System, wurde bereits mehrfach erwähnt. Er spielt bei den Zellinteraktionen, die in den nächsten Kapiteln ausführlicher diskutiert werden, eine entscheidende Rolle. Es ist deshalb sinnvoll, das *H-2*-System an dieser Stelle ausführlicher zu besprechen. *H-2*, der *MHC* der Maus, ist ein Komplex von multiallelen Genen, der auf dem Chromosom 17 lokalisiert ist. Die Gene dieser Region kontrollieren verschiedene Oberflächenantigene und Lymphozytenfunktionen. Diese Funktionen und die Genetik des *H-2* Genkomplexes werden im folgenden näher beschrieben. Der *H-2*-Komplex besteht aus einer Reihe von gekoppelten Genen, die eine große Anzahl immunologischer Phänomene kontrollieren. Ohne den *H-2*-Komplex kann man die Mechanismen der Transplantation, der GVH-Reaktion, die Wechselwirkung zwischen B- und T-Zellen, die genetische Kontrolle der Immunantwort und viele andere immunologische Phänomene nicht verstehen. Außerdem ist die Reaktion mit eigenen H-2-Molekülen wahrscheinlich Voraussetzung für die Reaktion mit Fremdantigen (siehe Kapitel 10 und 11).

Entdeckung des MHC. In den 30er Jahren kamen Peter Gorer in England immer größere Zweifel an den damals anerkannten Theorien der Transplantationsgenetik der Maus. Er beschloß deshalb, nochmals grundlegende Experimente zu diesem Problem durchzuführen. Zunächst untersuchte er Blutgruppenantigene bei Mäusen. Bei den wenigen Inzuchtstämmen, die es zu jener Zeit gab, fand er zwei Antigensysteme. Das eine Antigensystem, später als Antigen I bezeichnet, fand er bei allen Stämmen, jedoch in unterschiedlicher quantitativer Ausprägung. Antigen II dagegen ließ sich nur bei einigen Stämmen nachweisen. Gorer und George Snell vom Jackson Labor in Bar Harbor, Maine, wiesen nach, daß zwischen Antigen II und Hauttransplantatabstoßung bzw. Tumorimmunität eine Beziehung bestand. Antigen II war offenbar ein Teil des *MHC* der Maus. Es erhielt die Bezeichnung *H-2* (H für Histokompatibilität). Im weiteren Verlauf der Untersuchungen erwies sich *H-2* als ein multigener, multialleler Komplex. Snells Entwicklung von verwandten und kongenen Mäusestämmen (siehe unten) machte es möglich, diesen sehr komplexen Genlocus aufzuklären.

Eigenschaften, die von Genen des *H-2*-Komplexes kontrolliert werden

In Tabelle 6.1 sind die Eigenschaften aufgeführt, die von Genen des *H-2*-Komplexes kontrolliert werden. Diese völlig unterschiedlichen Eigenschaften scheinen zunächst unabhängig voneinander zu sein und nichts miteinander zu tun zu haben. Je mehr der *H-2*-Komplex aufgeklärt wird, desto mehr lassen sich Verbindungen zwischen den Eigenschaften erkennen. Es folgt zunächst eine Diskussion der *H-2*-Genetik, danach werden einige der vom *H-2*-Komplex kontrollierten Eigenschaften näher beschrieben.

Genetik des *H-2*-Komplexes

Genkarte des H-2-Komplexes. Der *H-2*-Komplex besteht aus einer Reihe von miteinander gekoppelten Genen auf einem kurzen Abschnitt des Chromosoms 17. Durch die Arbeiten von Donald Shreffler und Jan Klein konnte erst vor kurzem eine neue *H-2*-Karte entworfen werden. Der Komplex gliedert sich in vier Regionen, *K*, *I*, *S* und *D*. Diese Regionen werden weiter in *Subregionen* [1] unterteilt.

Jede Region oder Subregion enthält mindestens ein Gen, das als *Marker-Gen* bezeichnet wird und eine durch das Auftreten der von ihm kontrollierten Eigenschaften nachgewiesen wird. *K*- und *D*-Regionen kontrollieren zelluläre Alloantigene. Die *I*-Region kontrolliert spezifische Immunreaktionen. Die *S*-Region kontrolliert die Produktion eines Serum-Proteins und stellt das Strukturgen der vierten Komplementkomponente (C4) dar. Jedes Gen wird also durch sein Produkt oder durch eine von ihm kontrollierte Eigenschaft definiert. In dem Komplex gibt es mindestens neun Gene (Abb. 6.1). Die *I*-Region hat mindestens drei Subregionen (*IA*, *J*, *IE*), die *D*-Region besitzt mindestens zwei Loci, *D* und *L*. Die Grenzen der Regionen und Subregionen werden durch Rekombinationen innerhalb des *H-2*-Komplexes definiert. *Intra-H-2-rekombinante Mäuse* sind Mäuse, bei denen ein Crossover innerhalb des *H-2*-Komplexes stattgefunden hat. Die Grenzen der Regionen und Subregionen werden immer durch Crossover defi-

---

1 Eine kurze Zeit wurde noch eine fünfte Hauptregion beschrieben, die mit G bezeichnet wurde. Sie sollte ein Oberflächenantigen aus Erythrozyten kodieren. Diese Vorstellung einer fünften Hauptregion ist inzwischen jedoch verworfen worden, auch wenn sie in manchen Literaturstellen noch auftaucht

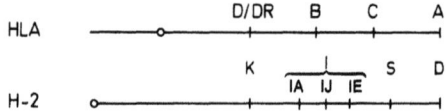

Abb. 6.1. Der *MHC* der Maus und des Menschen

Tabelle 6.1. Eigenschaften, die von Genen des *H-2*-Komplexes kontrolliert werden

---
Serologisch nachweisbare zelluläre Alloantigene
Transplantationsantigene
Zielantigene der zellvermittelten Lympholyse
Gemischte Lymphozytenkultur
Immunantworten
Graft-verus-Host Reaktion
Serologisch nachweisbares I-Antigen (Ia-Antigene)
T-B-Zell Interaktion
Hybridresistenz
Empfänglichkeit für Tumorviren
Serologisches Serumprotein
Testosteronspiegel
Komplementspiegel
Spiegel von Cyclo-AMP in der Leber

Nach Shreffler und David (1975). *Adv. Immunol.* 20, 125

niert. Der Beweis, daß zwei unterschiedliche Reaktionen tatsächlich von zwei separaten Genen kontrolliert werden, kann nur dadurch erbracht werden, daß man ihre Trennung durch ein Crossover nachweist.

Jede Region ist multiallel, das heißt, daß jedes Gen, das eine Region oder Subregion definiert, in einer von mehreren Formen erscheint. Die Kombination von allen Allelen für alle Loci innerhalb des Komplexes wird als *Haplotyp* bezeichnet (siehe Tab. 6.2). Der Haplotyp wird mit einem kleinen Buchstaben gekennzeichnet, z.B. $H\text{-}2^k$ oder $H\text{-}2^d$. Für die Standardhaplotypen gibt es Referenzstämme, die als *Typenstämme* bezeichnet werden. So ist z.B. DBA/2 der Typenstamm für den $H\text{-}2^d$ Haplotyp; C57BL/10 (B10 genannt) ist der Typenstamm für den $H\text{-}2^b$ Haplotyp. Jede Region des Komplexes eines Stammes wird mit einem kleinen Buchstaben bezeichnet (siehe Tabelle 2). Mäuse vom Stamm A sind Rekombinanten von $H\text{-}2^k$ und $H\text{-}2^d$. Der Stamm A hat die *K*- und *I*-Regionen von $H\text{-}2^k$ und die *S*- und *D*-Regionen von $H\text{-}2^d$ (Tabelle 2). Die *K*- und *I*-Region werden zusammen auch als *K*-Ende des Komplexes bezeichnet, die *S*- und *D*-Region entsprechend als *D*-Ende. Intra-*H-2*-Rekombinanten mit bekannten Crossover

Tabelle 6.2. *H-2*-Haplotypen häufig verwendeter Mäusestämme und kongener Mäuse

	Haplotyp	K	IA	IJ	IE	S	D
B10	*H-2^b*	b	b	b	b	b	b
C57BL/6	*H-2^b*	b	b	b	b	b	b
DBA/2	*H-2^d*	d	d	d	d	d	d
BALB/c	*H-2^d*	d	d	d	d	d	d
C3H	*H-2^k*	k	k	k	k	k	k
CBA	*H-2^k*	k	k	k	k	k	k
A	*H-2^a*	k	k	k	k	k	k
B10.D2	*H-2^d*	d	d	d	d	d	d
B10.A	*H-2^a*	k	k	k	d	d	d
B10.BR	*H-2^k*	k	k	k	k	k	k

Bei der Diskussion der Haplotypen im Verlauf dieses Buches werden wir uns manchmal auf vier Regionen *K I S D* (z.B. bbbb) beziehen, manchmal auf sechs, (z.B. bbbbbb) *K IA IJ IE S D*

werden benutzt, um eine Region oder Subregion zu definieren. Rekombinanten kann man durch das neue Auftreten oder den Verlust einer Eigenschaft nachweisen, die durch ein bestimmtes Gen kodiert wird (z.B. wird ein Alloantigen mit einem Alloantiserum nachgewiesen).

Kongene Mäuse. Neben rekombinanten Mäusen sind auch kongene Mäuse ein wichtiges Werkzeug der Immungenetik. Unterscheiden sich zwei Mäuse in nur einem Locus voneinander, sind aber in allen anderen Genloci identisch, so bezeichnet man sie als *koisogen* oder *kongen*. Ein Beispiel für kongene Mäuse sind zwei B10-Mäuse mit unterschiedlichen *H-2*-Haplotypen, deren Gene an allen anderen Loci jedoch identisch sind (die anderen Loci werden „Hintergrundgene" genannt). Um z.B. die Rolle des *H-2*-Komplexes bei der Immunreaktion zu untersuchen, braucht man Mäuse, die sich nur für den *H-2*-Komplex, aber nicht für Hintergrundgene unterscheiden. Bei gleichen Hintergrundgenen ist es z.B. möglich, die Immunantwort von B10-Mäusen mit dem Haplotyp *H-2^b* mit der Immunantwort eines anderen *H-2*-Haplotyps, z.B. *H-2^a* zu vergleichen. Reagieren die Stämme auf ein bestimmtes Antigen unterschiedlich, beruht dies auf einem Unterschied der *H-2*-Gene und nicht der Hintergrundgene. Mäuse mit B10-Hintergrundgenen und *H-2^a*-Genen sind kongen in Bezug auf *H-2*. Stammen die *H-2^a*-Gene von einem Stamm A ab, erhält die kongene Maus die Bezeichnung B10.A. Üblicherweise wird der Hintergrundstamm erst genannt, dann folgt nach einem Punkt die Bezeichnung des Spenders des einen unterschiedlichen Allels oder Allelkomplexes. Diese Kennzeichnung darf nicht mit der Bezeichnung einer F_1-Generation verwechselt werden, die beide Stämme in

Klammern anführt. Eine F_1-Generation z.B. von B10 und A wird mit (B10 × A)F_1 bezeichnet.

Zucht von kongenen Mäusen. Es bedarf einigen Aufwandes, um Mäuse zu züchten, die sich nur für ein Allel eines bestimmten Genlocus unterscheiden. Zwei Stämme, X und Y unterscheiden sich z.b. darin, daß beim Stamm X ein bestimmter Tumor anwächst, daß der Stamm Y diesen Tumor nach Injektion jedoch abstößt. Die genetische Aufgabe besteht darin, die Gene vom Stamm Y (die Fähigkeit den Tumor abzustoßen) auf die Hintergrundgene vom Stamm X zu verpflanzen, so daß eine XY-Maus entsteht, die als einzige Eigenschaft von Y die Fähigkeit hat, den Tumor abzustoßen.

Die Genetik, die dabei eine Rolle spielt, ist in Abbildung 6.2 dargestellt. Man geht so vor, daß man aus Kreuzungen zwischen X und Y die Tiere mit der gewünschten Eigenschaft (der Fähigkeit, den Tumor abzustoßen) identifiziert und mit X rückkreuzt. Dieses Vorgehen wird mehere Generationen lang wiederholt. Die einzige Eigenschaft von Y, nach der selektioniert wird, ist die Fähigkeit, den Tumor abzustoßen. Alle anderen Gene von Y werden auf diese Weise in jeder weiteren Generation „verdünnt". Bei etwa der 15. Rückkreuzung ist diese Verdünnung so vollständig, daß ein Stamm resultiert, der die Hintergrundgene von Stamm X und das Tumorabstoßungsgen von Stamm Y besitzt.

Ein Beispiel aus dem täglichen Leben soll dieses Vorgehen verdeutlichen. Ein Cocktail besteht aus einem Teil Vermouth und einem Teil Gin und einer Olive. Nach dem ersten Probeschluck erweist sich der Cocktail als zu süß. Man schüttet also die Hälfte weg, behält die Olive im Glas und schüttet einen gleichen Teil Gin nach. Da der Cocktail immer noch zu süß ist, wird wiederum die Hälfte weggeschüttet, zurück bleibt wieder die Olive und der Rest wird mit Gin aufgefüllt. Macht man dies 10mal, so hat man 99% Gin im Glas und die Olive. Betrachtet man den Gin als die Hintergrundgene und die Olive als das gewünschte Gen, erhält man eine Vorstellung von einer kongenen Maus [2].

K- und D-Regionen

Transplantationsantigene. Der H-2-Komplex wird als Hauptkomplex der Histokompatibilität bezeichnet, weil er eine entscheidende Rolle bei der Transplantatabstoßung spielt. Bis vor kurzem wurde die genetische Verwandtschaft zweier Mäuse danach beurteilt, ob es nach der Transplantation eines Hautstückes von dem einen auf den anderen Stamm zu einer Absto-

---

[2] Ich danke Dr. Jan Klein für dieses einprägsame Beispiel

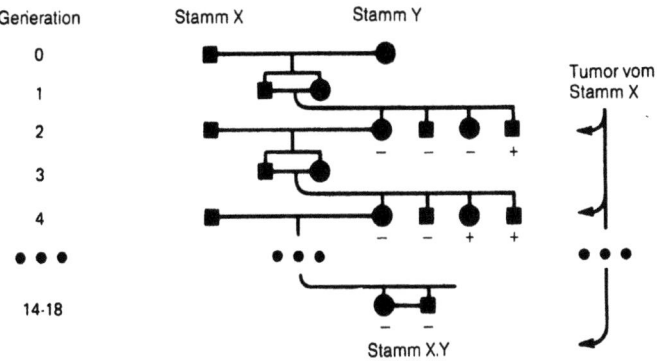

Abb. 6.2. Schema, wie man durch Kreuzung und Rückkreuzung kongene Tumorresistente Linien von Mäusen erhalten kann. Anwachsen des Transplantats = +, Abstoßung des Transplantats = −. (Aus Snell und Stimpfling (1966). *Biology of the Laboratory Mouse*, 45)

ßungsreaktion kam. Inzuchtstämme von Mäusen wurden vor allem durch ihre Fähigkeit definiert, Gewebe eines anderen Stammes abzustoßen. Die Antigene, die bei der Transplantatabstoßung als fremd erkannt werden und gegen die eine Reaktion stattfindet, werden in der *K*- und *D*-Region des *H-2*-Komplexes kodiert. Wenn Haut von B10 (*H-2^b* oder $K^b\ I^b\ S^b\ D^b$, vereinfacht *bbbb*) auf DBA/2 (*H-2^b*, *dddd*) und auf C57BL/6 (*H-2^b*, *bbbb*) verpflanzt wird, wird das Transplantat in 7 bis 10 Tagen von DBA/2 abgestoßen, auf C57BL/6 wird das Transplantat zunächst anwachsen, bevor es abgestoßen wird. B10 und DBA/2 unterscheiden sich in *H-2*, B10 und C57BL/6 haben jedoch denselben *H-2* Haplotyp. C57BL/6 wird schließlich B10 Haut wegen Nebenantigenen der Gewebeverträglichkeit (z.B. *H-1*, *H-3*) abstoßen. *H-2* ist also der Hauptfaktor für die Transplantatabstoßung. Der Empfänger reagiert dabei auf die in der *K*- und *D*-Region des Komplexes kodierten Antigene.

Serologisch definierte Antigene. Wenn Mäusen eines Stammes die Haut von Mäusen eines anderen Stammes verpflanzt wird (oder ihnen Zellen eines anderen Stammes injiziert werden), kann der Empfängerstamm auch mit der Produktion von Antikörpern gegen Antigene des Fremdgewebes reagieren. Unterscheiden sich die beiden Stämme in den *K*- und *D*-Regionen von *H-2*, dann werden Antikörper gegen Moleküle produziert, die von diesen Genen ausgeprägt werden (diese Antikörper sind allerdings für die Transplantatabstoßung nicht verantwortlich, da die Transplantatabstoßung eine zellvermittelte Reaktion ist). Diese Antigene werden als *serologisch definierte Antigene* der *K*- und *D*-Region bezeichnet. Es gibt viele serologisch definierte Antigene. Sie werden nachgewiesen durch Antiseren, die man durch Immunisierung eines Stammes mit Gewebe eines anderen Stammes erhält. Durch Testung der verschiedenen Stämme erhält man auf diese Weise Spezifitäten, die mit einer Nummer gekennzeichnet werden. Bisher sind mindestens 45 Antigenspezifitäten bekannt, die mit serologischen Antigenen in der K- und D-Region assoziiert sind. Ein bestimmter Haplotyp besitzt serologisch definierte Antigene, die ausschließlich bei diesem Haplotyp zu finden sind und als *private Spezifitäten* bezeichnet werden. H-2^k Mäuse haben z. B. dieselben serologisch definierten Antigene (Nr. 23 und 32). Außer diesen privaten Spezifitäten gibt es eine Reihe von serologisch definierten Antigenen, die als *gemeinsame Spezifitäten* (public specificities) bezeichnet werden. Diese Antigene sind nicht auf einen bestimmten Haplotyp beschränkt. Sie sind unterschiedlich auf die verschiedenen Stämme verteilt. Z. B. haben Tiere von Stämmen mit dem H-2^k Haplotyp Antigenspezifität 3. Dieses Antigen findet sich aber auch auf fast allen anderen Haplotypen (z. B. H-2^a, H-2^d, H-2^s). Antigen 3 ist deshalb ein Antigen mit gemeinsamer Spezifität.

Es ist noch nicht entschieden, ob die oben beschriebenen serologischen Spezifitäten eine Beziehung zur Transplantatabstoßung haben, d. h. ob sie Haupttransplantationsantigene sind. Vieles spricht dafür, aber sollte dies nicht der Fall sein, so müssen es andere in K- und D-kodierte Gruppen von Antigenen sein, die für die Transplantatabstoßung verantwortlich sind, sich jedoch serologisch nicht nachweisen lassen.

Zytotoxische T-Lymphozyten. Zytotoxische T-Zellen (CTL) sind T-Zellen, die die Lyse von Zielzellen verursachen. Die Effektor-CTL reagieren mit Antigenen auf der Zielzelle, die in den K- und D-Regionen kodiert werden. (Eine ausführliche Darstellung folgt im Kapitel 11). Die serologisch definierten Antigene finden sich auf den Zellen fast aller Organe, ihre quantitative Ausprägung ist jedoch von Organ zu Organ unterschiedlich. Die gemischte Lymphozytenreaktion und die GVH-Reaktion werden überwiegend in der I-Region kodiert (s. unten), die Spezifitäten der K- und D-Region spielen hier nur eine Nebenrolle.

Hybridresistenz. Entsprechend den Regeln der Transplantation wächst bei einer F_1-Generation ein Transplantat von einem Elternteil an, denn die F_1-Tiere (die die Antigene von beiden Eltern besitzen) können die elterlichen Antigene nicht als fremd erkennen. Eine Ausnahme von dieser Regel ist die Hybridresistenz, die man bei der Knochenmarktransplantation beobachten kann. In bestimmten genetischen Kombinationen reagiert der F_1-Hybrid gegen das transplantierte Knochenmark. Das Gen, das dieses Phänomen hervorruft, wird als *Hh-1* bezeichnet. Es befindet sich ebenfalls auf dem 17. Chromosom, und ist zur Rechten an *H-2D* gekoppelt.

I-Region

Die *I*-Region kontrolliert mehrere immunologisch wichtige Eigenschaften. Obwohl sie die zuletzt entdeckte Region ist, sind schon mindestens 3 Subregionen bekannt. Die Produkte der *I*-Region sind besonders wichtig für die Zellinteraktionen bei der Entwicklung einer Immunantwort (Kapitel 10 und 11).

Immunantwort auf spezifische Antigene

Die Gene, die die Fähigkeit kontrollieren, auf ein breites Spektrum von Antigenen zu reagieren, sind rechts von K und links von S lokalisiert. Dies konnte in eleganten Untersuchungen mit kongenen und rekombinanten Mäusen nachgewiesen werden. Diese Region wird mit I für *Immunantwort* bezeichnet.

Die *I*-Region hat mindestens 3 multiallele Subregionen, die alle durch Crossover definiert wurden. Diese Subregionen werden mit IA, J, IE bezeichnet. Die Genetik der Immunantwort ist im Kapitel 21 näher untersucht. Dort wird gezeigt, daß es vom H-2 Haplotyp abhängt, ob eine Maus auf bestimmte Antigene mit hohen oder niedrigen Antikörpertitern reagiert.

Empfänglichkeit für virale Onkogenese. Die Empfänglichkeit von Mäusen für verschiedene Tumorviren ist mit bestimmten H-2-Komplex-Allelen assoziiert, genauer: in bestimmten *I*-Region-Allelen lokalisiert. Diese Assoziation wurde zunächst für die vom Gross-Virus induzierte Leukämie nachgewiesen, später auch für den Friend-Virus, für den Virus der strahleninduzierten Leukämie (radiation leukemia virus = Rad LV), den Mammatumor-Virus (mammary tumor virus = MTV) und den Virus der lymphozytären Choriomeningitis (lymphocytic choriomeningitis virus = LCM). Die Empfänglichkeit für alle diese Viren wird wahrscheinlich von einem Gen, RgV-1 (= *resistance to Gross virus-1*) kontrolliert und ist mit dem H-2^k Haplotyp assoziiert. Vermutlich ist die Empfänglichkeit für diese Tumorviren in der Unfähigkeit begründet, eine Immunantwort gegen den entsprechenden Virus hervorzubringen.

Stimulation von gemischter Lymphozytenreaktion und GVH-Reaktionen. Die MLR ist eine T-Zell-Reaktion (Kapitel 4). Kommen Lymphozyten eines Stammes mit den Lymphozyten eines anderen Stammes in Kontakt, so reagieren sie auf die Alloantigene mit Proliferation. Die Stärke der Proliferation wird durch den Einbau von Tritium-Thymidin gemessen. Zunächst hielt man die MLR für ein *in vitro* Korrelat der Transplantatabstoßung und hoffte, durch sie eine geeignete Screening-Methode für Gewebsverträglichkeits-Testung zu haben. Es stellte sich jedoch heraus, daß die Reaktion in der MLR vor allem gegen die Antigene gerichtet ist, die im *K*-Ende (*K*- und *I*-Region) des *H-2*-Komplexes kodiert werden. Unterschiede im *D*-Ende (*S*- und *D*-Region) führen nur zu einer ganz schwachen MLR. Versuche mit kongenen und rekombinanten Mäusen ergaben, daß die stärkste Proliferation in der MLR durch Unterschiede in der *I*-Region verursacht wird. Andere *H-2* oder Nicht-*H-2* Unterschiede zeigen nur eine geringe Stimulation in der MLR.

Die GVH-Reaktion wurde entsprechend untersucht, und es stellte sich heraus, daß wie bei der MLR Unterschiede in der *I*-Region die stärkste Reaktion hervorrufen.

Diese Ergebnisse führten zum Begriff der *Lymphozyten-aktivierenden Determinanten-Gene (lymphocyte-activating determinant genes, LAD)*. Diese Gene sind offenbar vorwiegend in der *I*-Region und kaum in der *K*- oder *D*-Region lokalisiert.

Zellinteraktionen. Bei den Wechselwirkungen zwischen T-Zellen und Makrophagen und T-Zellen und B-Zellen spielen ebenfalls *H-2*-Genprodukte eine Rolle, und zwar besonders die, die in der *I*-Region kodiert werden. Diese Zellinteraktionen werden in Kapitel 10 und 11 ausführlicher behandelt.

Serologisch definierte Antigene der I-Region. Die *I*-Region kodiert nicht nur die oben angeführten Reaktionen, sondern auch eine Reihe von serologisch definierten Zelloberflächenantigenen.

Diese Alloantigene, deren Ausprägung von Genen in der *I*-Region kontrolliert wird, werden als Ia-*Antigene* bezeichnet. Zunächst konnte man diese Antigene nur auf Lymphozyten nachweisen. Tatsächlich bezeichnet man ein gegen ein solches Antigen gerichtetes Antiserum, ein B10.A anti-B10.D2 als anti-Beta weil man glaubte, daß es ein spezifisches B-Zell- Antigen sei. Inzwischen weiß man jedoch, daß Ia-Antigene auf Mitogen-aktivierten T-Zellen und bestimmten Effektor-T-Zellen ebenso nachweisbar sind wie auf Makrophagen, Spermatozoen und epidermalen Zellen. Ia-Antigene finden sich nicht auf Erythrozyten, Gehirn, Leber und Niere. In jüngerer Zeit konnten Ia-Antigene auch im Serum nachgewiesen werden. Möglicherweise werden diese Moleküle von T-Zellen ins Serum abgegeben, und die T-Zellen bleiben ohne Ia-Antigen auf ihrer Oberfläche zurück. Dies ist vielleicht ein Grund dafür, daß ruhende T-Zellen nur wenig Ia-Antigene auf ihrer Oberfläche haben.

S-Region

Die Markergene für die *S*-Region kontrollieren die Ss- und Slp-Serumproteineigenschaften. Das Ss-Protein (Serum Substanz) ist ein α_2-β-Globulin, das serologisch durch ein Heteroantiserum nachgewiesen wird. Bestimmte Mäusestämme haben entweder hohe oder niedrige Serumkonzentrationen von Ss. Die Stämme mit hohen Serumkonzentrationen haben ungefähr 20mal mehr Ss-Protein im Serum als die Stämme mit niedrigen Konzentrationen. Die Kontrolle des Serumspiegels erfolgt durch ein einziges autosomales Gen, das die Allele Ss^h (hoch) und Ss^l (l = low = niedrig) besitzt. Wie Untersuchungen mit rekombinanten Haplotypen ergaben, sind diese Gene rechts von I und links von D lokalisiert.

Slp (sex-limited protein = geschlechtsgebundenes Protein) ist ein Globulin, das ebenfalls serologisch nachgewiesen wird und zwar mit Alloantiseren. Slp wird von einem Gen kontrolliert, das eng an Ss gekoppelt ist. Die zwei Allele von Slp werden als Slp^a und Slp^o bezeichnet. Slp^a ist nur bei männlichen Tieren vorhanden und verschwindet nach Kastration. Die S-Region enthält die Strukturgene für die α-Kette der Komplementkomponente C4.

Der *MHC* beim Menschen

Beim Menschen gibt es einen dem *H-2*-Komplex der Maus analogen Hauptkomplex der Histokompatibilität. Er wird mit *HLA* bezeichnet. Die Analogie zwischen dem *MHC* bei der Maus und beim Menschen ist auffallend. *HLA* hat 4 allele Gruppen von Genen, die im großen und ganzen mit den *H-2*-Regionen vergleichbar sind. HLA-Antigene finden sich auf fast allen menschlichen Zellen außer den roten Blutkörperchen. Die Regionen des *HLA*-Komplexes sind in Abbildung 6.1 dargestellt. Im Gegensatz zur Maus konnten beim Menschen bisher nur solche Gene nachgewiesen werden, die die serologisch definierten Antigene auf der Zelloberfläche und die Reaktion von Lymphozyten auf allogene Zellen kodieren.

Ein Korrelat zur *I*-Region stellen die *D*-Region verwandten Gene dar (D region related = DR). Es gibt bestimmte Assoziationen zwischen *HLA*-Haplotypen und manchen Erkrankungen.

Mögliche evolutionäre Bedeutung

Einige Wissenschaftler haben postuliert, daß die evolutionäre Bedeutung des *MHC* darin liegt, daß sich Zellen eines Typs während der Differenzierung an ähnlichen Oberflächenstrukturen erkennen und sich zu Geweben organisieren. Eine weitere Bedeutung des *MHC* könnte darin liegen, daß das Immunsystem (wie in Kapitel 11 näher erläutert wird) fremdes Gewebe nur dann erkennen kann, wenn es zusammen mit Eigenantigen („selbst") oder als neoantigene Determinante (als Kombination aus fremdem H-2 und eigenem H-2) präsentiert wird. Außerdem besteht wahrscheinlich eine Assoziation zwischen T-Zell-Rezeptor und H-2. Auf demselben Chromosom gekoppelt an *H-2* befindet sich ein anderer multigener und multialleler Genkomplex, der Oberflächenantigene in der frühen Embryonalzeit kontrolliert. Dieser sogenannte T-Locus wird von manchen als das embryonale Äquivalent des späteren *H-2*-Komplexes angesehen. Die von ihm kodierten Antigene werden in der frühen Embryonalentwicklung exprimiert, bevor H-2-Antigene nachweisbar sind. Sobald die H-2-Antigene auf der Zelloberfläche erscheinen, verschwinden die vom *T*-Locus kodierten Antigene. Es ist einleuchtend, daß sowohl *H-2* als auch der T-Komplex Moleküle kodieren, durch die sich Zellen gegenseitig erkennen.

Zusammenfassung

1. Der Hauptkomplex der Gewebeverträglichkeit (*major histocompatibility complex = MHC*) definiert viele Eigenschaften. Bei der Maus heißt dieser Komplex *H-2*, beim Menschen *HLA*.
2. *H-2* besteht aus den vier Regionen *K, I, S, D*. Jede Region enthält mindestens ein Gen, das eine bestimmte Eigenschaft kontrolliert. Die Regionen werden durch Rekombinanten definiert.
3. *K*- und *D*-Regionen kodieren serologisch definierte H-2-Antigene, Transplantationsantigene und einige andere Eigenschaften.
4. *S* kodiert den Spiegel eines Serumproteins.
5. Die *I*-Region besteht aus mindestens 3 Subregionen und beinhaltet die Gene, die Reaktionen auf bestimmte Antigene, MLR und GVH-Reaktion, B-T-Zell-Interaktionen und andere Eigenschaften kontrollieren.
6. Es gilt als erwiesen, daß sowohl *H-2* als auch *HLA* die verantwortlichen Genloci für Zellinteraktionen und Zellerkennung sind.

Literatur

Bücher und Übersichten

Lengerova, A. (1969). Immunogenetics of tissue transplantation. Amsterdam, North-Holland Publishing Co. (Eine ausführliche Beschreibung der Geschichte des *MHC*)

Amos, D. B., and Kostyu, D. D. (1980). HLA-A central immunological agency in man. *Adv. Human Genetics* 10, 137. (Eine ausführliche Diskussion des *HLA*-Systems)

Klein, J. (1975). Biology of the mouse histocompatibility-2 complex, New York, Springer-Verlag

Snell, G. D., Dausset, J., and Nathenson, S. (1976). Histocompatibility, New York. Academic Press

Götze, D. (ed) (1977). The major histocompatibility system in man and animals, Berlin–Heidelberg–New York, Springer-Verlag. (Alle drei Bücher sind hervorragende Zusammenfassungen über den *MHC*)

Shreffler, D. C., and David, C. S. (1975). The H-2 major histocompatibility complex and the I immune response region: Genetic, variation, function and organization. *Adv. Immunol.* 20, 125. (Eine ausgezeichnete Übersichtsarbeit über die *I*-Region)

7. Effektor- und Helferzellen bei der Antikörper-Bildung: Haptene und Carrier

Übersicht

In den vorangegangenen Kapiteln haben wir die Funktionen der einzelnen Lymphozytenpopulationen bei der Antikörperbildung und bei zellvermittelten Reaktionen beschrieben. Jetzt wollen wir näher darauf eingehen, welche Bedeutung das Antigen für die Wechselwirkung zwischen den Zellen bei der Immunantwort hat. Die vom Thymus abstammenden und die vom Knochenmark abstammenden Zellen reagieren jeweils mit unterschiedlichen antigenen Determinanten auf dem Antigenmolekül, dem Hapten und dem Carrier. Die B-Zellen reagieren nur mit den Hapten-Determinanten und die T-Zellen nur mit den Carrier-Determinanten. Da bei der Antikörperbildung die B-Zellen die Effektor-Zellen darstellen und die T-Zellen als Helfer-Zellen fungieren, kann man die Carrier-Determinante, mit der die T-Zelle reagiert, als Helfer-Determinante auffassen. Die B-Zelle reagiert mit der Hapten-Determinante und bildet gegen sie den Antikörper. Das Antigenmolekül muß dementsprechend zwei antigene Strukturen besitzen, den Carrier-Teil für die T-Zelle und den Hapten-Teil für die B-Zelle.

Definition von Hapten und Carrier

Ohne das Wissen um die Funktionen von Hapten und Carrier kann man die Wechselwirkung zwischen Helfer und Effektor-Zellen bei der Antikörperbildung nicht verstehen. Die Rolle der Haptene wurde vor allem durch die Pionier-Arbeit von Karl Landsteiner (1868–1943) aufgeklärt. In seiner klassischen Arbeit „Die Spezifität von serologischen Reaktionen", die 1936 veröffentlicht wurde (und die schon in Kapitel 1 zitiert worden war) zeigte Landsteiner, daß es zu Antikörperbildung gegen einfache chemische Strukturen z. B. einer Azogruppe kommt, wenn man die Gruppe mit einem immunogenen Molekül, z. B. einem Serumprotein konjugiert. Wenn man das Azomolekül allein einem Tier injiziert, werden keine Antikörper gebildet. Konjugiert man die Azogruppe mit einem Protein, und injiziert das Konjugat einem Tier, so bildet es neben Anti-Protein-Antikörpern auch Anti-

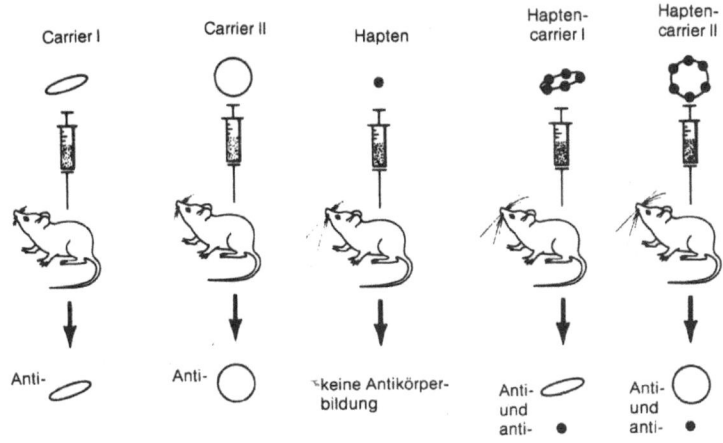

Abb. 7.1. Antikörper-Antworten gegen Carrier oder Hapten und gegen Konjugate von Carrier und Hapten

Azoantikörper. Aus dieser Beobachtung entwickelte sich die Vorstellung, daß das kleine nichtimmunisierende Molekül das große immunisierende Molekül als Carrier (Schlepper) benutzt. Das Molekül, das durch Konjugation mit dem Carrier immunogen wird, wurde als Hapten bezeichnet. Hapten-Carrier-Konjugate sind heute ein gebräuchliches Werkzeug, um die Funktionen von verschiedenen Zellen bei der Immunreaktion zu untersuchen. Wie aus Abbildung 7.1 hervorgeht, kommt es nach Injektion eines Carriers zur Bildung von anti-Carrier-Antikörpern, aber die Injektion von Hapten allein führt nicht zur Produktion von anti-Hapten-Antikörpern. Wird das Hapten jedoch mit dem Carrier konjugiert und der Hapten-Carrier-Komplex einem Tier injiziert, werden gleichzeitig anti-Hapten-Antikörper und anti-Carrier-Antikörper gebildet. Die Konjugation des Haptens mit einem zweiten Carrier führt zu anti-Hapten-Antikörpern und anti-Carrier-Antikörpern gegen den zweiten Carrier.

Der Carriereffekt

Zunächst nahm man an, daß der Carrierteil des immunogenen Moleküls nur ein Transport-Molekül darstellt. Später erkannte man aber, daß er eigene Funktionen besitzt. So gibt es zum Beispiel den Carriereffekt, der an dem Experiment in der Abbildung 7.2 erläutert werden soll. Dinitrophenol (DNP) ist ein Hapten und ruft allein keine Antikörperbildung hervor. Dagegen ist

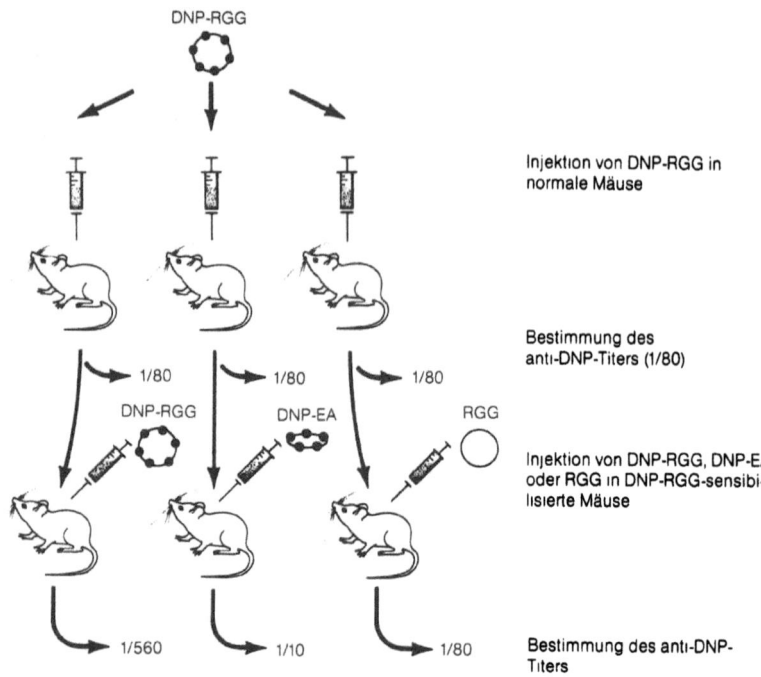

Abb. 7.2. Der Carrier-Effekt. (Nach Ovary und Benacerraf (1963). *Proc. Soc. Biol. Med.* 114, 72)

Rinder-Gamma-Globulin (RGG) ein Carrier, der zur anti-RGG-Antikörperbildung führt. In dem in Abbildung 7.2 dargestellten Experiment wurde DNP mit RGG konjugiert und Mäusen injiziert. Nach entsprechender Zeit wurde das Serum der Versuchstiere auf anti-DNP-Antikörper getestet. Dann wurden die Tiere ein zweites Mal immunisiert, eine Gruppe mit DNP-RGG (dem homologen Hapten-Carrier-Protein), eine zweite mit einem Konjugat von DNP mit Eialbumin (DNP-EA) (dasselbe Hapten auf einem heterologen Carrier-Protein), und eine dritte Gruppe nur mit RGG (dem homologen Carrier ohne Hapten). Zu einer starken Sekundärreaktion auf DNP kam es nur bei den Tieren, die zum zweiten Mal mit DNP-RGG immunisiert wurden. Obwohl alle Tiere eine vorangehende Injektion von DNP bekommen hatten (mit DNP sensibilisiert waren), kam es bei der zweiten Auseinandersetzung mit DNP nur zu einer Sekundärreaktion, wenn das DNP mit demselben Carrier wie bei der ersten Injektion konjugiert war.

Folglich kann ein Tier, das zweimal mit demselben Hapten geimpft wird, nur dann eine Sekundärreaktion, das heißt eine gesteigerte Antikörperproduktion, hervorbringen, wenn das Hapten jeweils mit demselben Carrier verbunden ist. Dieses Phänomen wird als *Carriereffekt* bezeichnet. Er kommt dadurch zustande, daß B-Zellen und T-Zellen mit verschiedenen Antigen-Determinanten auf einem Molekül reagieren. Diese Entdeckung, daß T- und B-Zellen mit verschiedenen Determinanten reagieren, bedeutete einen entscheidenden Fortschritt in der modernen Immunbiologie.

Adoptiver Transfer des Carrier-Effektes. Die Zellpopulation, die für den Carrier-Effekt verantwortlich ist, wurde von Mitchison und seinen Mitarbeitern in London untersucht. Sie benutzten adoptive Transfer-Experimente ähnlich denen, die wir bei den Rekonstitutionsexperimenten in Kapitel 3 beschrieben haben. Sie injizierten in diesen Experimenten (Abb. 7.3) letal bestrahlten Mäusen Milzzellen syngener Mäuse. Die Spender der Milzzellen wurden mit einem von zwei Hapten-Carrier-Komplexen immunisiert, die mit Hapten-Carrier-I (HC-I) und Hapten-Carrier-II (HC-II) bezeichnet sind. Nicht-immunisierte Spendermäuse dienten als Kontrolltiere. Nach der Übertragung der Milzzellen erhielten die Empfängermäuse dann eine Injektion von HC-I. Nur das Tier, das die Milzzellen des mit HC-I sensibilisierten Tieres erhalten hatte, zeigte eine gesteigerte Antikörperbildung gegen das Hapten. Der Carrier-Effekt kann also adoptiv transferiert werden, indem die Milzzellen auf das bestrahlte Tier übertragen werden.

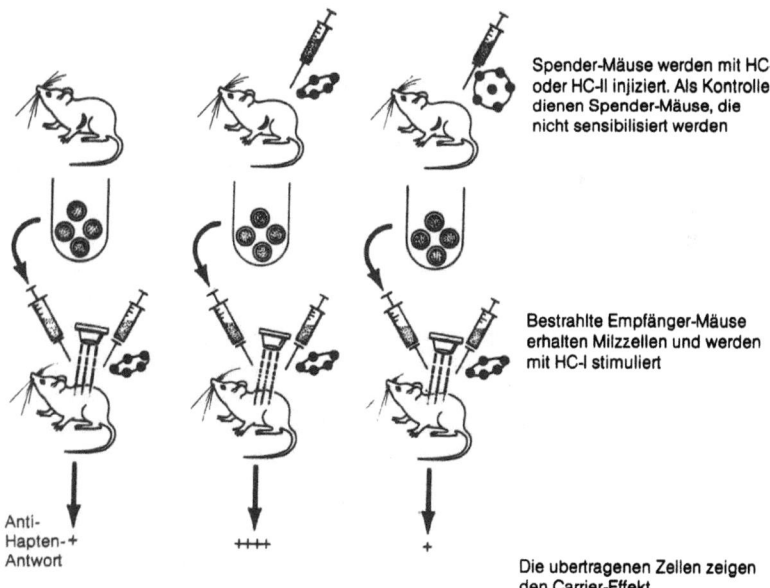

Abb. 7.3. Adoptiver Transfer des Carrier-Effektes

Die Überwindung des Carriereffektes. Mit dem Experiment in Abbildung 3 wurde nachgewiesen, daß der Carriereffekt adoptiv mit Milzzellen transferiert werden kann. Erhalten die Empfängertiere in dem adoptiven Transfer-Experiment neben den gegen Hapten-Carrier-I (HC-I) sensibilisierten Milzzellen zusätzlich Milzzellen, die nur gegen den heterologen Carrier (C-II) sensibilisiert waren, so kann man eine Sekundärreaktion auf HC-II beobachten. Durch dieses Vorgehen wird der Carrier-Effekt überwunden.

In Teil A des Experimentes in Abbildung 7.4 wird der adoptive Transfer des Carrier-Effektes wiederholt. In Teil B ist eine Spendergruppe mit HC-I sensibilisiert, und die andere nur mit dem heterologen Carrier C-II. Die bestrahlten Empfängertiere erhalten sensibilisierte Zellen von jeder Spendergruppe und werden dann mit Hapten stimuliert, das an den heterologen Carrier (HC-II) gebunden ist. Die Empfängertiere bilden daraufhin quantitativ genausoviel anti-Hapten-Antikörper wie Mäuse, denen zweimal derselbe Hapten-Carrier-Komplex injiziert wird (siehe Abb. 7.2).

Die C-II-sensibilisierten Milzzellen bilden selbst keine zusätzlichen anti-Hapten-Antikörper, denn sie hatten vorher keinen Kontakt mit dem Hapten. Sie bewirken aber bei den Hapten-Antikörper produzierenden Zellen eine Steigerung der Antikörperbildung. Es kommt in diesem Experiment also zu einer Kooperation zwischen Hapten-sensibilisierten und Carrier-sensibilisierten Zellpopulationen. Die Zellen, die gegen Hapten sensibilisiert sind, (genauer: gegen Hapten konjugiert mit einem bestimmten Carrier, HC-I) interagieren mit Zellen, die gegen einen anderen Carrier sensibilisiert sind (C-II), und es kommt zu einer Sekundärreaktion gegen das Hapten. Der Carriereffekt wird sozusagen durch Immunisierung mit Carrier allein überwunden.

Hapten-reaktive und Carrier-reaktive Lymphozyten

Anti-Thy1-Behandlung von sensibilisierten Zellen. Ein Experiment von Martin Raff in London 1970 bedeutete eine Wende in der zellulären Immunologie. Raff charakterisierte die an der Hapten-Carrier-Reaktion beteiligten Zellen und ebnete den Weg für unser heutiges Verständnis der B-T-Zell-Kooperation. Das Experiment besticht durch seine Einfachheit. Es entspricht im Prinzip dem Carrier-Sensibilisierung-Experiment der Abbildung 7.4. Zusätzlich werden die sensibilisierten Zellen aber mit anti-Thy1-Antiserum oder normalen Serum behandelt, bevor sie dem bestrahlten Empfängertier übertragen werden. Durch die Behandlung mit anti-Thy1-Antiserum und Komplement werden die T-Zellen lysiert, und man kann bestimmen, ob die T-Zellen mit Hapten oder mit Carrier reagieren.

Das Experiment und die Ergebnisse sind in Abbildung 7.5 zu sehen. In Teil A wird eine Gruppe von Mäusen mit HC-I und eine andere mit HC-II

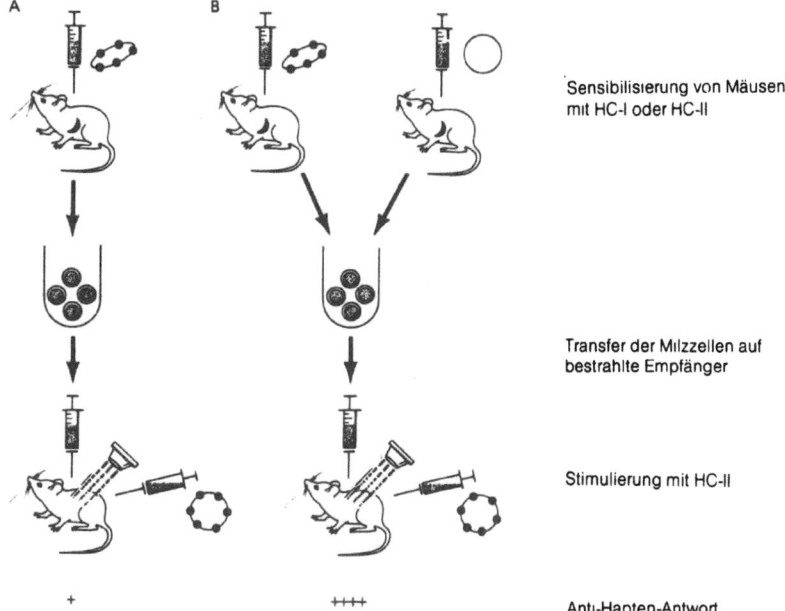

Abb. 7.4a, b. Durch Carrier-Sensibilisierung kann man den Carrier-Effekt bei einem adoptiven Transfer durchbrechen

immunisiert. Nach etwa einer Woche wird der adoptive Transfer durchgeführt. Vor dem Transfer werden die Carrier-sensibilisierten Zellen mit anti-Thy1-Antiserum und Komplement und die Hapten-sensibilisierten Milzzellen mit normalem Serum und Komplement behandelt. Dadurch werden in der Carrier-sensibilisierten Zellpopulation alle T-Zellen lysiert, während die Hapten-sensibilisierte Population intakt bleibt. Anschließend werden die Zellpopulationen vermischt und dem bestrahlten Empfängertier injiziert. Das Empfängertier wird dann mit HC-II, also Carrier-II-konjugiertem Hapten stimuliert. In diesem Fall kommt es zu einer schwachen anti-Hapten-Reaktion. Folglich wurde die Fähigkeit der C-II-sensibilisierten Zellen, den Carrier-Effekt zu überwinden, durch die anti-Thy-Behandlung aufgehoben. Es müssen also die T-Zellen sein, die mit dem Carrier reagieren. In Teil B des Experiments werden umgekehrt die Hapten-sensibilisierten Milzzellen mit anti-Thy1-Antiserum und Komplement behandelt, die Carrier-sensibilisierten Zellen nur mit normalem Serum und Komplement. In diesem Fall wurde der Carrier-Effekt überwunden, die Lyse der T-Zellen hatte folglich keinen Einfluß auf die Hapten-sensibilisierte Zellpopulation. Dies ist nicht überraschend, da bekanntlich die Antikörper von B-Zellen

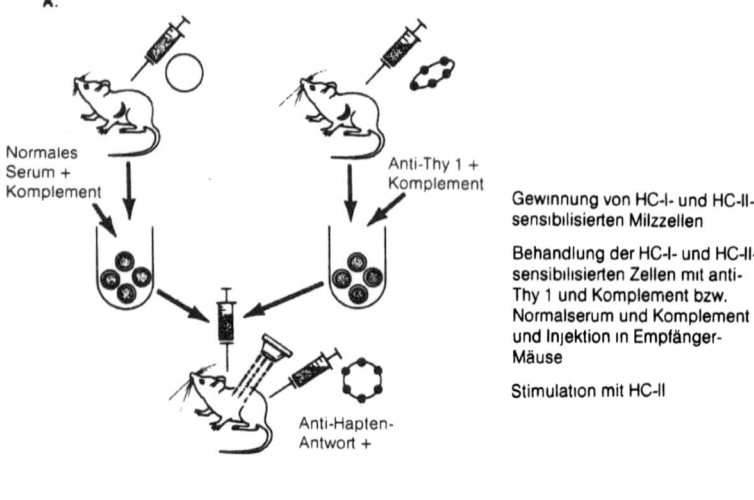

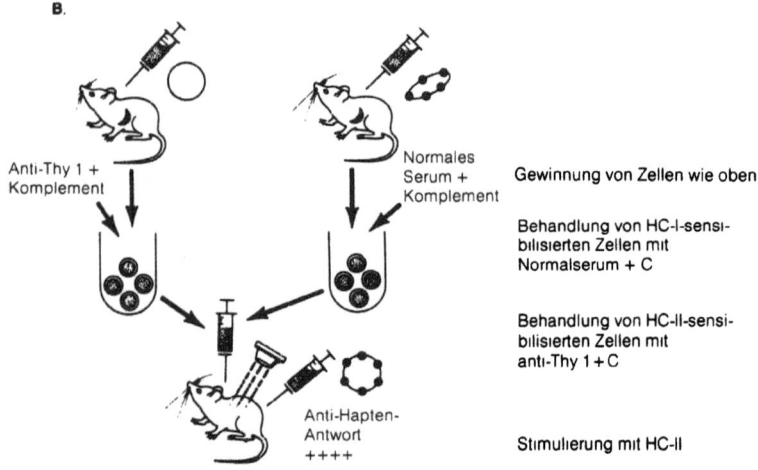

Abb. 7.5 a, b. Experimenteller Nachweis, daß die Carrier-sensibilisierten Zellen T-Zellen sind. (Nach Raff (1970) *Nature* 226, 1257)

gebildet werden. Die wesentliche Aussage von Teil A des Experiments ist, daß die Helfer-T-Zellen mit dem Carrier reagieren. Teil B des Experiments bestätigt diese Aussage, da Lyse der T-Zellen nach Sensibilisierung der Zellpopulation mit HC-I keinen Einfluß mehr auf die mit T-Zell-Hilfe sensibilisierten B-Zellen hat.

Die Struktur der Antigene

Carrier- und Hapten-Determinanten auf Antigenen. Die meisten Antigene sind Thymus-abhängig, das heißt, sie benötigen T-Zell-Hilfe, um B-Zellen zur Antikörperbildung stimulieren zu können. Die meisten Antigene müssen also zugleich Hapten- und Carrier-Determinanten besitzen. Bisher wurde der Begriff *Antigen* benutzt, als handle es sich um eine homogene Substanz. Tatsächlich haben die meisten, die löslichen wie die partikulären Antigene viele *antigene Determinanten*. Um zwischen ganzen Molekülen und einzelnen Determinanten zu unterscheiden, bezeichnet man das ganze Molekül als *Immunogen*.

Es ist in der Immunologie aber üblich, das ganze Molekül als Antigen und die separaten Antigenstrukturen als *Determinanten* zu bezeichnen. Ein anderer Begriff für die antigenen Determinanten, der immer häufiger gebraucht wird, ist Epitop. Unter Epitopendichte versteht man die Anzahl von Antigendeterminanten auf einem immunogenen Molekül (siehe Kapitel 20).

Wir gehen davon aus, daß eine Determinante in einem Fall als Hapten, in einem anderen Fall als Carrier erkannt werden kann (obwohl diese Frage noch nicht endgültig entschieden ist). Stellt man sich ein komplexes Molekül mit mindestens zwei antigenen Determinanten P und Q vor, und reagiert eine T-Zelle mit der Determinanten P und eine B-Zelle mit der Determinanten Q, dann kommt es zur Bildung eines anti-Q-Antikörpers. Q verhält sich in diesem Falle als Hapten, und da die T-Zelle mit P reagiert, muß diese Determinante als Carrier fungieren. Reagiert die B-Zelle jedoch mit der Determinanten P und die T-Zelle mit Q, so werden anti-P-Antikörper gebildet, und in diesem Fall ist Q die Carrier-Determinante. Aus dieser Hypothese folgt, daß T-Zellen und B-Zellen eine identische Ausstattung mit Oberflächen-Rezeptoren für Hapten und Carrier haben. Die Strukturen der Antigenrezeptoren auf B-Zellen und T-Zellen werden in Kapitel 13 beschrieben.

Thymus-unabhängige Antigene

Die meisten Antigene benötigen T-Zell-Hilfe, um zur Antikörperbildung zu führen. Einige Antigene rufen jedoch Antikörperbildung auch beim Fehlen von T-Zellen hervor; sie werden deshalb als *Thymus-unabhängige Antigene* bezeichnet. Es gibt mehrere Theorien darüber, wie diese Thymusunabhängigkeit zustande kommt. Die meisten beruhen auf Theorien von B- und T-Zell-Interaktionen, die erst in Kapitel 12 behandelt werden. An dieser Stelle wollen wir aber zumindest eine Theorie der Thymusunabhängigkeit vorstellen: fast alle Thymus-unabhängigen Antigene sind aus *sich wiederho-*

lenden Untereinheiten derselben Antigen-Determinante zusammengesetzt. Am bekanntesten sind polymerisiertes Flagellin (ein Protein aus sich wiederholenden Untereinheiten) oder verschiedene Polysaccharide (die sich wiederholende Einheiten von Zuckern darstellen). Die Vertreter dieser Theorie argumentieren, daß das Signal, das die T-Zellen bei der Thymus-abhängigen Reaktion den B-Zellen geben, die räumliche Neuordnung von Rezeptoren auf der Oberfläche der B-Zelle beinhaltet. In Fällen, in denen alle Antigen-Determinanten gleich sind und in regelmäßiger Reihenfolge auf dem Antigen erscheinen, bringt diese Anordnung allein den B-Zell-Rezeptor in die geeignete Position für die Antigentriggerung. Helfer- und Carrier-Determinanten sind in diesem Falle identische Moleküle und nehmen aufgrund ihrer räumlichen Anordnung eine spezifische Funktion an.

Zusammenfassung

1. Ursprünglich wurden Haptene als kleine Moleküle definiert, die allein keine Antikörperbildung induzieren, dazu jedoch fähig sind, wenn sie an ein großes immunisierendes Molekül, den sogenannten Carrier, gebunden werden. Haptene können mit dem anti-Hapten-Antikörper reagieren, der durch ein Hapten-Carrier-Konjugat hervorgerufen wird.
2. Unter Carriereffekt versteht man das Phänomen, daß das Hapten bei der primären und sekundären Injektion an denselben Carrier gekoppelt sein muß, um eine Sekundärantwort hervorzurufen. Wird das Hapten bei der Zweitinjektion mit einem anderen Carrier konjugiert, so kommt es nicht zu einer sekundären anti-Hapten-Reaktion. Der Carriereffekt kann adoptiv transferiert werden.
3. Immunisierung mit dem heterologen Carrier überwindet den Carriereffekt.
4. Wenn Carrier-sensibilisierte Zellen mit anti-Thy1-Antiserum und Komplement behandelt werden, bevor sie zusammen mit Hapten und heterologen Carrier-sensibilisierten Zellen adoptiv transferiert werden, wird der Carrier-Effekt nicht überwunden. Das zeigt, daß T-Zellen mit dem Carrier reagieren.
5. Man stellt sich vor, daß Antigene zwei Determinanten haben. Die Hapten-Determinanten reagieren mit den B-Zellen, die Carrier-Determinanten mit den T-Zellen.

Literatur

Mitchison, N. A. (1971). The carrier effect in the secondary response to hapten-protein conjugates. I. Measurement of the effect with transferred cells and objections to the local environment hypothesis, *Eur. J. Immunol.* 1, 10

- (1971). The carrier effect in the secondary response to hapten-protein conjugates. II. Cellular cooperation, *Eur. J. Immunol.* 1, 18. (Aufklärung des Carrier-Effektes)
- Rajewsky, K., and Taylor, R. B. (1970). In J. Sterzl and I. Riha (ed.), *Developmental aspects of antibody formation and structure*, Prague, Academia Publishing House of Czechoslovak Academy of Sciences, 547. (Die Bedeutung des Carrier-Effekts bei der Zellkooperation)

Raff, M. C. (1970). Role of thymus-derived lymphocytes in the secondary humoral immune response in mice, *Nature 226*, 1257. (Nachweis, daß T-Zellen mit Carrier reagieren)

8. Effektor- und Helferzellen bei zellvermittelten Antworten: K/D- und I-Antigene

Übersicht

Die Antigenmoleküle, die Antikörperbildung hervorrufen, enthalten zwei verschiedene Determinanten. Die Helferzellen reagieren mit den Carrierdeterminanten, die Effektorzellen mit den Haptendeterminanten. Eine ähnliche Dichotomie der Antigenfunktion gibt es auch bei zellvermittelten Reaktionen. Die Antigene, die in zellvermittelten Reaktionen wirksam werden, befinden sich auf Zelloberflächen. Am wichtigsten sind die Antigene des *H-2*-Komplexes. In der *K*- und *D*-Region des *H-2*-Komplexes kodierte Antigene fungieren als Effektordeterminanten in zytotoxischen Reaktionen. Die Helferdeterminanten werden in der *I*-Region des *H-2*-Komplexes kodiert. Sie stimulieren gemischte Lymphozytenreaktionen (MLR). Die Zellen, die in der MLR reagieren und die Helferzellen bei zytotoxischen Reaktionen (CTL) reagieren beide auf dieselben Oberflächenantigene. Die reagierenden Lymphozyten bei der MLR und die Helferzellen bei der CTL sind wahrscheinlich identisch.

Subpopulationen von T-Zellen

Helfer- und Effektor-T-Zellen. Bei der Entwicklung von zytotoxischen Lymphozyten in der CTL gibt es eine T-T-Zell-Kooperation. Wie in Kapitel 4 beschrieben, konnte man mit anti-Ly-Antiserum nachweisen, daß bei einer CTL weder die $Ly1^+$ noch die $Ly2^+, 3^+$-T-Zellen allein fähig sind, genügend Effektorzellen hervorzubringen. Nur eine Kombination von $Ly1^+$ und $Ly2^+, 3^+$ Populationen führt zu einer gleich starken CTL-Aktivität wie unbehandelte Zellen. Mit dem in Kapitel 4 beschriebenen Experiment konnte man nachweisen, daß bei der CTL sowohl die Helfer- als auch die Effektorzellen T-Zellen sind. Um aber zu bestimmen, welche T-Zell-Subpopulation die Helfer- und welche die Effektorzellen bei der CTL stellt, wurde das folgende Experiment durchgeführt (Abb. 8.1): Zunächst wurden CTL-Effektorzellen erzeugt, indem C57BL/6 Lymphknoten (LN = lymph node) T-Zellen mit Mitomycin-behandelten oder bestrahlten BALB/c-Zellen sti-

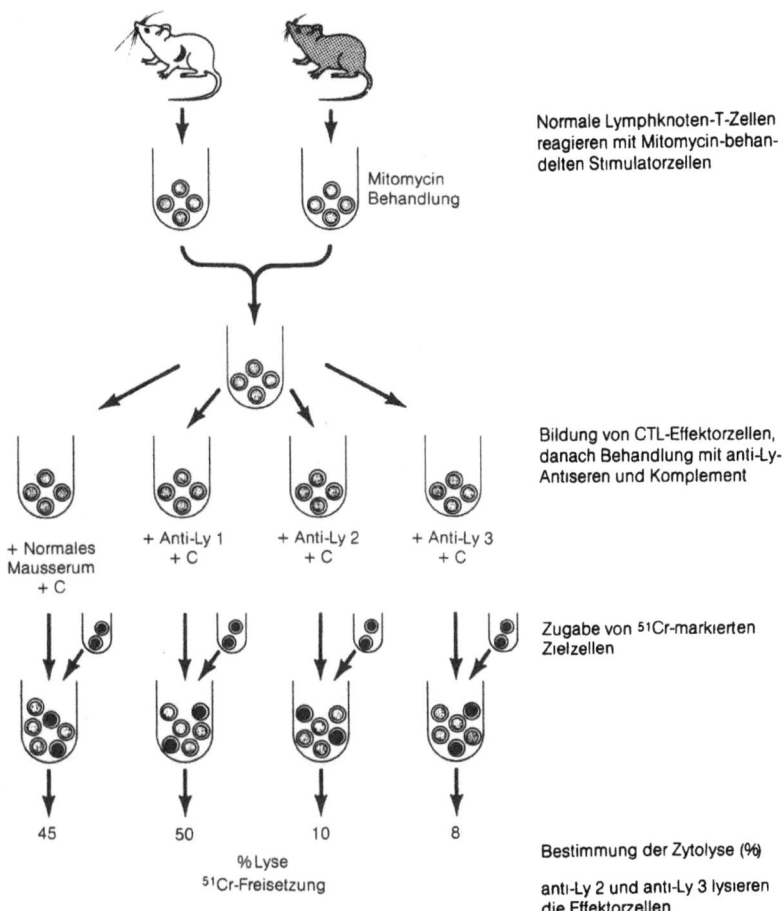

Abb. 8.1. Bestimmung des Ly-Marker-Profils der CTL-Effektorzellen. (Nach Cantor und Boyse (1975). *J. Exp. Med.* 141, 1376)

muliert wurden. Die C57BL/6-Zellen sind vom H-2^b Typ und reagieren auf Alloantigene auf den BALB/C-Zellen, die vom H-2^d Typ sind. Dadurch entstehen cytotoxische Effektorzellen. Diese CTL-Effektorzellen werden vor Zugabe der markierten Zielzellen mit Normalserum, anti-Ly1-Antiserum, anti-Ly-2-Antiserum oder anti-Ly3-Antiserum und Komplement behandelt. Durch die Behandlung mit dem entsprechenden Antiserum wird jeweils eine bestimmte T-Zell-Subpopulation entfernt, und aus der Stärke der CTL-Reaktion nach der Behandlung der Effektorzellen mit einem bestimmten Antiserum kann man auf die Oberflächenantigene der CTL-Effektorzellen schließen.

Die Ergebnisse des Experimentes zeigen, daß es nach Behandlung mit anti-Ly2 oder anti-Ly3 zu einer stark verminderten CTL-Reaktion kommt, während Behandlung mit anti-Ly1 ohne Einfluß auf die CTL bleibt. Aus diesem Experiment folgt, daß die Effektorzelle in der CTL Ly2 und Ly3 auf ihrer Oberfläche hat.

Wir haben in Kapitel 4 gezeigt, daß $Ly1^+$- und $Ly2^+, 3^+$-T-Zellen kooperieren müssen, um eine CTL-Effektorzelle hervorzubringen. Während jedoch in dem in Abbildung 7.1 dargestellten Experiment die *Effektorzellen* (die nach Stimulation mit allogenen Zellen entstehen) mit Antiserum behandelt werden, wurden in dem in Kapitel 4 besprochenen Experiment die *Vorläuferzellen* vor dem Kontakt mit den Alloantigenen auf den stimulierenden Zellen mit Antiserum behandelt. In dem Experiment in Kapitel 4 wurde also zunächst gezeigt, daß bei einer CTL sowohl die $Ly1^+$ als auch die $Ly2^+, 3^+$-Zellen teilnehmen. Aus dem Experiment in Abbildung 1 folgt, daß die Effektorzellen der CTL $Ly2^+, 3^+$ sind. Es liegt daher nahe, daß die $Ly1^+$-Zelle bei der CTL als Helferzelle reagiert und die $Ly2^+, 3^+$-Zelle die Vorläuferzelle der CTL ist. Nach Interaktion mit Antigen differenziert die $Ly2^+, 3^+$-Zelle von der Vorläuferzelle zum cytotoxischen Effektorlymphozyten (wobei $Ly2^+, 3^+$ weiterhin exponiert werden).

Vergleich der CTL-Helferzelle mit der MLR-reaktiven Zelle. Aus dem Experiment in Abbildung 7.1 schließt man, daß die $Ly1^+$-Zellen die Helferzellen bei CTL-Reaktionen sind. Die $Ly1^+$ sind aber auch die Zellen, die in der MLR reagieren. Wie in Kapitel 4 ausführlich beschrieben, mißt man die MLR durch die Stärke der Proliferation, zu der es in einer Zellpopulation als Reaktion auf ein Antigen kommt. In Abbildung 8.2 ist ein Experiment dargestellt, mit dem man den Einfluß von anti-Ly Antiseren auf die MLR untersuchen kann. Man führt eine MLR mit den Zellen von zwei Mäusestämmen durch, die in der *K*- und *D*-Region ihres *H-2*-Komplexes identische Allele besitzen, die sich jedoch in ihren *I*-Region-Allelen unterscheiden. Die reagierende Zellpopulation wird vor der Zugabe der Stimulatorzellen mit Normalserum, anti-Ly1, anti-Ly2 oder anti-Ly3 und Komplement behandelt. Nach einigen Tagen in der Kultur mit Stimulatorzellen wird jeweils die Proliferation durch den Einbau von Tritiumthymidin gemessen. Abbildung 8.2 zeigt, daß die Behandlung mit anti-Ly1 die Entstehung einer MLR verhindert, Behandlung mit anti-Ly2 oder anti-Ly3 jedoch ohne Wirkung bleibt. Daraus folgt, daß die Zellen, die bei einer MLR gegen Antigendeterminanten der *I*-Region reagieren, Ly1 auf ihrer Oberfläche tragen. Die $Ly1^+$-T-Zellen sind also die MLR-reaktiven Zellen und die Helferzellen bei der CTL. Die $Ly2^+, 3^+$-T-Zellen sind die Effektorzellen in der CTL.

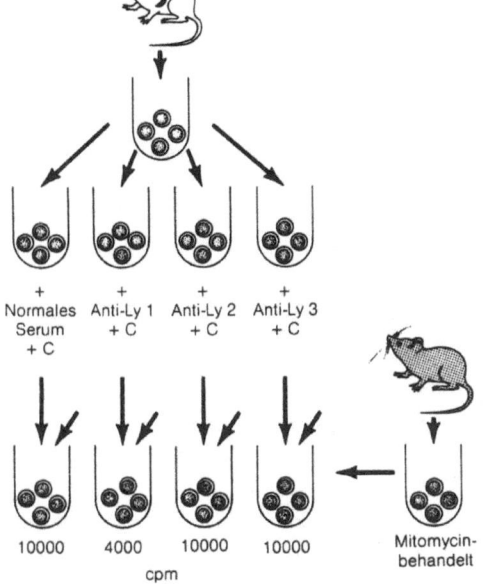

Abb. 8.2. Bestimmung des Ly-Profils der MLR-Vorläuferzellen. (Nach Cantor und Boyse (1975). *J. Exp. Med.* 141, 1376)

Tabelle 8.1. Unterschiede in verschiedenen H-2-Regionen: Bedeutung für die Entstehung einer MLR

Unterschied zwischen Stimulator- und Responderzellen	Stimulationsindex
K	1,5
I	6,0
S	2,0
D	2,8

Nach Bach et al. (1972). *J. Exp. Med.* 136, 1430

Effektorzellen bei der Überempfindlichkeitsreaktion vom verzögerten Typ (DTH). Aus der Erkenntnis, daß bei der CTL die Helferzellen Ly1$^+$ und die Effektorzellen Ly2$^+$, 3$^+$ sind, und bei der Antikörperbildung die Helferzellen ebenfalls Ly1$^+$ sind, glaubte man, die generelle Regel ableiten zu können, daß Helferzellen Ly1$^+$ und Effektorzellen Ly2$^+$, 3$^+$ sind. Es stellte sich jedoch bald heraus, daß die Effektorzelle bei der DTH Ly1$^+$ ist. Die Überempfindlichkeit vom verzögerten Typ (DTH) wird durch die Reaktion von T-Zellen auf ein Antigen hervorgerufen (Kapitel 4). Man mißt die Stärke der DTH, indem man ein Antigen in die Haut eines sensibilisierten Tieres injiziert und die Größe der Schwellung an der Injektionsstelle nach 48 Stunden bestimmt. Man kann die DTH auch mit einem adoptiven Transfersystem nachweisen. Mäuse werden gegen ein Antigen sensibilisiert, und ihre T-Zellen werden bestrahlten Empfängertieren injiziert. Danach stimuliert man die Empfängertiere mit Antigen und bestimmt die Größe der Schwellung an der Injektionsstelle. Behandelt man die T-Zellen des Spendertieres vor dem Transfer mit anti-Ly1, anti-Ly2,3 oder mit normalem Serum, so kann man wiederum den Phänotyp der Effektorzelle bei der DTH bestimmen. Auf diese Weise wurde nachgewiesen, daß die DTH-Effektorzelle Ly1$^+$ ist. Die Ly1$^+$-Zelle ist also Effektorzelle bei der DTH; bei der CTL und Antikörperbildung ist die Ly1$^+$-Zelle jedoch Helferzelle.

Einfluß von H-2 auf MLR und CTL. Fritz Bach und seine Mitarbeiter in Madison (Wisconsin) untersuchten in einer großen Serie von Experimenten, in welchen Loci des *H-2*-Komplexes die Antigene kodiert werden, die eine CTL oder MLR induzieren. Für ihre Experimente benutzten sie geeignete H-2-kongene und -rekombinante Mäusestämme, die sich nur in bestimmten Regionen des *H-2*-Komplexes unterschieden. Nimmt man z.B. die Zellen eines Stammes vom *bbbb*-Typ, so lassen sich diese mit (mit Mitomycin C behandelten) Zellen des Stammes *bbbk* stimulieren. Beide Stämme unterscheiden sich in diesem Fall nur in der *D*-Region des *H-2*-Komplexes. Ähnliche Kombinationen kann man für die *K*-Region und für die *I*-Region zusammenstellen. Die Ergebnisse einer MLR werden üblicherweise mit dem Stimulationsindex (SI) angegeben, der folgendermaßen berechnet wird:

$$\frac{\text{cpm Experiment}}{\text{cpm Kontrolle}}.$$

Ist der radioaktive Einbau im Versuchsansatz so groß wie im Kontrollansatz, beträgt der SI 1,0; ist er im Versuchsansatz 6mal so hoch wie in der Kontrolle, beträgt der SI 6,0 usw. Aus einer langen Reihe von Experimenten mit verschiedenen Kombinationen erhielten Bach und seine Mitarbeiter ein Muster, das in Tabelle 8.1 zusammengefaßt ist. Die stärkste Stimulation in der MLR wird danach durch Unterschiede in der *I*-Region von *H-2*-Komplexen hervorgerufen. In ähnlicher Weise wurden Unterschiede nur einer *H-2*-Region auf die CTL untersucht. Es ergab sich, daß bei der CTL Unterschiede in der *I*-Region nur eine geringe Reaktion verursachen, daß aber Unterschiede in der *K*- und der *D*-Region zu starken Stimulationen führen. Die stärksten CTL-Reaktionen beobachtet man jedoch dann, wenn Unterschiede sowohl in der K- oder D-Region *und* in der I-Region vorliegen. Diese Ergebnisse sind in Tabelle 8.2 zusammengefaßt.

Das „Drei-Zellen"-Experiment. Alle diese Ergebnisse deuten darauf hin, daß die Helfer-Determinanten in der I-Region kodiert sind und von MLR reaktiven T-Zellen erkannt werden. Die Effektor-Determinanten sind in der K- und D- (K/D) Region kodiert und werden von zytotoxischen T-Zellen er-

Tabelle 8.2. Unterschiede in verschiednenen H-2-Regionen: Bedeutung für die Entstehung einer CTL

Unterschied zwischen Stimulator- und Responderzellen	CTL
K	stark
I	schwach
S	schwach
D	stark
K oder D plus I	sehr stark

kannt. Dies kann man dadurch nachweisen, daß man denselben Responderzellen einmal Stimulatorzellen hinzufügt, die sich von ihnen nur für K/D-Allele unterscheiden und dann solche Stimulatorzellen, die sich von den Responderzellen nur für I-Allele unterscheiden. Ein solches Experiment wird als „Drei-Zellen"-Experiment bezeichnet. In dem Drei-Zellen-Experiment in Abbildung 8.3 sind die Responderzellen mit A und die Mitomycin-C-behandelten Stimulationszellen mit B und C bezeichnet. A und B unterscheiden sich nur für ihre I-Allele. Ihre Kombination ergibt eine gute MLR, aber keine CTL. A und C unterscheiden sich für ihre K/D-Allele, und ihre Kombination zeigt eine mäßige CTL, aber eine schwache MLR. Die Kombination von A plus B plus C ergibt eine gute MLR und eine sehr gute CTL. Da aus den vorher beschriebenen Experimenten die Ly-Phänotypen der MLR-reaktiven Zelle sowie der Helfer- und Effektorzellen in der CTL bekannt sind, kann man die Ergebnisse des Experimentes in Abbildung 8.3 so interpretieren, daß bestimmte T-Zell-Subpopulationen durch Antigene, die in bestimmten Regionen des H-2-Komplexes kodiert werden, stärker stimuliert werden als andere T-Zell-Subpopulationen. Antigene der K/D-Region werden von $Ly2^+, 3^+$-Vorläufern und Effektorzellen erkannt und Antigene der I-Region werden von $Ly1^+$ Helferzellen erkannt. Für die Entstehung von cytotoxischen Zellen, die evtl. gegen Tumoren oder Transplantate reagieren, werden beide Zellen für eine optimale Reaktion benötigt. Dies ist in Abbildung 8.4 schematisch dargestellt.

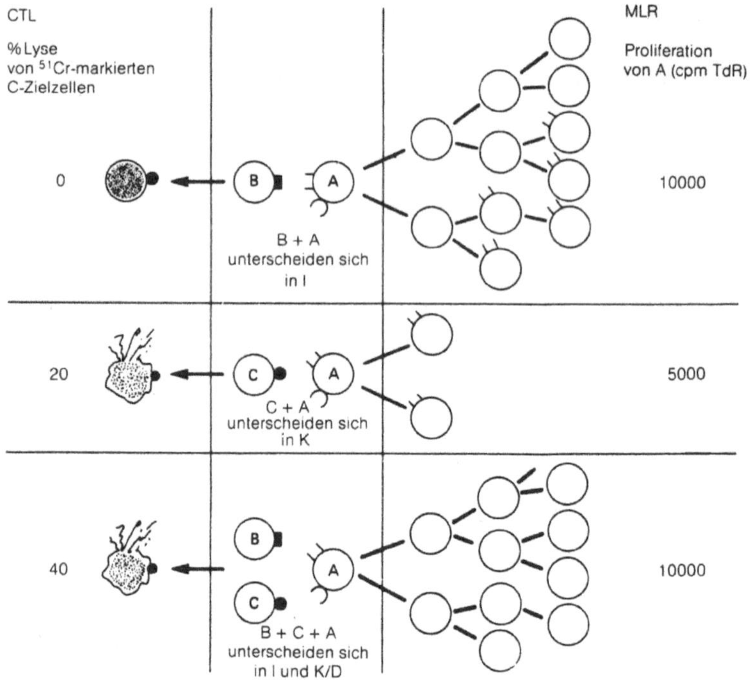

Abb. 8.3. Ein Drei-Zellen-Experiment weist nach, daß Zellen mit Antigen B und Antigen C bei der Entstehung einer CTL und MLR zusammenarbeiten. (Nach Schendel und Bach, aus Bach et al. (1976) *Nature* 259, 273)

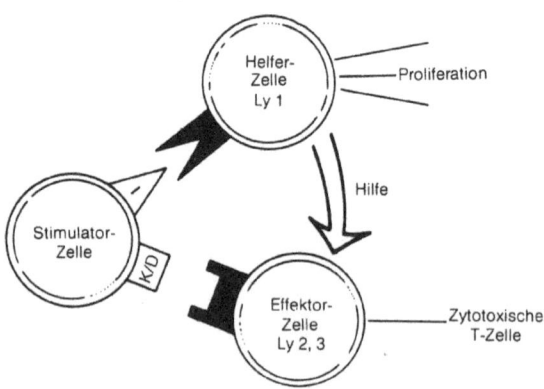

Abb. 8.4. Ein Modell der Stimulierung von Effektor- und Helferzellen durch I- und K/D-Antigene. (Nach Bach et al. (1976). *Nature* 259, 274)

Die Analogie zwischen Helfer- und Effektorzellen bei zellvermittelten Reaktionen und Helfer- und Effektorzellen bei der Antikörperbildung springt ins Auge. In beiden Fällen kommt es zu einer Wechselwirkung zwischen zwei Lymphozyten-Subpopulationen mit zwei Determinanten auf dem Antigen. In jedem Fall ist eine effiziente Bildung von Effektorzellen nur durch diese Interaktionen möglich.

Zusammenfassung

1. Bei zellvermittelten Reaktionen gibt es Helfer- und Effektorpopulationen. Die Effektorzelle in der CTL ist eine $Ly2^+, 3^+$-T-Zelle, die Helferzelle ist eine $Ly1^+$-T-Zelle. Die Effektorzelle in der Überempfindlichkeitsreaktion vom verzögerten Typ ist ebenfalls eine $Ly1^+$-T-Zelle.
2. Die Zelle, die in der MLR reagiert, ist eine $Ly1^+$-Zelle.
3. CTL-Effektorzellen reagieren vorzugsweise mit K- und D-Antigene (K/D) auf Stimulatorzellen, während MLR-Zellen bevorzugt mit Antigene der *I*-Region reagieren.
4. Ebenso wie bei der Antikörperbildung findet man also auch bei der zellvermittelten Immunantwort eine Dichotomie der Antigenreaktion durch Effektor- und Helferzellen.

Literatur

Bach, F. H., Bach M. I., and Sondel P. M. (1976) Differential function of the major histocompatibility complex antigens in T-lymphocyte activation, *Nature 259*, 237 (Eine klare Darstellung der Zell-Kooperation und der Bedeutung von LD und SD-Antigenen)

Cantor, H., and Boyse, E. A. (1976) Regulation of cellular and humoral immune responses by T-cell subclasses. *Cold Spring Harbor Symp. Quant. Biol.* 41, 23 (Übersichtsarbeit über T-Zell-Subpopulationen mit verschiedenen Ly-Antigenen)

Huber, B., Devinsky O., Gershon, R. K., and Cantor, H.: Cell-mediated immunity: Delayed-type hypersensivity and cytotoxic responses are mediated by different T-cell subclasses. *J. Exp. Med.* 143, 1534, (1976)

Vadas, M. A., Miller, J. F. A. P., McKenzie, I. F. C., Chism, S. E., Shen, F. W., Boyse, E. A., Gamble, J. R., and Whitelaw, A. M. (1976): Ly and Ia antigen phenotypes of T-cells involved in delayed-type hypersensitivity and in suppression. *J. Exp. Med.* 144, 10. (Zwei Arbeiten zur Differenzierung von T-Zell-Subpopulationen durch Oberflächenantigene)

II. Mechanismen der zellulären Kooperation bei der Immunantwort

In Abschnitt I haben wir die Wechselwirkungen zwischen Lymphozytenpopulationen und Subpopulationen bei der Antikörperbildung und der zellvermittelten Immunantwort beschrieben. In Abschnitt II sollen nun die Mechanismen, die diesen Wechselwirkungen zwischen Lymphozytenpopulationen zugrunde liegen, genauer besprochen werden.

In den letzten Jahren wurde ein wesentliches Paradigma der Immunologie widerlegt. Seit Ehrlich, das heißt seit Beginn dieses Jahrhunderts, war man davon ausgegangen, daß das Immunsystem „Selbst" von „Nicht-Selbst" unterscheiden kann und nur auf „Nicht-Selbst", das heißt fremde Strukturen reagiert. Im folgenden werden wir diese einleuchtende Vorstellung widerlegen und zeigen, daß das Immunsystem ein Antigen gleichzeitig mit „Selbst" erkennen muß, um auf Fremdantigen zu reagieren. Das Erkennen von „Selbst", d.h. Autoreaktivität, ist Voraussetzung für eine Reaktion mit Fremdantigenen.

Die Rolle des Makrophagen bei Immunreaktionen ist von essentieller Bedeutung. Der Makrophage hat keine Antigenspezifität. Er präsentiert den T-Zellen das Antigen und zugleich das Selbst-Antigen, auf das die T-Zelle reagiert. Die T-Zelle hat also nicht nur Rezeptoren für Fremdantigene, sondern auch für Selbst-Antigene. Die Ausprägung der Selbst-Antigene wird von Genen des *MHC* kontrolliert. Von den Experimenten, die im folgenden Abschnitt beschrieben werden, dürfte am meisten das Ergebnis überraschen, daß ein F_1-Tier zwei Gruppen von T-Zellen besitzt, von denen je eine mit einem elterlichen *MHC*-Haplotyp reagiert. Sowohl bei der Antikörperbildung als auch bei zellvermittelter Immunantwort gibt es eine *MHC*-Restriktion. Bei beiden Arten der Immunantwort sind Reaktionen gegen Selbst-Antigene notwendig, um Reaktionen gegen Fremdantigene hervorzubringen. Ob es ebenso wie bei der Makrophagen-T-Zell-Interaktion auch bei der Kooperation von B-Zellen und T-Zellen eine *MHC*-Einschränkung gibt, ist unklar. Die Reaktion gegen Selbst-Antigene setzt voraus, daß es Rezeptoren für Selbst-Antigene gibt. Inzwischen kennt man auch die Struktur des T-Zell-Rezeptors, der jahrelang große Kontroversen hervorgerufen hatte. Sowohl B-Zellen als auch T-Zellen erkennen das Antigen über den Antigen-bindenden Anteil eines Immunglobulin-Moleküls (den Idiotypen); die B-Zelle exprimiert jedoch eine vollständige Ig-Kette, während die T-Zelle nur den H-Ketten-Idiotyp exprimiert. In einem weiteren Kapitel werden die Ein- oder Zwei-Rezeptor-Theorien diskutiert.

Das Leitmotiv von Abschnitt II ist, daß Immunreaktionen nur möglich sind, wenn es zur Autoreaktion gegen MHC-Antigene kommt.

9. Die Rolle des Makrophagen

Übersicht

Bei der Antikörperbildung und zellvermittelten Immunantwort besteht eine Arbeitsteilung unter den Lymphozyten. Helfer- und Effektor-Zellen haben Rezeptoren, die jeweils mit unterschiedlichen Anteilen eines Antigen-Moleküls reagieren. Die an der Immunantwort beteiligten Zellen müssen spezifisch interagieren, damit es zu einer effektiven Reaktion kommt. In diesem Kapitel soll nun näher auf den Makrophagen eingegangen werden. Obwohl der Makrophage keine Antigenspezifität besitzt, ist er für die Kooperation mit den Antigen-spezifischen Lymphozyten notwendig. Alle Immunantworten erfordern die Anwesenheit von Makrophagen. Die Funktion des Makrophagen besteht offenbar darin, den Lymphozyten das Antigen darzubieten.

Kompliziert wird dieses Bild dadurch, daß die T-Zelle nicht nur mit dem Antigen reagieren muß, das ihr der Makrophage darbietet, sondern zugleich mit dem Makrophagen selbst reagiert. Voraussetzung für die Reaktion der T-Zelle mit dem Makrophagen ist, daß T-Zelle und Makrophage dieselben *MHC*-Allele besitzen.

Bedeutung des Makrophagen bei der Immunantwort

Makrophagen sind große, mononukleäre, phagozytierende Zellen, die an Glas- oder Plastikoberflächen haften. Sie kommen als stationäre Zellen in Geweben vor (z. B. Kupferzellen in der Leber oder dendritische Zellen in den Lymphknoten und in der Milz), sie finden sich aber auch in der Peritonealflüssigkeit oder im Blut als bewegliche Makrophagen bzw. Monozyten. Die Peritonealflüssigkeit ist besonders reich an Makrophagen.

Antikörperproduktion in vivo. Das Experiment in Abbildung 9.1 weist nach, daß Makrophagen für die Antikörperproduktion *in vivo* notwendig sind. Wird eine Maus mit einer für die Hämopoese letalen Dosis bestrahlt, so ist ihre Milz 70 Stunden später frei von Makrophagen. Wenn der Makrophage

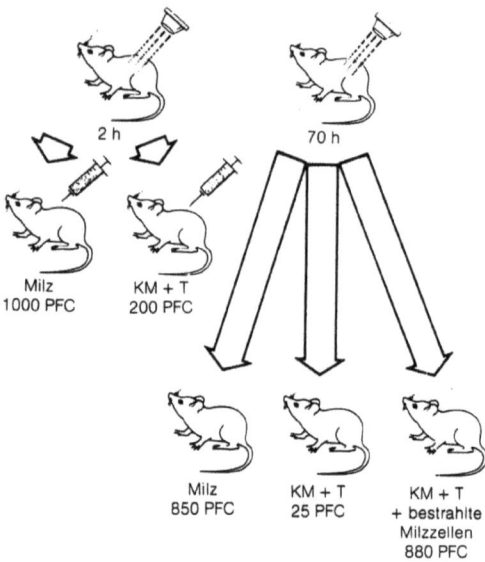

Abb. 9.1. Die Bedeutung des Zeitpunktes der Rekonstitution nach letaler Bestrahlung für die Antikörper-Antwort: die Strahlen-resistenten Makrophagen haben die Milz nach 70 Stunden bereits verlassen. (Aus Gorczynski et al. (1971) *J. Exp. Med.* 134, 1201)

für die Antikörperbildung notwendig ist, so sollte die bestrahlte Maus keine Antikörper produzieren können, wenn sie mit Knochenmark und Thymuszellen, aber ohne Milzmakrophagen rekonstituiert wird. Erfolgt die Rekonstitution jedoch mit Milzzellen, sollten Antikörper gebildet werden, denn Milzzellen enthalten B-Zellen, T-Zellen *und* Makrophagen.

In dem Experiment in Abbildung 9.1 werden letal bestrahlte Mäuse entweder mit Milzzellen oder mit Thymuszellen und Knochenmarkzellen rekonstituiert. Bei einer Gruppe von Mäusen geschieht dies zwei Stunden nach Bestrahlung, wenn also noch Makrophagen vorhanden sind, bei einer anderen Gruppe erst 70 Stunden später, wenn keine Makrophagen mehr vorhanden sind. Während der Rekonstitution werden alle Mäuse mit Antigen stimuliert. Die Empfängertiere, die sofort nach der Bestrahlung rekonstituiert werden, zeigen eine starke Antikörperbildung, und zwar sowohl die Mäuse, die Milzzellen erhalten, als auch die, die Thymus- und Knochenmarkzellen erhalten. Das Intervall von 70 Stunden zwischen der Bestrahlung und der Rekonstitution führt jedoch dazu, daß nur die mit Milzzellen rekonstituierten Mäuse Antikörperreaktionen zeigen, jedoch nicht die Mäuse, die Knochenmark und Thymus erhalten hatten. Eine Kooperation zwischen

Knochenmark und Thymuszellen ist 70 Stunden nach Bestrahlung nur möglich, wenn gleichzeitig mit Knochenmark und Thymuszellen auch Milzzellen injiziert werden.

Daraus folgt erstens, daß Knochenmark- und Thymuszellen bei Mäusen nicht kooperieren können, wenn die Makrophagen die Milz verlassen haben; zweitens, daß frisch bestrahlte Milzzellen die Makrophagen ersetzen können; und drittens, daß die Funktion der Makrophagen strahlenresistent ist.

Antikörperbildung in vitro. Das Experiment in Abbildung 7 von Kapitel 3 zeigte, daß der Makrophage auch bei der Antikörperproduktion *in vitro* notwendig ist. In diesem Experiment wurden Milzzellen in eine nichtadhärente (NA) und in eine adhärente (A) Population aufgetrennt.

Die NA-Zellpopulation war nach morphologischen Kriterien lymphozytenreich, die A-Zellpopulation makrophagenreich. Weder die NA- noch die A-Population produzierte Antikörper gegen SRBC, wenn sie allein kultiviert wurde. Wurden beide Populationen jedoch zusammen kultiviert, konnten sie Antikörper produzieren. Die B-Zellen in der NA-Population produzierten den Antikörper, wobei die T-Zellen in der NA-Population als Helfer-Zellen fungierten. Die Makrophagenpopulation (die A-Population) war jedoch notwendig, damit es zu einer Kooperation zwischen Lymphozytenpopulationen kam. Für Thymus-abhängige Antigene ist die Beteiligung von Makrophagen nachgewiesen. Ob die Makrophagen auch bei Reaktionen gegen Thymus-unabhängige Antigene eine Rolle spielen, ist noch nicht geklärt.

Makrophagen sind ebenfalls notwendig, um zytotoxische T-Zellen hervorzubringen. In dem Experiment in Abbildung 9.2 werden CBA (H-2^k) Zellen gegen BALB/c (H-2^d) in Anwesenheit oder Abwesenheit von Makrophagen immunisiert. Die zytotoxische Effektoraktivität der CBA-Zellen wird an der ^{51}Cr-Freisetzung von DBA/2 Zielzellen gemessen. In der Abwesenheit von Makrophagen ist die Anzahl der entstandenen zytotoxischen Zellen erheblich geringer.

Proliferative Reaktionen auf Mitogene. Die Daten in Tabelle 9.1 zeigen, daß die Anwesenheit von Makrophagen Voraussetzung dafür ist, daß es bei Reaktion auf die Mitogene PHA oder ConA zu einer proliferativen Antwort kommt. T-Zellen alleine zeigen in der Abwesenheit von Makrophagen nur eine schwache proliferative Reaktion. Die Zugabe von Makrophagen zu den Kulturen führt jedoch zu einer enormen Steigerung der Reaktion.

Antigen-induzierte T-Zell-Proliferation. Eine Population ruhender T-Zellen kann eine Funktion erst nach Antigenstimulation erfüllen. Dies wird als

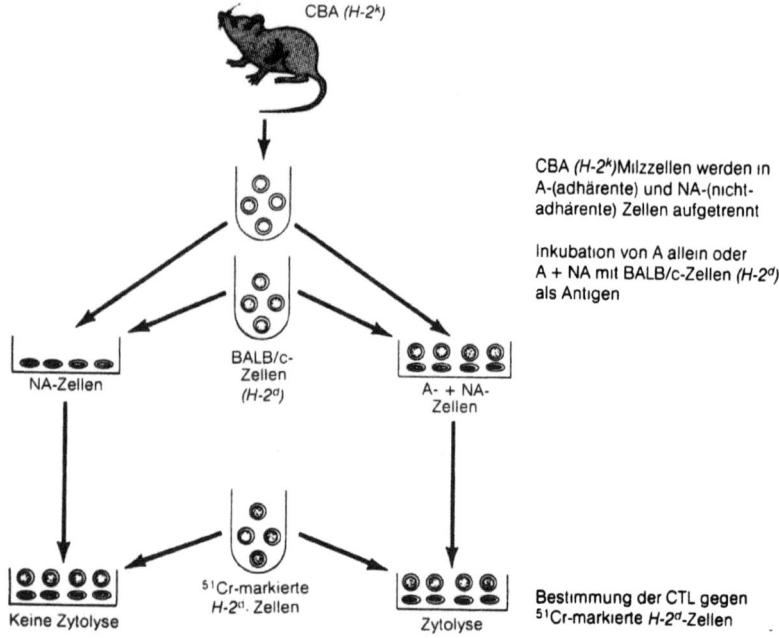

Abb. 9.2. Wirkung der Gegenwart von Makrophagen auf die Entstehung von CTL-Effektorzellen. (Aus Wagner et al. (1972). *J. Exp. Med.* 136, 331)

Antigenaktivierung bezeichnet. Das Antigen induziert die Proliferation der Antigen-spezifischen Zellen in der Population (klonale Expansion). Das Experiment in Abbildung 9.3 zeigt, daß auch für die Antigen-induzierte Proliferation von T-Zellen Makrophagen notwendig sind. Zellen der Peritonealflüssigkeit (peritoneal exudate cells = PEC) bestehen zu 75% bis 85% aus Makrophagen. Gewinnt man PEC aus Meerschweinchen und inkubiert diese Zellen für einige Stunden auf Glas, und verwirft die nicht-adhärenten Zellen, so erhält man eine Zellpopulation, die zu mehr als 98% aus Makrophagen besteht. Diese Makrophagen werden dann zusammen mit Antigen und T-Zellen aus Lymphknoten inkubiert. Gibt man nach einer bestimmten Zeit Tritiumthymidin hinzu und mißt die Stärke der T-Zell-Proliferation, so zeigt sich (Abb. 9.3), daß es nur dann zu einer T-Zell-Proliferation kommt, wenn gleichzeitig Antigen und Makrophagen vorhanden sind. Das gleiche Versuchssystem mit Mäusen ergibt, daß bei der Maus Milzmakrophagen effizienter sind als Peritonealmakrophagen. Später werden wir zeigen, daß die Makrophagen, die eine Antigen-induzierte Proliferation von T-Zellen auslösen, dieselbe *I*-Region-Allele wie die T-Zellen besitzen müssen.

Tabelle 9.1. Die Bedeutung der Makrophagen für profliferative Antworten auf Mitogene

	^{3}H-Einbau (cpm)		
	ohne Mitogen	ConA	PHA
T-Lymphozyten allein	94	233	412
T-Lymphozyten + Makrophagen	279	5900	55200

Aus Rosenstreich et al. (1976). *J. Immunol.* 116, 131

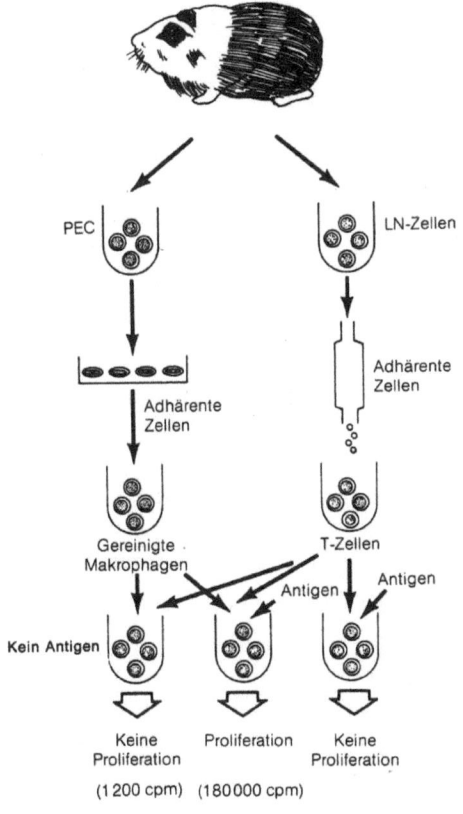

Adhärente Zellen aus Peritonealexudat (PEC) und Lymphknoten (LN) bestehen zu 98% aus Makrophagen

Inkubation von Makrophagen-freien T-Zellen mit Antigen

Inkubation von T-Zellen und Makrophagen mit Antigen

Inkubation mit Tritium-Thymidin Bestimmung der Proliferation

Abb. 9.3. Antigen-induzierte T-Zell-Proliferation. (Nach Rosenthal und Shevach (1974). *J. Exp. Med.* 138, 1194)

Entstehung von T-Helfer-Zellen. Als Folge der Antigenaktivierung vermehrt sich die T-Zellpopulation, die auf das bestimmte Antigen reagiert und übernimmt Immunfunktionen (z. B. Helferfunktion). Das Experiment in Abbildung 9.4 weist nach, daß Makrophagen für die Entstehung von T-Helfer-Zellen notwendig sind. Als Quelle für die Makrophagen in diesem Experiment dienen Zellen aus der Peritonealflüssigkeit, die mit anti-Thy1 und Komplement behandelt werden. Die verbleibenden Makrophagen werden dann mit Lymphknoten-T-Zellen inkubiert, die von B-Zellen und Makrophagen frei sind. Gibt man diesen Zellkulturen Antigen hinzu, so entstehen T-Helfer-Zellen. Die T-Helfer-Aktivität dieser Kultur wird durch ihre Fähigkeit getestet, einer zweiten Kultur bei der Entstehung einer Antikörperreaktion Hilfe zu leisten (4B). Diese zweite Kultur enthält Antigen- und Milzzellen, die mit anti-Thy behandelt wurden (das heißt, die zweite Kultur ist frei von T-Zellen, enthält jedoch B-Zellen und Makrophagen). Gibt man nun die Zellen der ersten Kultur der zweiten Kultur hinzu, so kann man aus der Stärke der Antikörperbildung auf die T-Helfer-Zell-Aktivität in der ersten Kultur schließen. Aus der Tabelle 9.2 ist zu sehen, daß in der ersten Kultur keine T-Helfer-Zellen entstehen und in der zweiten Kultur deshalb auch keine Antikörper produziert werden (Abb. 9.4B), wenn in der ersten Kultur keine Makrophagen vorhanden sind (Abb. 9.4A). Ebenso wie bei proliferativen Reaktionen auf Mitogenstimulation müssen bei der Entstehung von T-Helfer-Zellen Makrophagen und T-Zellen dieselben *I*-Region-Allele besitzen (näheres Kapitel 10).

MHC von Makrophagen und T-Zellen. Die Experimente in Abbildung 9.3 und 9.4 zeigen, daß Makrophagen bei der Antigen-induzierten Proliferation von T-Zellen und bei der Entstehung von Antigen-spezifischen T-Helfer-Zellen notwendig sind. Die bloße Anwesenheit von Makrophagen reicht hierbei jedoch nicht aus, vielmehr müssen Makrophagen und T-Zellen von Tieren mit identischem *MHC* stammen. Wenn Makrophagen und T-Zellen von allogenen Tieren stammen, kommt es weder zur Antigen-spezifischen Proliferation noch zur Entstehung von Helfer-Zellen. Dies wird ausführlich in den nächsten beiden Kapiteln behandelt.

Tabelle 9.2. Die Bedeutung der Makrophagen bei der Entstehung von T-Helferzellen

Gegenwart von Makrophagen in der ersten Kultur	Reaktion in der zweiten Kultur
nein	7
ja	273

Aus Erb und Feldmann (1975). *Cell. Immunol.* 19, 356

A. Bildung von T-Helfer-Zellen (erste Kultur)

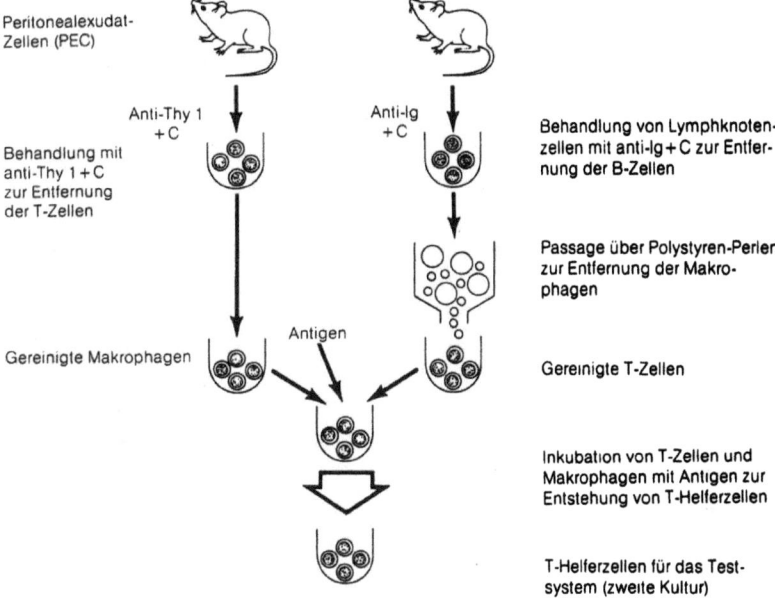

B. Bestimmung der Helferaktivität (zweite Kultur)

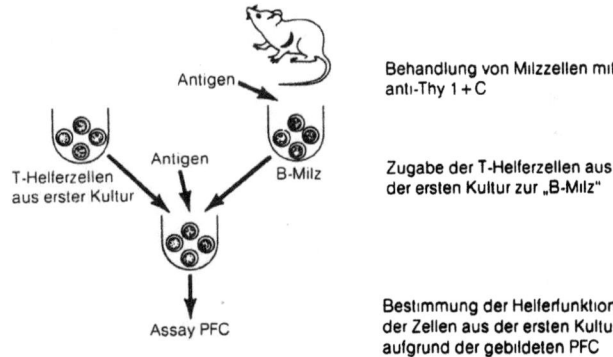

Abb. 9.4 a, b. Entstehung und Nachweis der T-Helfer-Aktivität. (Nach Erb und Feldmann (1975). *Cell. Immunol.* 19, 356)

Makrophagen als akzessorische Zellen. Nicht alle Zellen, die die morphologischen Kriterien von Makrophagen erfüllen, sind zu Immunfunktionen fähig, wie in dem folgendem Experiment zu sehen ist.

Kultiviert man Knochenmarkzellen unter geeigneten Bedingungen *in vitro*, so sieht man nach wenigen Tagen zahlreiche große, adhärente, mononukleäre phagozytierende Zellen. Obwohl sie morphologisch Makrophagen sind, sind sie nicht fähig, mit B- und T-Zellen zu kooperieren um eine *in vitro* Antikörperreaktion hervorzubringen. Sie können die adhärenten Zellen, die man aus der Milz oder aus der Peritonealflüssigkeit gewinnt, nicht ersetzen. Nur einige Zellen, die morphologisch als Makrophagen imponieren, haben offenbar die Fähigkeit, immunologische Funktionen auszuführen. Diese Zellen werden häufig als *akzessorische Zellen* bezeichnet. Wir verwenden die Begriffe Makrophage und akzessorische Zellen in diesem Buch synonym. Es soll hier nur nochmals betont werden, daß nur *die* Makrophagen für uns von Bedeutung sind, die bei Immunreaktion mitwirken.

Als *dendritische Zellen* bezeichnet man besondere Makrophagenähnliche Zellen, die wichtige Immunfunktionen ausführen können. Diese Zellen mit ihrer typischen Morphologie (daher der Name) exprimieren *I*-Region-Antigene. Viele schreiben ihnen unter den akzessorischen Zellen eine entscheidende immunologische Bedeutung zu.

Mechanismen der Makrophagenfunktion

Die Literatur über die Funktion des Makrophagen reicht von der akzessorischen Zellfunktion bei der Entstehung von spezifischen Immunreaktionen bis zur Entwicklung von „bewaffneten" Killerzellen bei der Zerstörung von Tumoren. In Bezug auf die Rolle des Makrophagen bei der Induktion von spezifischen Immunreaktionen herrscht Übereinstimmung darin, daß die Anwesenheit des Makrophagen bei der Entstehung von Antikörper- und zellvermittelten Reaktionen notwendig ist. Es ist auch unumstritten, daß der Makrophage mit Antigen interagiert. Diese Reaktion ist Antigen-unspezifisch, jedoch essentiell für die Immunantwort. Es herrscht auch noch weitgehende Übereinstimmung, daß eine Makrophagenfunktion darin besteht, den Lymphozyten das Antigen darzubieten. Weniger anerkannt ist jedoch, daß Makrophagen Ernährungsfaktoren bilden oder an Informationsübertragung teilnehmen.

Antigenaufbereitung und -darbietung. Die Begriffe Antigenaufbereitung und Antigendarbietung beinhalten, daß Makrophagen Antigene auf eine bestimmte Weise in eine geeignete immunogene Form überführen. Wenn man sich zum Beispiel einen Erythrozyten oder ein großes Molekül mit vielen

Antigendeterminanten vorstellt, so könnte eine mögliche Rolle des Makrophagen darin liegen, das Antigen auf die geeignete Größe (oder in die geeignete Form) zu bringen, und es dann dem Lymphozyten so darzubieten, daß der Lymphozyt die passende Determinante vorfindet. Die Antigendarbietung könnte darin bestehen, daß es zu einer geeigneten Konfiguration für die Vernetzung von Rezeptoren kommt, zur Antigenfokusierung oder zu anderen Konstellationen, die eine exakte Antigen-Lymphozyten-Reaktion ermöglichen. Dies läßt sich experimentell teilweise dadurch nachweisen, daß ein mit Makrophagen assoziiertes Antigen stärker immunisiert als ein Antigen, das nicht mit Makrophagen assoziiert ist. (Abb. 9.5).

Man injiziert radioaktiv markiertes Antigen Mäusen und gewinnt dann die Peritonealmakrophagen, die das Antigen phagozytiert hatten. Da das Antigen markiert ist, ist es möglich, die Menge Antigen, die mit Makrophagen assoziiert ist, zu bestimmen. Unterschiedliche Zahlen dieser Makrophagen mit Makrophagen-assoziiertem Antigen werden normalen nichtbestrahlten Mäusen injiziert. Andere Mäuse erhalten dieselbe Menge Antigen, das jedoch nicht Makrophagen-assoziiert ist. Auf diese Weise ist es möglich, den Effekt von Makrophagen auf die Immunogenität von Antigen

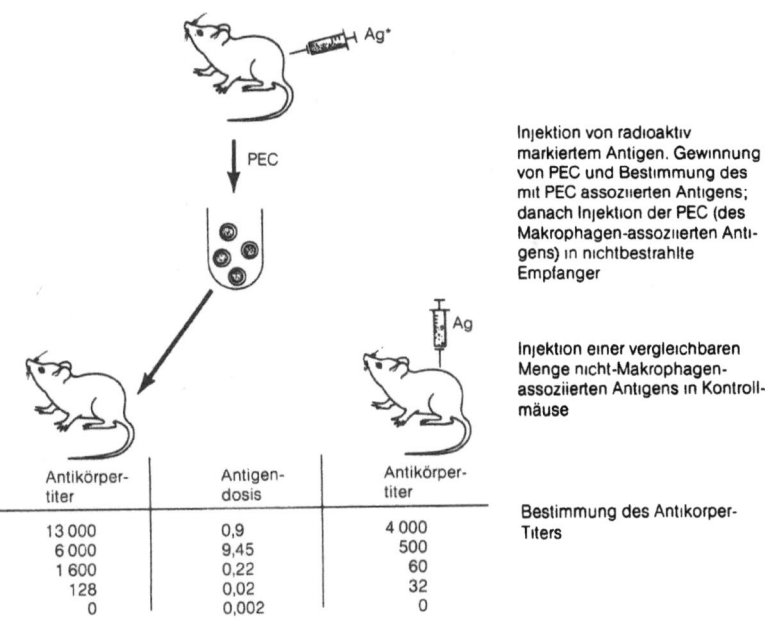

Abb. 9.5. Vergleich der Antikörperbildung gegen lösliches und Makrophagenassoziiertes Antigen

zu messen. Es zeigt sich, daß auf eine bestimmte Menge Makrophagen-assoziiertes Antigen mehr Antikörper gebildet werden als auf eine vergleichbare Menge freies Antigen.

Man hat gefunden, daß das von Makrophagen aufgenommene Antigen zum Großteil innerhalb von 24 Stunden katabolisiert wird. Eine kleine Menge Antigen bleibt jedoch auf der Oberfläche des Makrophagen. Wird dieses antigene Material durch proteolytische Enzyme abgelöst, geht die verstärkte Immunogenität verloren. Man folgerte daraus, daß nur das *Oberflächen-gebundene* Makrophagen-assoziierte Antigen immunologisch wirksam ist. Die Bedeutung des Makrophagen bei der Darbietung des Antigens wird ausführlicher in den folgenden Kapiteln dargestellt. Hierbei spielen die Antigene des *MHC (H-2)* eine sehr wichtige Rolle. Es gibt Hinweise darauf, daß das Oberflächen-gebundene Antigen auf Makrophagen räumlich mit H-2-Antigen assoziiert sein kann. Eine andere Vorstellung geht davon aus, daß die T-Helfer-Zelle mit *I*-Region-Antigenen auf Makrophagen reagieren muß, bevor das Makrophagen-assoziierte Antigen mit dem entsprechenden T-Zell-Rezeptor reagieren kann.

Ernährungsfaktoren. Es gibt auch Hinweise dafür, daß der Makrophage eine „ernährende" Rolle bei der Initiierung von Antikörperreaktionen *in vitro* spielt. Tatsächlich kann das einfache chemische Molekül 2-Mercaptoäthanol in bestimmten experimentellen Situationen Makrophagen ersetzen. In dem Experiment in Abbildung 9.6 werden Milzzellen von Makrophagen

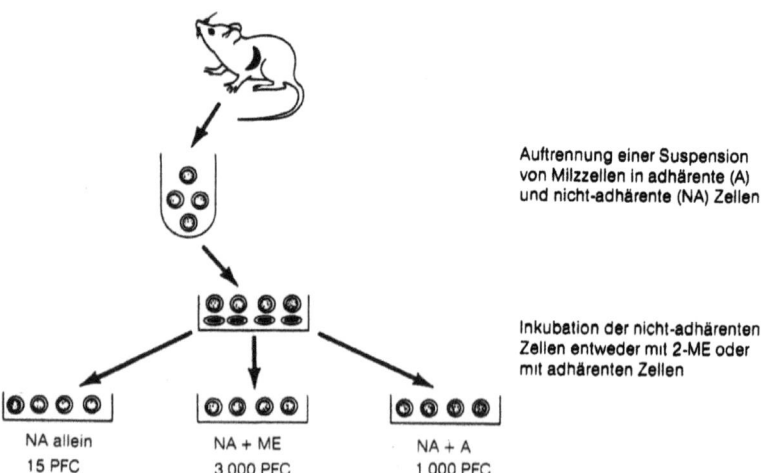

Abb. 9.6. Mercaptoäthanol (ME) kann adhärente Zellen bei der Antikörperbildung ersetzen. (Nach Chen und Hirsch (1972). *J. Exp. Med.* 136, 104)

gereinigt und in dem Mishell-Dutton-System *in vitro* kultiviert. Die nichtadhärenten Zellen können (wie erwartet) keine Antikörper produzieren. Gibt man ihnen jedoch Mercaptoäthanol zu, so gewinnen sie die Fähigkeit zur Antikörperbildung wieder. Darüber hinaus ist es eine allgemeine Beobachtung, daß Mercaptoäthanol Kulturbedingungen verbessert, vielleicht indem es toxische Zellprodukte, die die Funktion von Lymphozyten beeinträchtigen, neutralisiert. Handelt es sich um ein partikuläres Antigen wie SRBC, so kann Mercaptoäthanol die Makrophagen auch bei der Entstehung von T-Helfer-Zellen (Abb. 9.4) ersetzen, nicht jedoch, wenn es sich um ein lösliches Antigen handelt. Man hat auch beobachtet, daß (anders als nach Trennung der Makrophagen durch Adhärenz an Glas- oder Plastik) die Aktivität der verbleibenden Zellen durch 2-ME (Mercaptoäthanol) nicht wiederhergestellt werden kann, wenn die Markophagen über eine Sephadex G-10 Säule entfernt werden. Ob dies darauf zurückzuführen ist, daß durch Adhärenz und Sephadex G-10 unterschiedliche Subpopulationen von Makrophagen entfernt werden oder die Entfernung der Makrophagen über Adhärenz unvollständig ist, ist noch unklar.

Transfer von genetischer Information. Inkubiert man normale Lymphozyten mit Phenolextrakten immuner Peritonealzellen (PEC) *in vitro*, so bilden diese normalen Lymphozyten Antikörper. Die Substanz aus den PEC, die eine Umwandlung der Lymphozyten in immunaktive Zellen bewirkt, scheint RNS zu sein. Ein Teil der RNS ist offenbar mit Antigen assoziiert und dieser Antigen-RNS-Komplex scheint zum Teil für die Antikörperproduktion verantwortlich zu sein. Daneben gibt es aber eine leichtere RNS-Fraktion ohne erkennbares assoziiertes Antigen, die einen wesentlichen Teil der Antikörperproduktion verursacht. Diese RNS wird als „Immun-RNS" bezeichnet. In Experimenten mit Immun-RNS und korrespondierenden Lymphozyten von Mäusen oder Kaninchen mit unterschiedlichen Allotypmarkern konnte man testen, ob der antigenfreie Extrakt als Überträger genetischer Information fungiert [1].

Wenn die Zellen, aus denen die RNS extrahiert wird, von einem Tier mit dem homozygoten Allotyp a stammen und die normalen Lymphozyten von einem Tier mit dem homozygoten Allotyp b gewonnen werden, ist es möglich, zu testen, ob die Lymphozyten Antikörper ihres eigenen Allotyps oder vom Allotyp des RNS-Spenders produzieren. Wenn die Lymphozyten des Tieres mit dem Allotyp b Antikörper vom Allotyp a produzieren, hieße dies, daß die RNS die Lymphozyten befähigt, Immunglobuline zu produzieren, für die sie keine Gene besitzen. Dies wurde zumindest in einem Labor

---

1 Eine detaillierte Darstellung von Allotypen folgt in Kapitel 14. In diesem Zusammenhang genügt es, zu wissen, daß ein Allotyp ein genetisch determiniertes Antigen auf einem Immunglobulinmolekül ist

beobachtet. Bevor man daraus jedoch weitere Schlußfolgerungen über die Rolle der genetischen Informationsübertragung bei Immunreaktionen zieht, muß diese Beobachtung erst bestätigt werden. Außerdem bedarf es einer intensiven chemischen Analyse der „Immun-RNS".

Zusammenfassung

1. Makrophagen sind große mononukleäre phagozytierende Zellen, die an Glas- oder Plastikoberflächen adhärent sind.
2. Makrophagen sind notwendig für die Antikörperproduktion, die Entstehung von zellvermittelten Reaktionen und Mitogenreaktionen. Sie haben keine Antigenspezifität.
3. Welche Mechanismen bei der Makrophagenfunktion wirksam werden, ist unbekannt. Die Hauptfunktion der Makrophagen besteht aber wahrscheinlich darin, den Lymphozyten Antigen darzubieten. Funktionelle Makrophagen exprimieren Antigene der *I*-Region und müssen diese Antigene mit den Lymphozyten gemeinsam haben.
4. Ernährungsfaktoren und Informationsübertragung sind mögliche andere Makrophagenfunktionen.

Literatur

Übersichtsarbeit

Feldmann, M., Rosenthal, A., and Erb, P. (1979). Macrophage-lymphocyte interactions in immune induction, *Int. Rev. Cytol.* 60, 149

Originalarbeiten

Mosier, D. E. (1967). A requirement for two cell types for antibody formation in vitro, *Science* 158, 1575
Rosenstreich, D.L., Farrat, J.J., and Dougherty, S. (1976). Absolute macrophage dependency of T lymphocyte by mitogens, *J. Immunol.* 116, 131
Wagner, H., Feldmann, M., Boyle, W., and Schrander, J. W. (1972). Cell-mediated immune response in vitro. III. Requirement for macrophages in cytotoxic reactions against cell-bound and subcellular alloantigens, *J. Exp. Med.* 136, 331.
(Diese drei Arbeiten behandeln die Rolle der Makrophagen bei verschiedenen Aspekten der Immunantwort)
Rosenthal, A.S., and Shevach, E.M. (1974). Function of macrophages in antigen recognition by guinea pig T lymphocytes. I. Requirement of histocompatible macrophages and lymphocytes, *J. Exp. Med.* 138, 1194
Erb, P., and Feldmann, M. (1975). The role of macrophages in the generation of T-helper cells. I. The requirement for macrophages in helper cell induction and characteristics of the macrophage-T-cell interaction, *Cell. Immunol.* 19, 356.
(Diese zwei Arbeiten weisen nach, daß Makrophagen und Lymphozyten histokompatibel sein müssen, um zu kooperieren)

10. Die Rolle des *MHC* bei der Zellkooperation und der Antikörperbildung

Übersicht

Bestimmte Subpopulationen von Lymphozyten mit unterschiedlicher Funktion reagieren mit ganz bestimmten Determinanten des Antigenmoleküls. Um eine Immunantwort hervorzubringen, müssen diese Subpopulationen mit Makrophagen interagieren. Die Mechanismen der zellulären Interaktionen bei der Immunantwort sollen in diesem Kapitel näher untersucht werden. Diese Beobachtung, die vor 10 Jahren große Überraschung auslöste, hat inzwischen zu der Vorstellung von Zellinteraktionsmolekülen (cell interaction moleculs = CI) geführt, d.h. von Molekülen, die von Genen des *H-2*-Komplexes kodiert sind und die es durch ihre Struktur den Zellen ermöglichen, in Wechselwirkung zu treten. Es werden zwei alternative Mechanismen für die CI-Molekül-Interaktion diskutiert, und zwar einmal eine Interaktion zwischen gleichen Molekülen oder aber eine Interaktion über ein „Akzeptor"-Molekül auf einer Zelle. Untersuchungen von Knochenmarkchimären stellten dann jedoch in Frage, daß Histokompatibilität tatsächlich eine Voraussetzung für Zellkooperation darstellt. Daraus entwickelte sich die Vorstellung einer „adaptiven Differenzierung". Dieser Begriff besagt, daß sich CI-Moleküle an einen anderen *H-2*-Typ adaptieren, wenn sie sich im Milieu des anderen *H-2*-Typs differenzieren. T-Zellen haben Rezeptoren für eigene H-2-Antigene und müssen sowohl mit dem eigenen H-2-Antigen auf dem Makrophagen als auch mit dem Fremdantigen reagieren, um bei Antikörper-Antworten wirksam zu werden. Dies wurde aus folgenden Beobachtungen geschlossen: T-Zellen und Makrophagen müssen gemeinsame MHC-Antigene besitzen, damit die T-Zellen durch Antigen aktiviert werden können. F_1-Tiere besitzen zwei Typen von T-Zellen, von denen jeder mit den Molekülen eines elterlichen Haplotyp reagiert. Die Reaktion der T-Zelle mit den eigenen MHC-Antigenen auf den Makrophagen führt zu klonaler Vermehrung der Zellen, die Rezeptoren für eigene MHC-Antigene tragen. Wenn die T-Zelle auf Antigen trifft, reagiert sie sowohl mit dem Antigen als auch mit MHC-Antigenen auf Makrophagen. Diese Autoreaktivität ist Voraussetzung für Reaktionen gegen Fremdantigen.

H-2-Restriktion bei der Antikörperbildung

Das Mitchell-Miller Experiment (Kapitel 3) hat unser Verständnis über Zellkooperation bei der Immunantwort begründet. Um zu bestimmen, ob Thymuszellen die Antikörper-produzierenden Zellen sind, wurden in diesem Experiment neonatal thymektomierten Mäusen eines bestimmten *H-2*-Haplotyps Thymuszellen von Mäusen eines anderen *H-2*-Haplotyps (allogene Thymuszellen) injiziert. Da die Antikörper-bildenden Zellen den Haplotyp des Empfängertieres hatten, folgte daraus, daß die Thymuszellen keine Antikörper produzierten, sondern als Helferzellen für Zellen fungierten, die die thymektomierte Maus schon besaß.

Probleme tauchten jedoch auf, als sich bei den Knochenmark-Thymus-Rekonstitutionsexperimenten von Claman herausstellte, daß es unmöglich ist, allogenes Knochenmark und Thymuszellen in bestrahlten Empfängertieren zur Kooperation zu bringen. Allerdings wurde die Unfähigkeit, über eine *H-2*-Barriere hinweg zu kooperieren, nicht als grundlegendes Problem, sondern nur als technisches Ärgernis angesehen. Seine weitreichende Bedeutung wurde erst in Experimenten von Kindred und Schreffler erkannt, die beobachteten, daß bei nackten Mäusen (die kongenital athymisch sind) allogene Thymuszellen eine Immunantwort nur vorübergehend wiederherstellen können. Sie rekonstituierten nackte BALB/c Mäuse mit Thymuszellen von syngenen BALB/c Mäusen oder mit allogenen Thymuszellen von CBA oder C57BL/6 Mäusen. Bei Stimulation mit SRBC wenige Tage nach

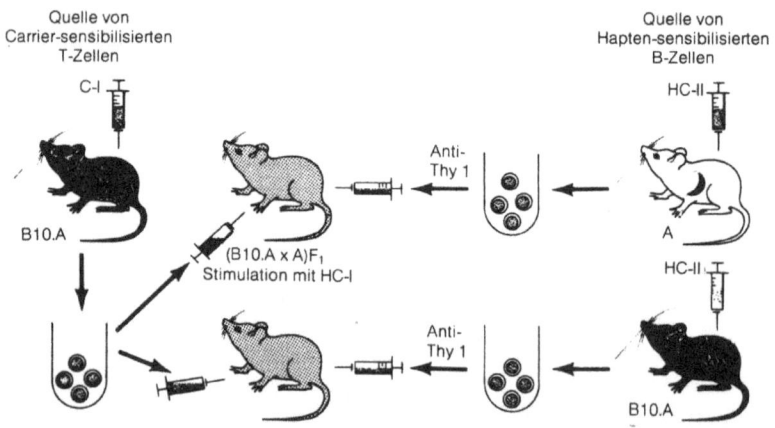

Abb. 10.1. Aufbau eines Experiments zur Bestimmung der Kooperation zwischen Zellen mit demselben *H-2* oder mit verschiedenem Hintergrund. Durch die Wahl geeigneter Kombinationen von Stämmen lassen sich auch andere Loci testen. (Nach Katz et al. (1973). *Proc. Natl. Acad. Sci. USA* 70, 2624)

der Rekonstitution zeigten alle Mäuse eine gute Antikörper-Reaktion, unabhängig davon, ob sie mit syngenen oder mit allogenen Thymuszellen rekonstituiert waren.

Erfolgte die Stimulierung mit Antigen jedoch mehrere Tage nach der Rekonstitution mit Thymuszellen, so war eine Antikörperbildung nur noch bei den Mäusen zu beobachten, die mit syngenen Thymuszellen rekonstituiert waren. Die fehlende Reaktion der mit allogenen Thymuszellen rekonstituierten Tiere war nicht darauf zurückzuführen, daß die allogenen Zellen aus dem Empfängertier verschwunden wären oder das Empfängertier gegen diese reagiert hätte; die fehlende Reaktion ist vielmehr Ausdruck der Unfähigkeit zu einer Zellkooperation über eine *H-2*-Barriere hinweg. In einer weiteren großen Serie von Thymustransplantationsexperimenten wies Kindred zweifelsfrei nach, daß man eine Immunantwort bei nackten Mäusen viel effizienter mit syngenen als mit allogenen Thymustransplantaten wiederherstellen kann.

I-Region-Identität für B-T-Zell-Kooperation

Katz und Mitarbeiter konnten nachweisen, daß der Unfähigkeit von Knochenmark und Thymuszellen, über eine *H-2*-Barriere hinweg zu kooperieren, ein Prinzip zu Grunde liegt, das bei Immunreaktionen grundsätzliche Gültigkeit hat. Hierzu benutzten sie ein Zelltransfersystem, das allogene Effekte ausschließen sollte (s. Kap. 12).

Sie sensibilisierten T-Zellen gegen Carrier (C-I) in einem Mäusestamm (B10.A) und sensibilisierten B-Zellen gegen Hapten (HC-II) in einem homologen (B10.A) und einem heterologen (A) Stamm. Dieses Zelltransfersystem ist in Abbildung 10.1 dargestellt. Die sensibilisierten Zellen wurden dann einem (B10.A × A) F_1-Tier injiziert. Anschließend wurde das F_1-Tier mit Hapten (HC-I) stimuliert und die Stärke der anti-Hapten-Reaktion gemessen. Auf diese Weise konnte man feststellen, ob Carrier-sensibilisierte T-Helfer-Zellen vom Stamm B10.A mit B-Zellen vom Stamm B10.A und vom Stamm A kooperieren können. Abbildung 10.2 zeigt, daß die Kooperation gut war, d.h. es zu einer starken anti-Hapten-Antikörperbildung kam, wenn T- und B-Zellen von demselben Stamm (B10.A) abstammten. Stammten die Zellen jedoch von allogenen Stämmen ab (z.B. B10 und A.BY), kam es zu keiner Kooperation. Die wichtigsten Aussagen in diesem Experiment sind Gruppe III und IV in Abbildung 10.2. In Gruppe III sind die *H-2*-Allele der B- und T-Zell-Spender identisch ($H-2^a$), aber die Hintergrundallele sind unterschiedlich (B10 und A); in dieser Gruppe kommt es zu einer guten Kooperation, was zeigt, daß die Barriere in der Kooperation nicht durch die Hintergrundallele, sondern durch *H-2* gegeben ist. In Gruppe IV sind die Hintergrundallele identisch (B10 und B10.A), aber die *H-2*-Allele sind un-

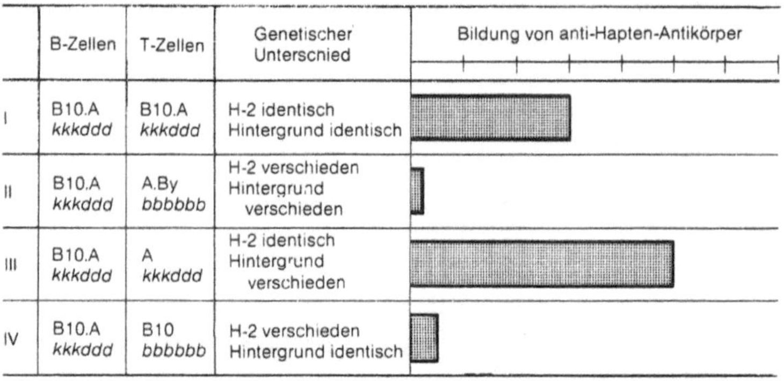

	B-Zellen	T-Zellen	Genetischer Unterschied	Bildung von anti-Hapten-Antikörper
I	B10.A *kkkddd*	B10.A *kkkddd*	H-2 identisch Hintergrund identisch	▇▇▇▇▇▇▇▇▇▇
II	B10.A *kkkddd*	A.By *bbbbbb*	H-2 verschieden Hintergrund verschieden	▇
III	B10.A *kkkddd*	A *kkkddd*	H-2 identisch Hintergrund verschieden	▇▇▇▇▇▇▇▇▇
IV	B10.A *kkkddd*	B10 *bbbbbb*	H-2 verschieden Hintergrund identisch	▇▇

Abb. 10.2. B-T-Zell-Kooperation zwischen Zellen mit identischem und unterschiedlichen *H-2* und Hintergrundgenen. (Nach Katz et al. (1973). *Proc. Natl. Acad. Sci. USA* 70, 2624)

Tabelle 10.1. Bedeutung der Unterschiede in *MHC* für die B-Zell-Kooperation

H-2 Unterschiede zwischen B-Zellen und T-Zellen	Kooperation
K, S	ja
K	ja
S	ja
I, S	nein
K, I, S	nein
I, S, D	nein
D	ja

Nach Katz et al. (1975). *J. Exp. Med.* 141, 263

terschiedlich ($H-2^b$ und $H-2^a$); es zeigt sich eine schwache Kooperation. Aus diesem Experiment folgt, daß für die B-T-Zell-Kooperation Übereinstimmung für *H-2*-Allele notwendig ist. In ähnlichen Experimenten mit anderen rekombinanten Stämmen konnte man nachweisen, daß die für die Kooperation entscheidenden Unterschiede des *H-2*-Komplexes in der *I*-Region lokalisiert sind. Die Ergebnisse dieser Experimente sind in Tabelle 10.1 zusammengefaßt.

Zellinteraktionsmoleküle

Aus der Beobachtung, daß für die Zellkooperation Identität in der *I*-Region notwendig ist, folgerten Katz und Benacerraf, daß es eine Interaktion von

I-Region-Molekülen (Ia-Molekülen) geben müsse. Sie nannten die Gen-Produkte der *I*-Region, die an dieser Interaktion beteiligt sind, *Zellinteraktions-Moleküle* (cell interaction molecules = CI). Sie schlugen zwei mögliche Mechanismen für die Interaktion dieser Moleküle vor. Entsprechend der einen Vorstellung kommt es zu einer gleichberechtigten Interaktion, d. h. Ia-Moleküle auf T-Zellen interagieren mit identischen Produkten der *I*-Region auf den B-Zellen. Die alternative Erklärung postuliert, daß Ia-Moleküle auf der T-Zelle mit einem Akzeptor-Molekül auf der B-Zelle interagieren, das ebenfalls ein Genprodukt der *I*-Region darstellt [1].

Es ist jedoch klar, daß das Mitchell-Miller Experiment nur deshalb funktionierte, weil die Antikörperbildung unmittelbar nach der Rekonstitution mit allogenen Thymuszellen untersucht wurde und die Knochenmark-Thymus-Rekonstitution von bestrahlten Empfängertieren scheiterte, weil B-Zellen und T-Zellen in den Determinanten der *I*-Region nicht übereinstimmten. Aus diesen Experimenten ergibt sich eine Hauptfunktion der H-2-Antigene, nämlich Zellen die *Selektion von und die Interaktion mit* anderen Zellen zu ermöglichen. In den letzten Jahren folgten auf diese Experimente zahlreiche wichtige Untersuchungen über die Rolle des *MHC* bei der Zellkooperation.

Untersuchungen mit Chimären

Es stellte sich jedoch bald heraus, daß eine einfache Identität der *I*-Region für eine Kooperation zwischen Zellen nicht ausreicht, sondern daß die Bedingungen wesentlich komplexer sind. Eine Reihe von Experimenten ließ Zweifel aufkommen, ob eine Syngenität der *I*-Region für adäquate B-T-Zell-Kooperation notwendig ist. Diese Untersuchungen wurden an Mäusechimären durchgeführt. Die Bezeichnung *Chimäre* stammt aus der griechischen Mythologie, dort wird als Chimäre ein Tier bezeichnet, das Gewebe von zwei genetisch unterschiedlichen Eltern besitzt, die nebeneinander in demselben Tier existieren [2].

---

1 Viele Immunologen – ebenso wie ich – ignorierten zunächst die „Akzeptor"-Hypothese und gingen davon aus, daß Interaktionen von CI-Molekülen identisch seien mit gleichberechtigten Interaktionen. David Katz machte mich darauf aufmerksam, daß die Theorie von der „Akzeptor"-Funktion des CI-Moleküls auf der B-Zelle von Anfang an ihre Berechtigung hatte. Meine persönliche Meinung ist, daß die Theorie ihrer Zeit voraus war, ihre Zeit aber jetzt gekommen ist, wie dieses Kapitel im folgenden noch zeigen wird

2 Die ursprüngliche Chimäre war ein feuerspeiendes Ungeheuer, das sich aus einem Löwen, einer Ziege und einer Schlange zusammensetzte. In diesem Zusammenhang ist vielleicht auch folgendes Zitat interessant: „Wissenschaft... von der trügerischen Art, die sich weniger mit den realen Vorgängen der Natur als mit phantasievollen Chimären beschäftigt..." Prescott, W. H. *History of the conquest of Mexico*, Seite 42, Modern Library Edition

Im Gegensatz zur Mauschimäre sind im F_1-Tier die Charakteristika jedes Elternteils in jeder Zelle ausgebildet.

Allophäne Chimären. Eine besondere Form einer chimären Maus ist die *tetraparentale* oder *allophäne Maus*, die von Mintz und Mitarbeitern in Philadelphia in eleganter Weise benutzt wurde, um Fragen der Differenzierung zu untersuchen. Allophäne Mäuse erhält man, indem man Zellen zweier Embryonen von verschiedenen Stämmen im 8-Zellen-Stadium kombiniert und im Uterus von scheinschwangeren Mäusen heranzieht (Abb. 10.3). Da jeder Embryo zwei Eltern hat, besitzt der kombinierte Embryo beide Elternpaare und hat also vier Eltern (daher die Bezeichnung tetraparental). Man erhält ein Tier, das Zellen von beiden Elternpaarkombinatio-

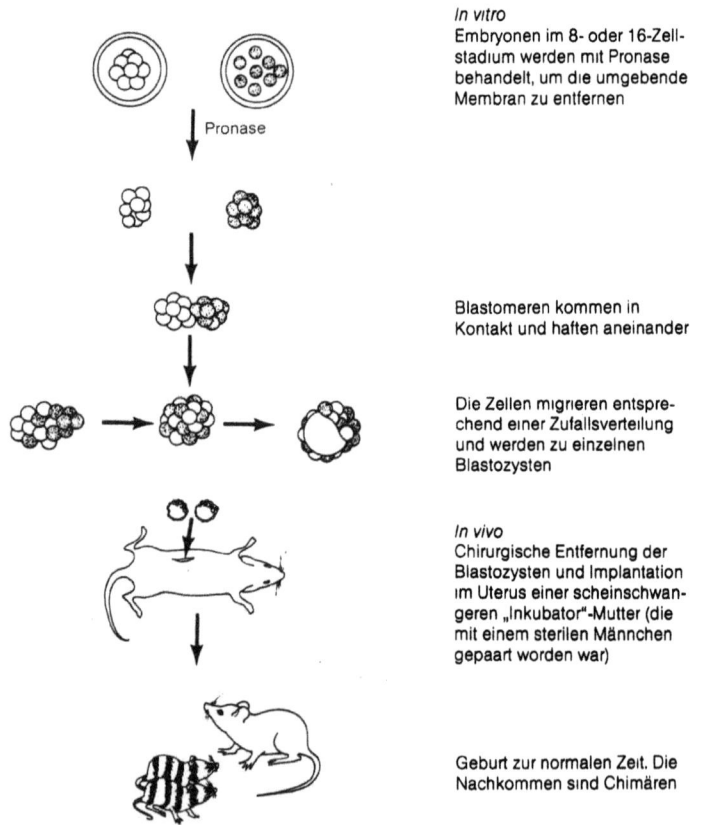

Abb. 10.3. Experimentelles Vorgehen zur Gewinnung von allophänen Mäusen aus aggregierten Keimzellen. (Nach Mintz (1967). *Proc. Natl. Acad. Sci. USA* 58, 344)

nen besitzt. Geht man also von Embryo A und Embryo B aus, erhält man ein chimäres Tier, das Zellen von A und B nebeneinander besitzt. Durch Kombination von Embryonen mit unterschiedlichen *H-2*-Haplotypen ist es möglich, Chimären zu erzeugen, die Zellen beider parentaler Haplotypen besitzen. Diese Zellen sind gemeinsam herangewachsen und sind gegeneinander tolerant (zur Diskussion der immunologischen Toleranz s. Kapitel 22; hier genügt es zu wissen, daß Toleranz den Verlust der Fähigkeit bedeutet, gegen ein spezifisches Antigen – in diesem Fall die Zellen des anderen Haplotyps – eine Immunreaktion hervorzubringen).

Man hatte angenommen, daß in Experimenten wie in dem in Abbildung 10.1 die allogenen B- und T-Zellen vielleicht deshalb nicht kooperieren, weil sie gegeneinander reagieren. Eine solche Reaktion ist bei allophänen Mäusen ausgeschlossen.

Experimente mit B- und T-Zellen mit unterschiedlichen H-2-Antigenen derselben allophänen Maus ergaben, daß diese B- und T-Zellen trotz unterschiedlicher H-2-Antigene tatsächlich kooperieren können. (Inzwischen ist es darüber allerdings zu Kontroversen gekommen.) Es hat also den Anschein, als könnten allogene Zellen, die nebeneinander in einem Organismus existiert haben, miteinander kooperieren, auch wenn sie verschiedene *H-2*-Haplotypen besitzen.

Knochenmarkchimären. Ähnliche Ergebnisse erhielt man bei Untersuchungen von *Knochenmarkchimären*. Diese Knochenmarkchimären sind einfacher zu erzeugen als allophäne Mäuse, und zwar nimmt man erwachsene Tiere, gewöhnlich F_1, die mit einer tödlichen Dosis bestrahlt werden und dann mit Knochenmarkzellen von einem der beiden parentalen Stämme rekonstituiert werden. Da die Lymphozyten sich aus den Stammzellen des Knochenmarks entwickeln, besitzen die Tiere Lymphozyten, die von den parentalen Stämmen abstammen [3].

Wie bei den allophären Chimären besitzen diese Chimären Zellen von jedem Elternteil die nebeneinander existieren. Es sind jedoch nur Zellen des hämopoetischen Systems. Eine GVH-Reaktion wird vermieden, wenn man das Spendermark mit anti-Thy1 und Komplement behandelt bevor es dem Empfängertier injiziert wird. Abbildung 4 stellt die Erzeugung solcher Knochenmarkchimären dar, wie sie von Boehmer und Sprent beschrieben wurde. Abbildung 10.5 zeigt das Experiment, mit dem man die Kooperation von T-Zellen eines parentalen Haplotyps in der Knochenmarkchimäre mit B-

---

[3] Chimären kann man ebenfalls dadurch erhalten, daß man F_1-Knochenmark in bestrahlte parentale Empfänger injiziert. Die Nomenklatur für Chimären ist die folgende: $P_1 \rightarrow F_1$ bedeutet parentales Knochenmark in ein F_1-Tier injiziert; $P_1 + P_2 \rightarrow F_1$ bedeutet Knochenmark beider Eltern in ein F_1-Tier injiziert. $F_1 \rightarrow P_1$ oder $F_1 \rightarrow P_2$ bedeutet F_1 Knochenmark in einem bestrahlten Elternteil injiziert

Zellen des anderen parentalen Haplotyps testet. Knochenmark der beiden Elternstämme (CBA und DBA) wird bestrahlten (CBA × DBA) F_1 Mäusen injiziert, wodurch $P_1 + P_2 \to F_1$ Chimären entstehen. Einige Monate später werden Lymphknotenzellen dieser Chimären gewonnen und die B-Zellen über eine anti-Ig-Säule abgetrennt.

Diese Zellen sind eine Mischung von Zellen beider parentaler Haplotypen. Ein Teil der Zellen exprimiert H-2^d-Antigene (von dem DBA-Elternteil) und ein anderer Teil exprimiert H-2^k-Antigene (von dem CBA-Elternteil). Die H-2^d-Zellen werden eliminiert, indem die Zellpopulation mit anti-DBA-Antiserum + Komplement behandelt wird. Zurück bleibt eine Population von CBA (H-2^k) T-Zellen. Diese CBA-T-Zellen der Chimäre werden dann bestrahlten F_1-Mäusen zusammen mit B-Zellen desselben oder des anderen Haplotyps injiziert, und das Empfängertier wird dann mit Antigen stimuliert. Danach wird die Anzahl der Antikörper-bildenden Zellen bestimmt. Aus Tabelle 10.2 ist ersichtlich, daß es zwischen den T-Zellen der Chimäre vom H-2^k Haplotyp und normalen B-Zellen des H-2^d Haplotyps zur Kooperation kommt. Es besteht also eine allogene B-T-Zell-Kooperation.

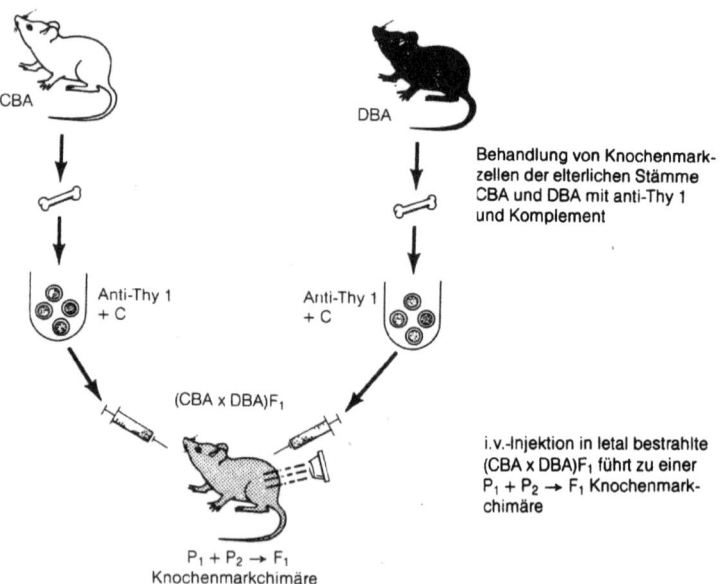

Abb. 10.4. Entstehung von Knochenmarkchimären. (Nach von Boehmer, Sprent und Nabholz (1975). *J. Exp. Med.* 141, 322)

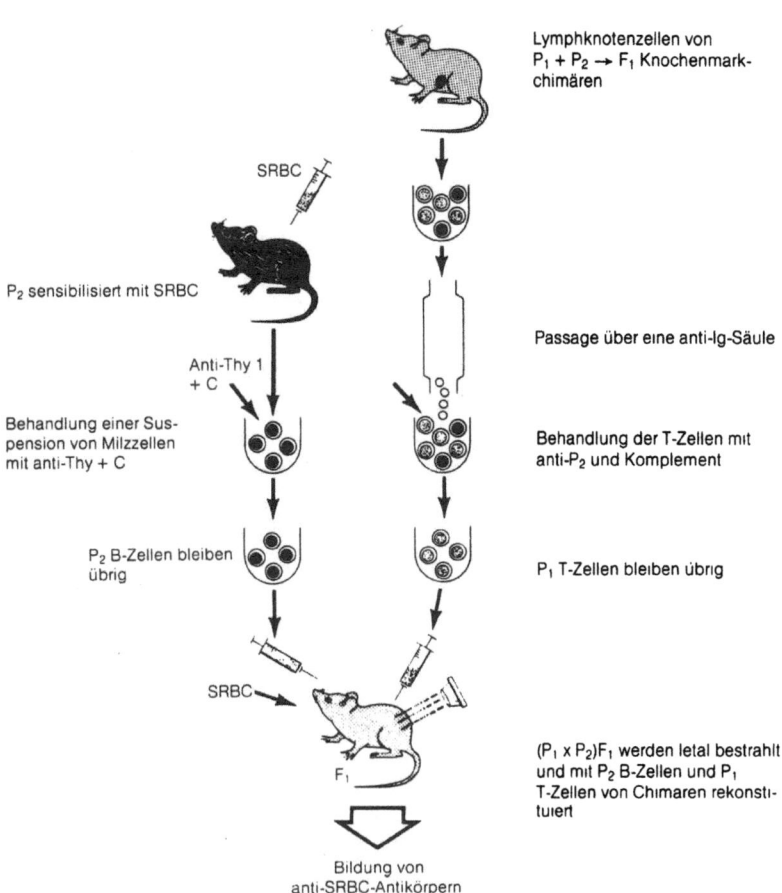

Abb. 10.5. T-Zellen von Knochenmarkchimären kooperieren mit allogenen B-Zellen. (Nach von Boehmer, Hudson und Sprent (1975). *J. Exp. Med.* 142, 989)

Tabelle 10.2. T-Zellen von Knochenmarkchimären wirken als Helferzellen für syngene und allogene B-Zellen

Transferierte Zellen	Plaque-bildende Zellen (PFC)
T-Zellen von CBA-Chimären	964
T-Zellen von CBA-Chimären + CBA B-Zellen	35 107
T-Zellen von CBA-Chimären + DBA B-Zellen	17 763

Aus von Boehmer, Hudson und Sprent (1975). *J. Exp. Med.* 142, 989

Adaptive Differenzierung. Die Ergebnisse der allogenen Rekonstitutionsexperimente (Abb. 10.1) und der Experimente mit Chimären (Tab. 10.2) ließen sich zunächst nur schwer miteinander vereinbaren. David Katz entwickelte deshalb die Theorie der *adaptiven Differenzierung.* Danach ist Identität für Allele der *I*-Region Voraussetzung für eine Kooperation zwischen B- und T-Zellen, das heißt für die Interaktion ihrer CI-Moleküle (siehe oben); die Zellen können sich aber auf eine bestimmte Weise „adaptiv" die geeigneten CI-Moleküle verschaffen, wenn sie im Milieu des allogenen Haplotyps differenzieren. Zellen können also die Fähigkeit erwerben, die entsprechenden CI-Moleküle zu exprimieren, die für eine Zellinteraktion notwendig sind. Wenn zum Beispiel T-Zellen des H-2^k-Haplotyps im Milieu des H-2^d-Haplotyps differenzieren, erlangen die H-2^k-Zellen die Fähigkeit, mit den H-2^d-Zellen zu kooperieren. Sie entwickeln „adaptiv" die Fähigkeit zur Interaktion. Um diese Theorie zu überprüfen, führten Katz und seine Mitarbeiter eine Reihe von Experimenten durch. Ein solches Experiment ist in Abbildung 10.6 dargestellt.

Zunächst erhält man $F_1 \rightarrow P_1$ Chimären, indem man Knochenmark von F_1-Tieren bestrahlten Mäusen eines Elternstammes injiziert. Nach einer bestimmten Zeit werden die Chimären mit einem Carrier sensibilisiert. Aus der Milz und den Lymphknoten dieser Chimäre gewinnt man Carriersensibilisierte T-Zellen und injiziert sie letalbestrahlten F_1-Empfängermäusen zusammen mit Hapten-sensibilisierten B-Zellen. Die B-Zellen stam-

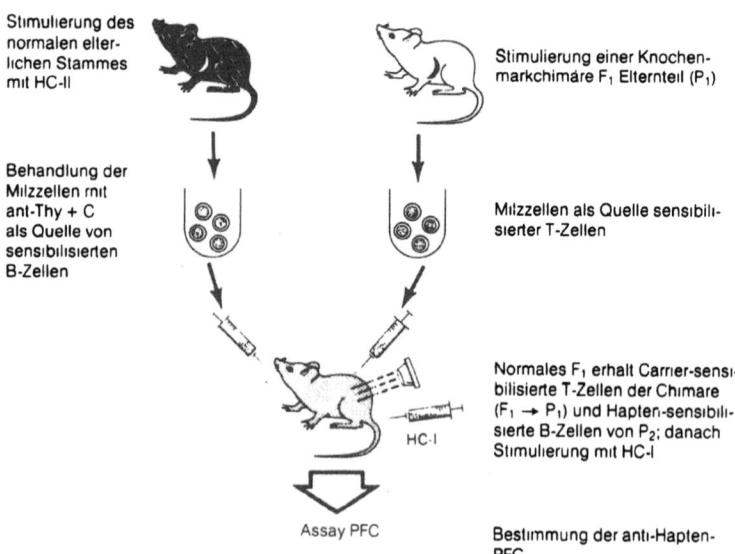

Abb. 10.6. Bestimmung der anti-Hapten PFC

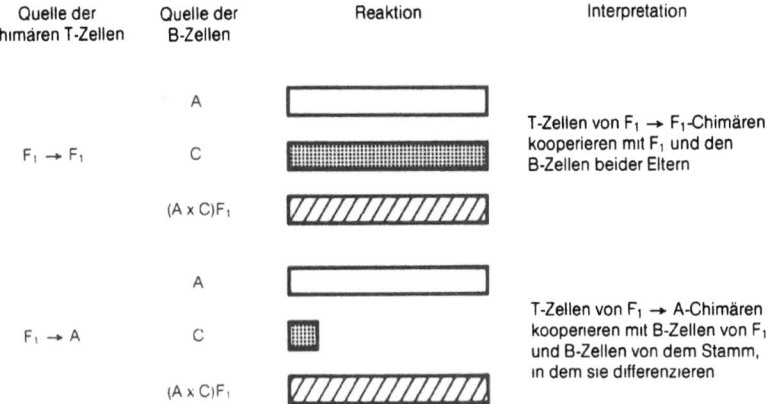

Abb. 10.7. B-T-Zell-Kooperation nach adaptiver Differenzierung. (Nach Katz et al. (1978). *J. Exp. Med.* 148, 727)

men von normalen Mäusen entweder vom Stamm der Eltern oder von F_1-Tieren. Danach wird das Empfängertier mit Hapten und Carrier stimuliert. Wenn es zu einer adaptiven Differenzierung kommt, müssen die F_1-T-Zellen (die zur Kooperation mit B-Zellen jedes parentalen Haplotyps fähig sein sollten) in der Chimäre so „adaptieren", daß sie mit einem elterlichen Haplotyp bevorzugt reagieren. Wenn man T-Zellen einer $(C \times A) F_1$ im Milieu des *H-2*-Haplotyps vom Stamm A oder vom Stamm C differenzieren läßt, so sollten diese F_1-Zellen eine Präferenz (oder eine Restriktion) ihrer Interatkion mit den B-Zellen des Stammes zeigen, indem sie differenziert sind. Im Stamm A differenzierte F_1-T-Zellen sollten mit B-Zellen des Stammes A eine bessere Kooperation zeigen als mit B-Zellen des Stammes C. Genau dies beobachtet man in dem in Abbildung 10.7 dargestellten Experiment: F_1-Knochenmarkzellen, die sich in einem F_1-Milieu differenzieren ($F_1 \rightarrow F_1$ Chimären) können mit B-Zellen von F_1 und von beiden elterlichen Stämmen kooperieren. (Abb. 10.7 oben). T-Zellen einer $F_1 \rightarrow P_A$-Chimäre kooperieren bevorzugt mit B-Zellen des Stammes A, jedoch nicht mit B-Zellen des Stammes C. Wie erwartet, kooperieren diese F_1-B-Zellen auch mit den F_1-B-Zellen. Die sensibilisierten T-Zellen sind also nur zu einer Kooperation mit den Zellen des elterlichen Haplotyps fähig, in dem sie sich differenzierten, obwohl sie als F_1-Zellen das genetische Potential zur Kooperation mit B-Zellen beider parentaler Haplotypen besitzen.

Selbst-anti-selbst-Interaktionen

Aus diesen Experimenten wird deutlich, daß die F_1- Knochenmarkzellen, die im Milieu eines parentalen *H-2*-Haplotyps zu T-Zellen differenzieren, einen Wandel durchmachen. Sie „adaptieren", indem sie trotz ihres genetischen Potentials zur Kooperation mit beiden elterlichen Haplotypen eine Beschränkung mit dem *H-2*-Haplotyp der B-Zellen zeigen, mit denen sie kooperieren. Die Frage, auf welche Weise sich diese Adaptation vollzieht, führt zurück auf die Frage, ob CI-Moleküle als gleichartige Moleküle interagieren oder ob diese Interaktion über einen „Akzeptor" stattfindet. Trifft die erste Vorstellung zu (das heißt die Interaktion zwischen gleichartigen Molekülen), so setzt dies voraus, daß die an Adaptation beteiligten Zellen neue Genprodukte in der *I*-Region exprimieren. Erfolgt die Interaktion über einen „Akzeptor", dann erhebt sich die Frage nach seiner Struktur. Im folgenden werden wir zeigen, daß Produkte der *I*-Region an der Interaktion der CI-Moleküle beteiligt sind, und daß der „Akzeptor" ein gegen eigene MHC-Produkte gerichteter Rezeptor ist. Diese Vorstellung einer Selbstanti-Selbst-Reaktion stellt die traditionelle immunologische Vorstellung auf den Kopf, daß anti-Selbst-Reaktionen unter normalen Bedingungen unmöglich sind.

Die Rolle des Makrophagen bei der Entstehung von T-Helfer-Zellen. Die entscheidende Rolle der Interaktion zwischen T-Zellen und Makrophagen bei der Immunantwort wurde bereits im Kapitel 9 beschrieben. Die Funktion der T-Zellen läßt sich in zwei Phasen unterteilen, die *Aktivierung* von T-Zellen aus ruhenden Vorläuferzellen und die *Entstehung* von Zellen mit Helfer- oder Effektorfunktion. T-Zellen werden erst dann zu funktionellen Zellen, wenn sie durch Antigen aktiviert und zur Proliferation angeregt worden sind.

Aktivierung von T-Zellen. Die Antigen-induzierte Proliferation von T-Zellen wird wahrscheinlich durch die Darbietung des Antigens vorbereitet. Sie kann nur in Anwesenheit von Makrophagen stattfinden (Kapitel 9). Aus Tabelle 10.3 geht hervor, daß es nur dann zu einer Aktivierung der T-Zellen kommt, wenn Makrophagen und T-Zellen gemeinsame MHC-Antigene besitzen. Diese Daten wurden mit Hilfe der Methode von Rosenthal und Shevach (Abb. 3, Kapitel 9) gewonnen. Meerschweinchenmakrophagen wurden dort mit Antigen stimuliert und zu T-Zellen gegeben, deren Proliferation durch den Einbau von Tritium-Thymidin gemessen wurde. Die Notwendigkeit einer *MHC*-Identität für die Aktivierung von T-Zellen wurde nachgewiesen, indem Makrophagen vom Meerschweinenstamm 2 mit Antigen stimuliert und T-Zellen vom Stamm 2, Stamm 13 oder Stamm $(2 \times 13) F_1$ hinzugegeben wurden. Aus Tabelle 3 geht hervor, daß die Antigen-stimulierten Makrophagen vom Stamm 2 die Proliferation von T-Zellen vom Stamm 2 und $(2 \times 13) F_1$ induzieren, jedoch nicht von T-Zellen des Stammes 13. Ebenso induzieren stimulierte Makrophagen von Stamm

Tabelle 10.3. *MHC*-Restriktion bei der T-Zell-Aktivierung

Makrophagen	Antigen	Herkunft der T-Zellen		
		Stamm 2	Stamm 13	$(2 \times 13) F_1$
2	∅	0,9	5,7	1,6
2	+	26,3	8,6	6,9
13	∅	4,6	1,7	1,8
13	+	3,1	19,9	7,8
$(2 \times 13) F_1$	∅	1,9	4,2	1,6
$(2 \times 13) F_1$	+	12,4	11,8	12,6

Aus Rosenthal und Shevach (1974). *J. Exp. Med.* 138, 1194

13 die Proliferation von T-Zellen vom Stamm 13 und F_1-Tieren, aber nicht von T-Zellen des Stammes 2. Makrophagen, die nicht durch Antigen stimuliert sind, führen grundsätzlich zu keiner T-Zell-Proliferation.

Bei ähnlichen Experimenten mit Mäusen stellte sich heraus, daß die *MHC*-Identität, die für die T-Zell-Aktivierung durch Makrophagen notwendig ist, von einer *I*-Region Identität abhängt, besonders für *IA*. Aktivierung von T-Zellen durch Antigen setzt also die Anwesenheit von Makrophagen voraus, die in der *I*-Region mit den T-Zellen syngen sind.

Entstehung von T-Helfer-Zellen. Durch die oben beschriebenen Experimente wurde nachgewiesen, daß bei der Aktivierung von T-Zellen durch Makrophagen und Antigen eine *MHC*-Restriktion besteht. Damit funktionelle T-Zellen entstehen, muß es zu einer Proliferation kommen, wahrscheinlich weil es hierdurch zu einer Vermehrung Antigen-spezifischer Klone kommt. Wir wollen jetzt näher auf die Bedeutung der Makrophagen und der *MHC*-Restriktion bei der Induktion von funktionellen T-Helfer-Zellen eingehen. In Kapitel 9 haben wir beschrieben, daß der Makrophage für die Entstehung von T-Helfer-Zellen notwendig ist (Seite 102). In dem Experiment der Abbildung 9.4 wurden gereinigte Lymphknoten-T-Zellen und Peritonealmakrophagen 4 Tage lang mit Antigen kultiviert (erste Kultur). Danach wurde dieser Kultur eine Population T-Zell-freier Milzzellen als Quelle von B-Zellen hinzugegeben (zweite Kultur). Die Helferfunktion der in der ersten Kultur entstandenen T-Zellen wurde danach bewertet, in welchem Maße sie den B-Zellen in der zweiten Kultur Hilfe vermitteln konnten. Mit dem gleichen Ansatz wiesen Erb und Feldmann nach, daß es bei der Entstehung von T-Helfer-Zellen eine genetische Restriktion gibt. Sie testeten Kombinationen von Makrophagen und T-Zellen von Mäusen mit verschiedenen *H-2*-Typen, um den Einfluß des *MHC* auf die Entstehung von Helferzellen zu bestimmen. Aus Teil A von Tabelle 10.4 geht hervor, das allogene Ma-

Tabelle 10.4. *MHC*-Restriktion bei der Entstehung von T-Helferzellen

	T-Zellen		Makrophagen		Antwort (PFC)
	Stamm	Haplotyp	Stamm	Haplotyp	
A	CBA	*k*	CBA	*k*	377
	CBA	*k*	B10.BR	*k*	327
	CBA	*k*	B10	*b*	70
	CBA	*k*	B10.D$_2$	*d*	63
	CBA	*k*	None		63
B	CBA	*k*	B10.A	*kkkkdd*	327
	CBA	*k*	A.TL	*skkkkd*	303
	CBA	*k*	AQR	*qkkddd*	303
C	B10.A(4R)	*kkbbbb*	B10.A(4R)	*kkbbbb*	217
	B10.A(4R)	*kkbbbb*	B10.A(5R)	*bbbddd*	20
	B10.A(4R)	*kkbbbb*	AQR	*qkkddd*	203
	B10.A(4R)	*kkbbbb*	B10	*bbbbbb*	3

Aus Erb und Feldmann (1975). *J. Exp. Med.* 142, 460

krophagen keine Aktivierung von T-Zellen zu Helfer-Zellen induzieren. Zu einer Reaktion in der zweiten Kultur, die anzeigt, daß in der ersten Kultur Helferzellen entstanden sind, kommt es, wenn sowohl die T-Vorläuferzellen als auch die Makrophagen in der ersten Kultur vom H-2^k-Typ sind. Die Kontrolle bei der Entstehung von T-Helferzellen durch Aktivierung von Makrophagen und Antigen wird von Genen innerhalb des H-2-Komplexes und nicht von Hintergrundgenen ausgeübt, denn Makrophagen von B10.BR Mäusen (H-2^k) induzieren bei CBA T-Zellen, die ebenfalls vom H-2^k-Typ sind, eine Helferfunktion. Im Teil B wird spezifiziert, daß die H-2-Kontrollgene nicht in der K- oder D-Region liegen, denn A.TL und A.QR unterscheiden sich zwar für K- und D-Allele, ermöglichen jedoch die Entstehung von H-2^k-T-Helferzellen. A.TL und A$_x$QR besitzen identische I-Region-Allele. Experimente mit verschiedenen rekombinanten Mäusestämmen, die sich nur für I-Region-Allele unterscheiden, ergaben, daß Identität der I-Region notwendig ist. Dies ist in Teil C der Tabelle 10.4 dargestellt. Wenn man im Teil C die Subregionen der I-Region betrachtet (Buchstaben 2 bis 5 des Haplotyps) kann man erkennen, daß es zu Kooperation kommt, wenn Makrophagen und T-Zellen für *IA*- und IE_β-Allele (zweiter und dritter Buchstabe des Haplotyps) übereinstimmen [B10.A (4R) und A$_x$QR]. Stimmen die Stämme nur für das IE_β-Allel überein [B10.A (4R) und B10.A (5R)], entstehen keine Helferzellen, weil ein Unterschied für das *IA*-Allel vorliegt. Für die Entstehung von T-Helfer-Zellen ist also eine Identität von Makrophagen und Vorläufer-T-Zellen für *IA*-Allele notwendig. Die Experimente von Erb und Feldmann sind ein weiteres Beispiel dafür, daß Makrophagen notwendig sind, um T-Zell-Funktionen zu ermöglichen; ihre wichtigste Aussage ist aber, daß die Makrophagen den Haplotyp der *I*-Region mit den T-Zellen gemeinsam haben müssen.

Restriktion der T-Zell-Gruppen in der F_1-Generation auf den jeweiligen elterlichen Haplotyp

Sowohl bei der T-Zell-Aktivierung als auch bei der Entstehung von T-Helferzellen kann man beobachten, daß ein Tier einer F_1-Generation verschiedene T-Zellen besitzt, die jeweils auf die Reaktion mit einem parentalen Makrophagentyp beschränkt sind. Bevor wir diese Experimente näher beschreiben, möchten wir noch einmal betonen, daß das Ergebnis dieser Untersuchung völlig unerwartet war, und zwar aus folgendem Grund: Geht man von der Theorie der gleichartigen Interaktion aus, setzt man voraus, daß die T-Zellen und die Makrophagen die entsprechenden CI-Antigene bereits auf ihrer Oberfläche exprimieren, bevor es zur Makrophagen-T-Zell-Interaktion kommt, die zur Aktivierung der T-Zellen führt. Die CI-Antigene sind Antigene der *I*-Region (Ia-Moleküle). Es ist bekannt und läßt sich leicht nachweisen, daß die Zellen einer F_1-Generation beide parentalen MHC-Antigene kodominant exprimieren, das heißt, daß jede Zelle einer $(A \times B) F_1$ sowohl A als auch B-Antigene exprimiert. In den folgenden beschriebenen Experimenten verhalten sich T-Zellen so, daß die Vermutung nahe liegt, daß sie aus *zwei Zellpopulationen* zusammengesetzt sind. Eine Population reagiert mit dem MHC-Antigen von A und eine mit dem MHC-Antigen von B. Man kann also annehmen, daß eine F_1-Generation zwei Gruppen von T-Zellen besitzt, von denen jede die Fähigkeit hat, mit den H-2-Antigenen eines parentalen Typs zu reagieren. Daraus folgt, daß die T-Zellen eines Tieres die Fähigkeit besitzen, mit MHC-Antigen desselben Tieres zu reagieren, so daß es bei den T-Zellen eines normalen Tieres zu *anti-Selbst*-Reaktionen kommt.

Entstehung von T-Helfer-Zellen. Kappler und Marrach lieferten die ersten experimentellen Hinweise dafür, daß F_1-Tiere zwei Gruppen von T-Zellen besitzen, von denen jede nur mit jeweils einem parentalen H-2-Antigen interagieren kann. Sie sensibilisierten unbestrahlte F_1-Mäuse, indem sie ihnen Makrophagen eines parentalen Typs injizierten, die Antigen phagozytiert hatten. Die T-Zellen der F_1 wurden also mit Antigen konfrontiert, das mit den Makrophagen eines elterlichen Typs assoziiert war. Die T-Zellen der F_1-Maus wurden dann mit B-Zellen jedes parentalen Typs kultiviert, um zu prüfen, ob es zu einer Beschränkung der zellulären Interaktion kam. Es stellte sich heraus, daß die F_1 als Antwort auf das Makrophagenumschlossene Antigen mit der Bildung von T-Helfer-Zellen reagierte, die bevorzugt mit B-Zellen des parentalen Typs reagierten, der für die primäre Antigensensibilisierung verwendet worden war. Dies ist in Abbildung 10.8 dargestellt. Wäre die Fähigkeit, mit den Makrophagen beider elterlichen Typen zu reagieren, kodominant exprimiert, so sollten die T-Zellen der F_1-Tiere gleichermaßen gut mit den Makrophagen beider Elternteile reagieren. Aus den Ergebnissen des Experimentes in Abbildung 10.8 wird jedoch klar, daß nicht alle Zellen der F_1-Generation zu denselben Reaktionen befähigt sind.

T-Zell-Aktivierung. Für die T-Zell-Aktivierung durch Antigen-stimulierte Makrophagen ist eine Identität der *I*-Region zwischen Makrophagen und T-Zellen notwendig (Tab. 10.3). Mit F_1-Makrophagen assoziiertes Antigen kann bei den T-Zellen eines Elternteils eine Proliferation induzieren. Betrachtet man jedoch die T-Zellen von F_1-Tieren, so wird das Bild komplizierter. Inkubiert man F_1-T-Zellen mit Antigen-stimulierten Makrophagen eines parentalen Stammes vier Tage lang und stimuliert sie dann erneut mit

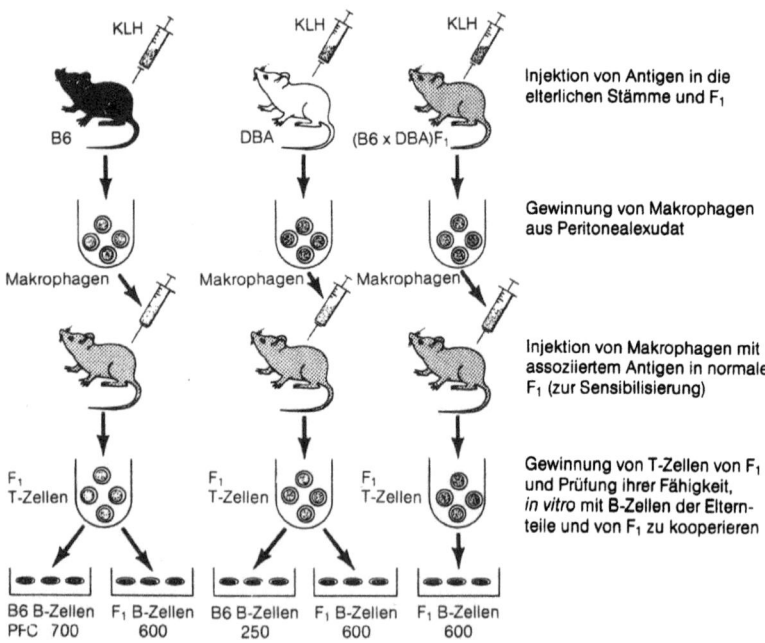

Abb. 10.8. F_1 besitzt zwei Populationen von T-Zellen. (Nach Kappler und Marrach (1976). *Nature* 262, 797)

Tabelle 10.5. T-Zellen von F_1 reagieren mit Antigentragenden Makrophagen nur eines elterlichen Typs

(A × B) F_1 T-Zellen		
erste Stimulation	zweite Stimulation	Proliferation
A	A	+
	B	−
	(A × B) F_1	+
B	A	−
	B	+
	(A × B) F_1	+
(A × B) F_1	A	+
	B	+
	(A × B) F_1	+

Nach Paul, Shevach, Pickeral, Thomas und Rosenthal (1977). *J. Exp. Med.* 145, 618

Antigen-stimulierten Makrophagen, so zeigt sich eine gute sekundäre Stimulation, wenn die Makrophagen, die für die initiale Sensibilisierung benutzt wurden, denselben parentalen Haplotyp besitzen wie die Makrophagen, die für die sekundäre Stimulation verwendet werden. Besitzen die Makrophagen der ersten Stimulation einen anderen parentalen Haplotyp als die Makrophagen für die sekundäre Stimulation, so kommt es nur zu einer schwachen Reaktion. Wie in Tabelle 10.5 zu sehen ist, reagieren (A × B) F_1-T-Zellen, die mit Antigen-stimulierten Makrophagen von A stimuliert wurden, auf sekundäre Stimulation durch Zellen von A, jedoch nicht von B. Wenn man davon ausgeht, daß die Notwendigkeit der *I*-Regionen-Identität darin liegt, Interaktionen zwischen gleichartigen Antigenen zu ermöglichen, dann ist dies ein unerwartetes Ergebnis, denn man würde eine positive Interaktion zwischen F_1-T-Zellen und Stamm B-Makrophagen bei der sekundären Stimulation erwarten, da die F_1-Tiere B-Antigene exprimieren. Die Unfähigkeit der F_1-Tiere, auf den anderen Elternteil zu reagieren, erinnert stark an die „adaptive Differenzierung", bei der die F_1-Tiere eine Bevorzugung eines parentalen Haplotyps zeigen, wenn sie in Anwesenheit von Zellen dieses Haplotyps differenzieren. Um die Theorie zu überprüfen, daß zwei verschiedene Subpopulationen von F_1-T-Zellen mit jeweils einem parentalen Haplotyp reagieren, bediente man sich eines experimentellen Systems, in dem jede Zelle, die mit primärer Proliferation reagiert, abgetötet wird. Wenn tatsächlich zwei Subpopulationen von T-Zellen reagieren und diejenige, die bei der primären Stimulation reagiert, abgetötet wird, sollte es nicht zu einer sekundären Reaktion auf dasselbe Antigen kommen. Es sollte jedoch zu einer normalen primären Reaktion gegen die Makrophagen des zweiten parentalen Haplotyps kommen, da die Zellen, die auf dessen Antigene reagieren, während der ersten Stimulation nicht reagiert hatten und deshalb auch nicht abgetötet worden waren. Praktisch läßt sich dieses Experiment durchführen, indem man F_1-T-Zellen mit Antigen-stimulierten Makrophagen eines parentalen Typs inkubiert und wenige Stunden später Bromdesoxyuridin (BUdR) hinzufügt. Dieses Molekül wird in neu synthetisierte DNS eingebaut und führt dazu, daß die Zellen, die BUdR inkorporiert haben, bei Lichtexposition absterben. Dies ist eine elegante und praktische Methode, proliferierende Zellen selektiv abzutöten. Bedient man sich dieser Technik bei F_1-T-Zellen, die mit Makrophagen eines parentalen Typs stimuliert wurden, so kommt es bei einer zweiten Stimulierung mit demselben parentalen Haplotyp nicht zu einer Proliferation. Es kommt jedoch zu einer normalen Reaktion gegen den anderen parentalen Haplotyp und gegen F_1-Zellen (Tab. 10.5). Die Ergebnisse dieses Experiments stützen die Annahme, daß es in einer F_1-Generation Subpopulation von T-Zellen gibt, die auf verschiedene parentale Antigene reagieren.

Autoreaktivität als möglicher Mechanismus bei T-Zell-Makrophagen Interaktionen. Die Ergebnisse der oben beschriebenen Experimente mit F_1-T-Zellen weisen auf die Möglichkeit eines neuen Mechanismus für T-Zell-Makrophagen-Interaktionen hin. Die zentrale Rolle des Makrophagen liegt darin, der T-Zelle Antigen darzubieten, und die Notwendigkeit der Identität der I-Region für Makrophage und T-Zelle zeigt, daß die T-Zelle in ihrer Fähigkeit, mit dem Antigen-präsentierenden Makrophagen zu reagieren, eingeschränkt ist. Die Tatsache, daß es in der F_1-Generation T-Zellen gibt, die in ihren Interaktionen eine Einschränkung auf den einen oder den anderen parentalen Haplotyp zeigen, obwohl MHC-Antigene kodominant exprimiert werden, läßt sich mit der Vorstellung einer Interaktion zwischen gleichartigen CI-Moleküle nicht mehr erklären. Eine Erklärung, die sich anbietet, beinhaltet, daß die T-Zelle *Antigen auf dem Makrophagen zusammen mit Ia-Antigen auf dem Makrophagen über einen Rezeptor für Selbstantigen auf der T-Zelle erkennt.* Entsprechend dieser Vorstellung muß die T-Zelle sowohl mit dem spezifischen Antigen als auch mit dem „Selbst" MHC-Antigen interagieren, um durch Makrophagen-assoziiertes Antigen aktiviert zu werden. Die Ergebnisse von Untersuchungen an F_1-T-Zellen beinhalten, daß die Interaktion nicht über gleichartige Moleküle erfolgt, sondern daß die T-Zelle einen Rezeptor für Selbst hat. Das heißt, daß die T-Zelle zwei Rezeptoren besitzen muß, einen für Fremdantigen, (Antigen X, das das spezifische Antigen darstellt, auf das die T-Zelle aufgrund ihrer Vorprogrammierung reagiert) und einen für eigenes MHC-Antigen. Trifft

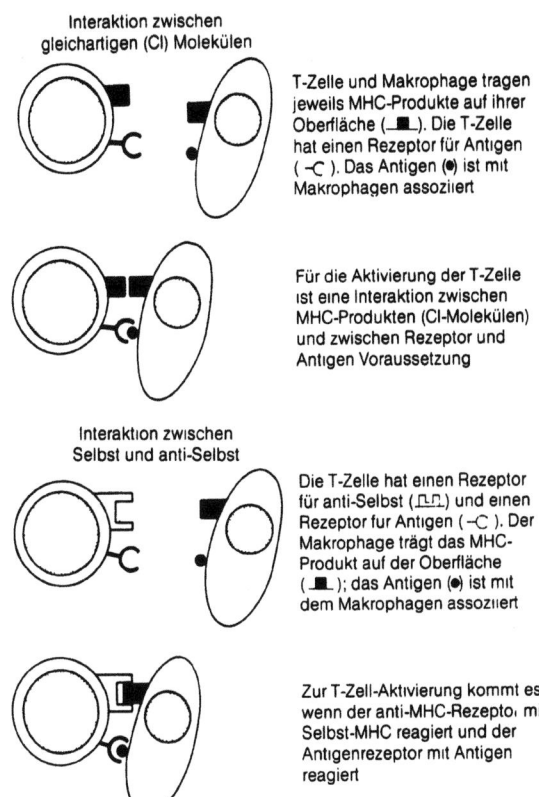

Abb. 10.9. Wechselwirkung zwischen Makrophagen und T-Zellen. Interaktion zwischen gleichartigen Molekülen versus Selbst-anti-Selbst-Interaktion

diese Theorie zu, so stellte sie die frühere immunologische Vorstellung völlig um, da sie fordert, daß das Immunsystem „Selbst" erkennen und mit „Selbst" reagieren muß, um eine Immunantwort gegen „Nicht-Selbst" hervorzubringen. Diese Vorstellung ist in Abbildung 10.9 skizziert und der Interaktion zwischen gleichartigen Molekülen gegenübergestellt. Im folgenden Kapitel werden weitere Experimente mit zellvermittelten Systemen beschrieben, die die Vorstellung unterstützen, daß Autoreaktivität für Alloreaktivität (Reaktion auf Fremdantigen) notwendig ist.

Zusammenfassung

1. Bei bestrahlten Empfängertieren wird die immunologische Reaktionsfähigkeit wiederhergestellt, wenn sie mit B- und T-Zellen rekonstituiert

werden, die in der *I*-Region des *H-2*-Komplexes syngen sind. Die Zelloberflächenmoleküle, die an der Interaktion zwischen diesen Zellen beteiligt sind, werden Zellinteraktionsmoleküle (cell interaction molecules = CI) genannt.
2. Zunächst war offen, ob CI-Moleküle über Interaktion zwischen gleichartigen Molekülen oder durch Reaktion mit einem „Akzeptor" auf einer Zelle operieren.
3. Allogene B- und T-Zellen interagieren, wenn sie von Knochenmarkchimären abstammen. Dies führte zu der Vorstellung der „adaptiven Differenzierung", bei der sich T-Zellen in chimären Tieren adaptieren, um mit allogenen Zellen zu interagieren.
4. Die Aktivierung von T-Zellen durch Antigen und die Induktion der Helferfunktion bei T-Zellen erfordert Makrophagen, die in der *I*-Region mit den T-Zellen histokompatibel sind.
5. Tiere einer F_1-Generation besitzen zwei Gruppen von T-Zellen, von denen jede mit den Makrophagen eines parentalen Haplotyps reagiert.
6. T-Zell-Makrophagen-Interaktionen sind durch MHC Antigene eingeschränkt. Die Aktivierung und Expansion von Klonen Antigen-spezifischer T-Zellen erfordert Interaktionen mit Antigen plus „Selbst"- (H-2)-Antigenen.
7. Selbst-anti-Selbst-Reaktionen, an denen Auto-anti-MHC-Rezeptoren auf T-Zellen und MHC-Antigene auf Makrophagen beteiligt sind, sind notwendig für die Entstehung von Immunreaktionen.

Literatur

Übersichtsarbeiten

Berzofsky, J.A. (1980). Immune response genes in the regulation of mammalian immunity, in: *Biological Regulation and Development*, Vol. 2, R.F. Goldberger (ed.), New York, Plenum Press

Golub, E.S. (1980). Know thyself: Autoreactivity in the immune response, *Cell* 21, 603

Katz, D.H. (1980). Adaptive differentiation of lymphocytes: Theoretical implications for mechanisms of cell-cell recognition and regulation of immune responses, *Adv. Immunol.* 29, 138

Sprent, J. (1978). Role of *H-2* gene products in the function of T-helper cells from normal and chimeric mice in vivo, *Immunol. Rev.* 42, 108

Sprent, J., Korngold, R., and Molnar-Kimber, K. (in press). T-cell recognition of antigen in vivo: Role of the *H-2* complex, in *Seminars in Immunopathology*, K. Eichmann (ed.), Berlin, Springer. (Die Entwicklung auf diesem Gebiet ist so rasant, daß nur neuere Übersichtsarbeiten aufgeführt sind.)

11. Die Rolle des *MHC* bei der Entstehung von zellvermittelten Antworten

Übersicht

Der *MHC* spielt eine entscheidende Rolle bei der Entstehung von Antikörperreaktionen, da er die Aktivierung von T-Zellen durch Antigen beeinflußt. Der Mechanismus dieser Aktivierung beinhaltet wahrscheinlich die Interaktion von Ia-Antigenen auf Makrophagen mit anti-Ia-Rezeptoren auf T-Zellen.

Aus dieser Vorstellung folgt, daß eine Reaktion mit Selbst notwendig ist, um eine Reaktion gegen eine Fremdantigen hervorzubringen. Ähnlich ist die Situation bei der Entstehung von zytotoxischen Zellen. In diesem Kapitel werden wir Nachweise dafür bringen, daß bei der Entstehung von zytotoxischen T-Zellen die Vorläuferzellen sowohl mit Fremdantigen reagieren müssen, als auch mit *K/D*-Produkten des *MHC*. Außerdem werden wir beschreiben, daß T-Zellen einer F_1-Generation eine Zellpopulation enthalten, die mit den *K/D*-Antigenen eines Elternteils reagiert und eine zweite Population, die mit den *K/D*-Antigenen des anderen Elternteils reagiert. Untersuchungen mit Chimären ergaben, daß in $F_1 \rightarrow P_1$ Chimären eine Einschränkung der Spezifität der CTL für Zielzellen mit den Antigenen des parentalen Haplotyps des Empfängertieres besteht. Dies deutet darauf hin, daß das Empfängermilieu eine der beiden T-Zell-Populationen selektiert. $P_1 \rightarrow F_1$ Untersuchungen zeigen jedoch, daß der Empfänger das Repertoire der Einschränkung nicht über das genetische Potential der T-Zellen hinaus erweitern kann, denn die P_1-Zellen in $P_1 \rightarrow F_1$ Chimären bleiben auf P_1-Zielzellen eingeschränkt. Ob bei dieser Selektion der CTL neben dem Thymus noch andere Faktoren eine Rolle spielen, ist noch Gegenstand von Kontroversen.

MHC-Restriktion von zytotoxischen Zellen

Das Zinkernagel-Doherty-Shearer-Phänomen. Die Entstehung von zytotoxischen T-Zellen für andere Antigene als allogenes *H-2* ist *MHC*-eingeschränkt. Zinkernagel und Doherty konnten dieses Phänomen als erste für Viren und Shearer für TNP-modifizierte syngene Zellen nachweisen. Bald darauf wurde das Phänomen auch für Nicht-Haupthistokompatibilitäts-Antigene (minor histocompatibility, *non-H-2*) und die männlichen H-Y-Antigene beobachtet. Das Experiment, mit dem man dieses Phänomen nachweisen kann, ist in Abbildung 11.1 dargestellt. Mäuse eines Stammes werden mit Antigen immunisiert und nach einer bestimmten Zeit werden ihre Milzzellen zu ^{51}Cr-markierten, Antigen-enthaltenden Zielzellen desselben oder eines anderen Stammes gegeben. Die Ergebnisse eines solchen Experiments sind in Abbildung 11.2 zu sehen. Wenn die Antigene (Virus, TNP, minor H oder H-Y) auf Zielzellen sind, die denselben *H-2* Haplotyp wie die immunisierte Maus haben, werden die Zellen abgetötet (Gruppe A). Als Kontrolle für die Spezifität der zytotoxischen Reaktion dienen Milzzellen mit demselben *H-2* Haplotyp, die kein Antigen tragen (Gruppe B) oder ein ungeeignetes Antigen (Gruppe C), wobei es in keinem Fall zu einer zytotoxischen Reaktion kommt. Die Injektion von Antigen hat also zur Entstehung von Antigen-spezifischen zytotoxischen Zellen geführt. Entscheidend in dem Experiment ist die Gruppe D, in der sich das spezifische Antigen auf Zielzellen mit einem anderen *H-2* Haplotyp befindet. Wie in Abbildung 2 zu sehen ist, entsteht gegen diese Zellen keine zytotoxische

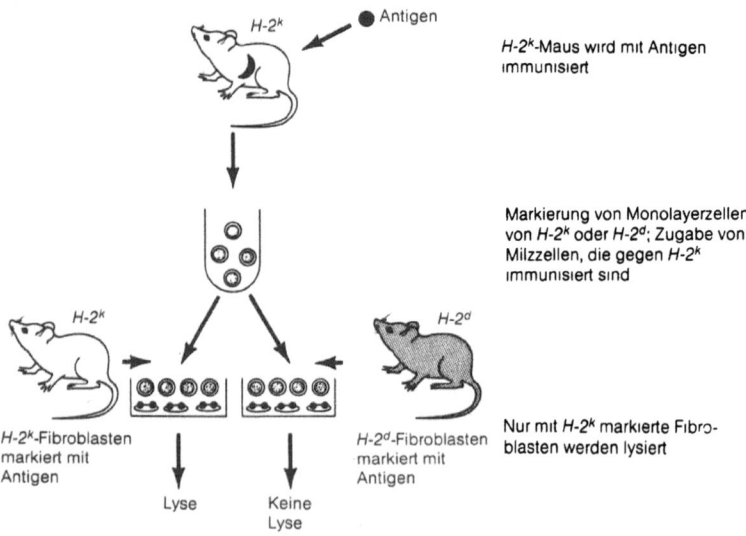

Abb. 11.1. *MHC*-Restriktion bei zellvermittelten Antworten. Als Antigen kommen in Frage: Virus (Zinkernagel und Doherty (1974). *Nature* 248, 701); TNP-modifizierte syngene bzw. autologe Zellen (Shearer (1974). *Eur. J. Immunol.* 4, 527); Nebenantigene des Histokompatibilitätskomplexes (minor H antigens) (Bevan (1975). *J. Exp. Med.* 142, 1349); oder H-Y-Antigene (Gordon et al. (1975). *J. Exp. Med.* 142, 1108)

Reaktion. Obwohl antigenspezifische zytotoxische Zellen entstanden sind, können sie nur Antigen-tragende Zielzellen lysieren, die denselben *H-2*-Haplotyp besitzen. Zytotoxische Zellen sind also *H-2*-eingeschränkt.

K/D-Restriktion. Die *H-2* assoziierte Einschränkung bei der Aktivierung von T-Zellen und bei der Entstehung von Helfer-Zellen bei der Antikörperbildung wird von Genen der *I*-Region kontrolliert (Kapitel 10). Ähnliche Untersuchungen der Zytotoxizität mit Hilfe von rekombinanten Mäusen

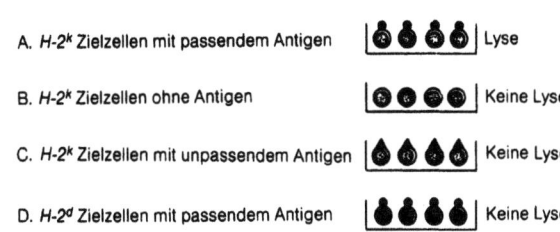

Abb. 11.2. Antigen-spezifische CTL lysieren Zellen mit dem spezifischen Antigen und dem passenden *H-2*

ergaben, daß die Einschränkung bei der Zytotoxizität nicht von Genen der *I*-Region, sondern von Genen der *K*- und *D*- Region kontrolliert wird. Dies ist in Tabelle 11.1 dargestellt. Folglich liegt die Einschränkung bei der Entstehung von Helfer-Zellen in der *I*-Region und bei der Entstehung von zytotoxischen Effektorzellen in der *K/D*-Region.

Notwendigkeit der Kompatibilität zwischen Responder und Stimulator. Die Ergebnisse in Abbildung 11.2 können auf zwei Arten interpretiert werden: Entweder gibt es eine *MHC*-Einschränkung zwischen zytotoxischer Zelle und Zielzelle (das heißt in der Effektor- oder Abtötungsphase der CTL) oder es gibt eine *MHC*-Restriktion bei der Entstehung von zytotoxischen Zellen. Diese Frage läßt sich durch das in Abbildung 11.3 dargestellte Experiment entscheiden: $(A \times B) F_1$-Tiere werden mit Antigen stimuliert, das mit Zellen jeweils eines Elternteils A oder B assoziiert war. Danach wird die Zytotoxizität von Milzzellen gegen Antigen-tragende Zielzellen von Elternteil A und B getestet. Wenn die *MHC*-Einschränkung nur zwischen Effektor und Zielzelle besteht, sollten die $(A \times B) F_1$-Zellen sowohl A als auch B Zielzellen abtöten. Wird die *MHC*-Restriktion zwischen der reagierenden Vorläuferzelle und stimulierenden Zelle jedoch bei der Entstehung der zytotoxischen Zellen wirksam, dann sollten $(A \times B) F_1$-Zellen, die mit Antigen auf Zellen des Elternteils A sensibilisiert wurden, nur für A Zielzellen zytotoxisch sein. Umgekehrt sollte die Sensibilisierung von F_1-Tiere durch Antigen-tragende

Tabelle 11.1. *MHC*-Restriktion (*K/D*) bei der Entstehung von zytotoxischen Effektzellen

Virussystem	Immunis. Milzzellen		% ^{51}Cr-Freisetzung aus Makrophagen*		
	Stamm	Haplotyp K I S D	SJL sssss	BALB/c dddddd	CBA/H kkkkkk
LCM	A.TL	*skkd*	25	64	1
	CBA/H	*kkkk*	2	1	34
	A/J	*kkdd*	0	64	30
Ectromelia	A.TL	*skkd*	32	47	0
	CBA/H	*kkkk*	0	15	43
Sendai	A.TL	*skkd*	63	24	4
	A.TH	*sssd*	63	59	3
	A/J	*kkdd*	3	65	49

* Makrophagen infiziert mit homologem Virus; Ergebnisse als spezifische ^{51}Cr-Freisetzung

Aus Doherty, Blanden und Zinkernagel (1976). *Transplant. Rev.* 28, 89

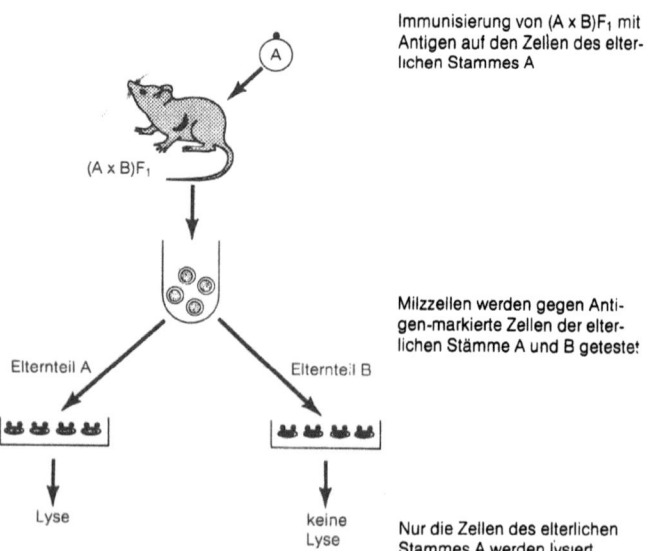

Abb. 11.3. *MHC*-Restriktion bei der Entstehung von zytotoxischen Zellen

Zellen von B nur zur Abtötung von B, jedoch nicht von A Zielzellen führen. Aus Abbildung 11.3 sieht man, daß die Zytotoxizität auf den parentalen Haplotyp eingeschränkt ist, mit dem immunisiert wurde. Das spricht dafür, daß die Einschränkung bei der Entstehung von zytotoxischen Zellen und nicht erst in der Effektorphase stattfindet. Welche Mechanismen der *MHC*-Einschränkung bei der Entstehung einer CTL zugrunde liegen, soll im folgenden diskutiert werden.

Untersuchungen an Knochenmarkchimären

Für die Entstehung von zytotoxischen T-Zellen ist eine *MHC*-Restriktion nachgewiesen. Welchen Beitrag hierbei einerseits die Vorläuferzelle, die zur zytotoxischen Effektorzelle wird, und andererseits das Milieu, in dem diese Zelle mit Antigen interagiert, leisten, kann man mit Hilfe von Knochenmarkchimären (Kapitel 10) näher untersuchen.

Die Rolle des Empfängermilieus ($F_1 \rightarrow P$). Das folgende Experiment legt nahe, daß das *MHC*-Milieu, in dem sich die Vorläuferzelle zur CTL differenziert, für die *MHC*-Restriktion bedeutsam ist. Da F_1-Zellen MHC-Antigene beider Eltern besitzen, sollten F_1-Zellen fähig sein, Antigentragende Zielzellen beider Eltern zu lysieren. Differenzieren F_1-Zellen jedoch im Milieu nur eines parentalen *MHC*-Typs, so können sie nur Zielzellen dieses parentalen Haplotyps lysieren wenn die $F_1 \rightarrow P_1$ Chimären mit Antigen stimuliert werden. Aus $F_1 \rightarrow P_2$ Chimären erhält man entsprechend CTL, deren Zytotoxizität auf P_2-Zielzellen eingeschränkt ist. Die Differenzierung der F_1-Generation im Milieu eines parentalen Haplotyps führt also zur bevorzugten Lyse der Zellen dieses Haplotyps, obwohl die F_1-Zellen das genetische Potential besitzen, auf beide parentale Haplotypen zytotoxisch zu reagieren (wie es an der Reaktion normaler F_1-Zellen zu sehen ist). Dieser Vorgang ist der „adaptiven Differenzierung" bei der Antikörperbildung analog.

MHC-Restriktion der Vorläuferzelle ($P_1 \rightarrow F_1$). Das in Abbildung 11.4 dargestellte Experiment zeigt, daß das Milieu, in dem die Vorläuferzelle differenziert, einen Einfluß auf die *MHC*-Restriktion der Effektor-T-Zelle hat. Um nachzuweisen, ob das Milieu auch einen Einfluß auf das genetische Potential der Vorläuferzelle hat, bedient man sich des Experiments in Abbildung 11.5: Vorläuferzellen eines elterlichen Haplotyps läßt man in einem F_1-Tier differenzieren, das heißt, in einem Milieu mit beiden parentalen H-2 Antigenen. Hiermit sollte geklärt werden, ob die *MHC*-Restriktion der Vorläuferzelle eines Elternteils erweitert wird auf den *MHC* des anderen

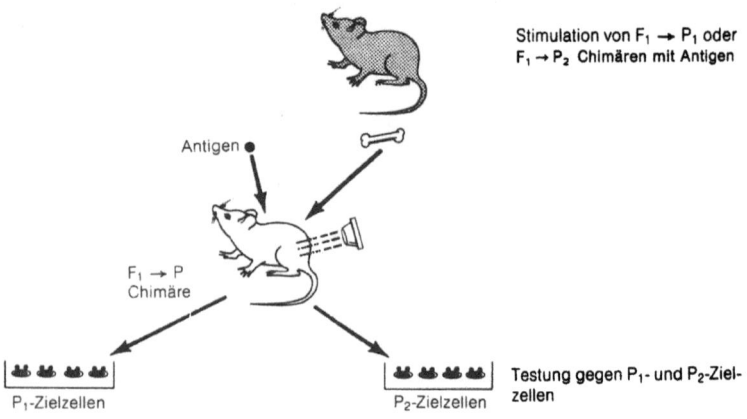

Zielgellen	CTL (% spezifische Lyse)			
	$F_1 \to P_1$	$F_1 \to P_2$	Normale F_1	
P_1	73	29	56	$F_1 P_1$ Zellen lysieren vorzugsweise P_1-Zielzellen; dies spricht dafür, daß das Wirt-Milieu die MHC-Restriktion bestimmt
P_2	19	52	62	

Abb. 11.4. Das Milieu des Wirtstieres bestimmt die *MHC*-Beschränkung. (Nach Bevan (1977). *Nature* 269, 417)

Elternteils. Trotz der Geradlinigkeit des experimentellen Ansatzes kam es zu widersprüchlichen Ergebnissen.

Die P_1-Vorläuferzelle, die in einer $P_1 \to F_1$ Chimäre differenziert, bildet *nur eine MHC*-Restriktion gegen P_1 aus. Folglich vermag das F_1-Milieu das Potential der *MHC*-Restriktion der Vorläuferzelle nicht zu vergrößern.

Stimuliert man die $P_1 \to F_1$ Chimäre mit Antigen, so kommt es zur Lyse von 73% der Zielzellen vom P_1-Haplotyp und von 35% der Zielzellen vom P_2-Haplotyp. Da auch 23% Kontrollzielzellen (mit einem von P_1 und P_2 verschiedenen Haplotyp) lysiert werden, spricht dies dafür, daß die Differenzierung im Milieu eines anderen H-2 die *MHC*-Restriktion nicht erweitert. An dieser Stelle muß betont werden, daß bei einem solchen Experiment das technische Vorgehen von entscheidender Bedeutung ist. Ein früher veröffentlichtes Ergebnis eines solchen Experiments widersprach den Ergebnissen von Abbildung 11.5 vollkommen, das heißt, die *MHC*-Restriktion war auf P_2 ausgedehnt worden. Die Ursache für diesen Widerspruch (beide Ergebnisse stammen von demselben Untersucher) liegt, wie sich herausstellte, in der Bestrahlungsdosis, mit der die F_1-Empfängertiere für die Chimären präpariert wurden. Ein letale Dosis (ca. 800 R) führt zu einer Zytotoxizität, die auch die P_2-Zielzellen betrifft; eine supraletale Dosis (ca. 1000 R)

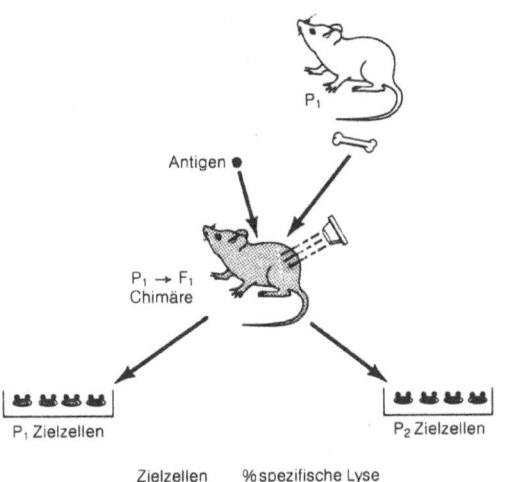

Abb. 11.5. Die Vorläuferzelle bestimmt das Potential der *MHC*-Beschränkung. (Nach Zinkernagel et al. (1978). *J. Exp. Med.* 147, 882 und 897)

beschränkt die Lyse jedoch auf die P_1-Zellen. Vermutlich werden bei der niedrigeren Bestrahlungsdosis nicht alle Zellen des Empfängertieres ausgeschaltet.

Induktionsmechanismen der MHC-Restriktion: Eine Interpretation. Aus den Experimenten mit $F_1 \to P_1$-Chimären geht hervor, daß in der F_1-Generation, die potentiell auf zwei Haplotypen eingeschränkt ist, das Empfängermilieu determiniert, welches Potential exprimiert wird. Da es in einer F_1-Generation zwei Untergruppen autoreaktiver T-Zellen gibt (Kapitel 10), von denen jede mit einem elterlichen Haplotyp reagiert, könnte die Wirkung des P_1-Milieus darin liegen, daß es die Entwicklung der P_1-reaktiven Gruppe von F_1-T-Zellen fördert, aber keinen Einfluß auf die P_1-reaktive Population hat. Diese Interpretation ist analog der Vorstellung über die T-Zell: Makrophagen-Interaktion (die wir im Kapitel 10 vertreten haben), die von einem T-Zell-Rezeptor für eigene *MHC*-Produkte ausgeht. Die Interaktion der Vorläuferzellen mit diesen MHC-Produkten führt zur klonalen Expansion der autoreaktiven Zellen. Entsprechend könnte es zu einer klonalen Expansion von Vorläufern der zytotoxischen T-Zelle kommen, die dieselben auto-anti-MHC-Rezeptoren exprimieren. Die zytotoxische Vorläuferzelle muß notwendigerweise „Selbst"-MHC-Antigen erkennen (Abb. 11.1), um mit Fremdantigen (Virus-Hapten, etc.) reagieren zu können. Die Aktivierung der CTL-Vorläuferzelle durch spezifisches Antigen erfordert die Interaktion sowohl mit eigenem als auch mit Fremdantigen, da die T-Zellen, die Rezeptoren für Fremdantigen tragen, erst dann klonal proliferien, wenn sie mit dem spezifischen Fremdantigen interagieren. Die Expansion autoreaktiver Klone durch Vermehrung der Zellen, die fähig sind, mit Selbst-Antigen zu reagieren, stattet das Immunsystem mit Zellen aus, die fähig sind, mit Fremdantigen zu reagieren. Dies ist in Abbildung 11.6 schematisch dargestellt.

Einzelrezeptor versus duale Erkennung. Da sowohl MHC- als auch Fremdantigene über Rezeptoren auf der Zelloberfläche erkannt werden müssen, damit zytotoxische Effektorzellen entstehen, erhob sich die Frage, ob die T-Zelle einen einzigen Rezeptor besitzt, der beide, H-2- und Fremdantigen gleichzeitig erkennt, oder zwei Rezeptoren, einen für das eigene H-2-Antigen und einen anderen für Fremdantigen. Einen einzigen Rezeptor kann man sich vorstellen als einen Rezeptor, der eine Kombination aus eigenem H-2- und Fremdantigen als *neoantigene Determinante* (NAD) erkennt. Das duale Rezeptormodell sieht auf der Oberfläche der T-Zelle zwei getrennte Rezeptoren vor, anti-x und anti-Selbst. Die zwei Modelle sind in Abbildung 7

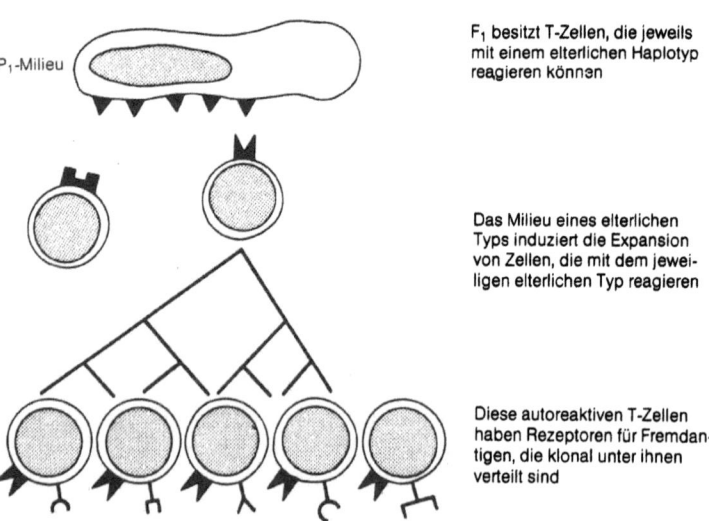

Abb. 11.6. Expansion jeweils einer Population autoreaktiver F_1 T-Zellen im Milieu eines elterlichen Haplotyps

skizziert. Inzwischen wird allgemein angenommen, daß das duale Erkennungsmodell mit zwei Rezeptor-Antigenbindungsstellen am ehesten der Wirklichkeit entspricht. Endgültig kann diese Frage aber erst beantwortet werden, wenn der T-Zell-Rezeptor eingehend chemisch analysiert ist (Kapitel 13).

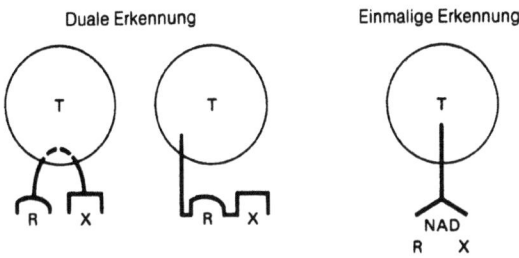

Abb. 11.7. Modelle der einmaligen und dualen Erkennung von T-Zell-Rezeptoren. (Aus Zinkernagel (1978). *Immunol. Rev.* 42, 224)

Die Rolle des Thymus bei der *MHC*-Restriktion

Untersuchungen an Thymus-Chimären. Die Ergebnisse des Experimentes in Abbildung 11.4 legen nahe, daß das Milieu des Empfängertieres die T-Zellen selektiert, die fähig sind, mit eigenen K- oder D-Antigenen zu reagieren (durch den in Abbildung 11.6 beschriebenen Mechanismus). Elegante Untersuchungen von Rolf Zinkernagel und seinen Mitarbeitern mit Chimären deuten darauf hin, daß der Thymus der Hauptort dieser Selektion ist. Ein F_1-Empfängertier wird thymektomiert (T_x) bevor es mit F_1-Knochenmark rekonstituiert wird und erhält später ein Thymustransplantat des einen oder des anderen Elternteils (Abb. 11.8). Nach einer bestimmten Zeit stimuliert man diese *Thymuschimären* mit Virus und bestimmt die *MHC*-Restriktion der zytotoxischen Zellen. Wie aus Tabelle 11.2 zu sehen ist, entwickeln sich in der thymektomierten Maus, die kein Thymustransplantat erhält, keine zytotoxischen Zellen. Das zeigt, (wie erwartet), daß der Thymus für die Differenzierung der Knochenmarkstammzelle zur Virus-spezifischen Killerzelle notwendig ist.

Bei einem $(A \times B) F_1$-Empfängertier, das $(A \times B) F_1$-Knochenmark und Thymus vom Tier des Stammes A erhält, ist die Wirkung der zytotoxischen T-Zellen auf die A-Zielzellen eingeschränkt. Entsprechend ist die Zytotoxizität auf B-Zielzellen eingeschränkt, wenn das Thymustransplantat vom Stamm B stammt. Daraus ergibt sich die Schlußfolgerung, daß der Thymus die *MHC*-Restriktion der zytotoxischen Zelle determiniert. Dies geschieht vermutlich durch klonale Expansion von T-Zellen in der $(A \times B) F_1$, die mit

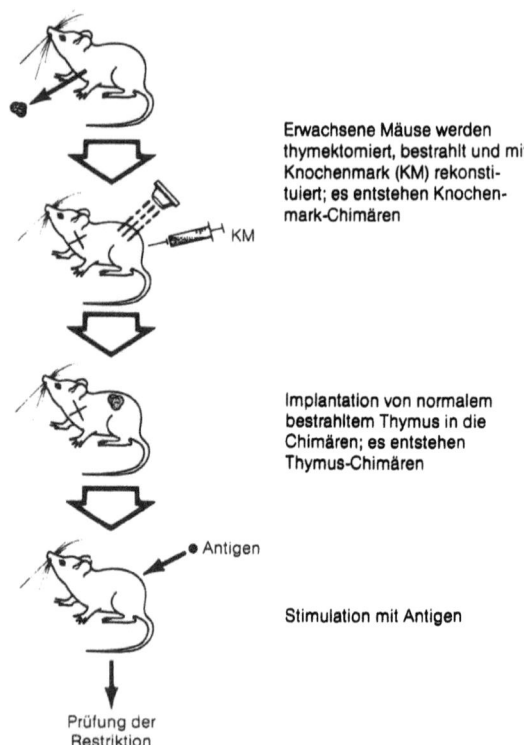

Abb. 11.8. Experiment zur Untersuchung der Rolle des Thymus bei der Entstehung der *MHC*-Beschränkung. (Nach Zinkernagel et al. (1978). *J. Exp. Med.* 147, 882)

MHC-Antigenen reagieren. Der Thymus fungiert als das Milieu (siehe Abb. 11.6), das die Expansion der Population von autoreaktiven Zellen mit Rezeptoren für die MHC-Antigene des implantierten Thymus ermöglicht. Es gibt Hinweise dafür, daß der Thymus für die *MHC*-Restriktion bei der Antikörperbildung weniger entscheidend ist, allerdings sind zur endgültigen Klärung dieser Frage noch weitere Experimente notwendig.

Untersuchungen an athymischen nackten Mäusen. Experimente mit athymischen nackten Mäusen stellen eine weitere Möglichkeit dar, den Einfluß des Thymus auf die *MHC*-Restriktion bei der Differenzierung zytotoxischer T-Zellen zu untersuchen. Nackte Mäuse vom Stamm BALB/c oder C57BL/6 erhalten Transplantate von syngenem oder allogenem Thymus und werden nach einer bestimmten Zeit mit Virus stimuliert. Wie aus den

Tabelle 11.2. Einfluß von transplantiertem bestrahltem Thymus auf die *MHC*-Restriktion

Knochenmark-Spender	Tx-Empfänger	Thymus	Restriktion
(BALB/c × A) F_1	(BALB/c × A) F_1	nein	keine Reaktion
(BALB/c × A) F_1	(BALB/c × A) F_1	BALB/c	BALB/c
(BALB/c × A) F_1	(BALB/c × A) F_1	A	A

Aus Zinkernagel et al. (1978). *J. Exp. Med.* 147, 882

Daten der Tabelle 11.3 zu ersehen ist, zeigen die zytotoxischen Zellen eine spezifische Restriktion, die sich nach dem *MHC* des Empfängertieres und nicht nach dem *MHC* des implantierten Thymus richtet, denn es läßt sich nur eine Lyse der Zielzellen mit dem *MHC* des Empfängertieres nachweisen. Diese Ergebnisse wurden zuerst von Kindred gewonnen und später von Zinkernagel bestätigt. Sie zeigen, daß der Thymus die nackten Mäuse immunologisch so weit wiederherstellt, daß sie zytotoxische Zellen hervorbringen. Die Wiederherstellung erfolgt jedoch mit einer *MHC*-Restriktion entsprechend dem *MHC* der Vorläuferzelle der zytotoxischen Zelle und nicht entsprechend dem *MHC* des Thymus. Offenbar bewirkt das Empfängertier nicht die *MHC*-Restriktion der zytotoxischen Vorläuferzelle, sondern ermöglicht vielmehr die Expansion bereits vorhandener Klone von Vorläuferzellen, die mit MHC-Antigenen reagieren können, und diese Expansion findet im Thymus statt. Besonders klar wird das in dem Fall, in dem der

Tabelle 11.3. Nackte Mäuse, die eine Transplantation mit allogenem Thymus erhalten, zeigen eine *MHC*-Restriktion, die dem Haplotyp der nackten Empfänger-Maus entspricht

Nackte Empfängermaus	Thymusspender	Reaktion gegen		
		H-2^d	*H-2^k*	*H-2^b*
C57BL/6 *H-2^b*	C57BL/6 *H-2^b*	–	–	+
C57BL/6 *H-2^b*	C3H *H-2^k*	–	–	+
BALB/c *H-2^d*	BALB/c *H-2^d*	+	–	–
BALB/c *H-2^b*	C57BL/6 *H-2^b*	–	–	+
BALB/c *H-2^d*	(C3H × BALB/c) F_1 *H-2^k × H-2^d*	+	–	–

Aus Zinkernagel et al. (1980). *J. Exp. Med.* 151, 376

Thymus zwei H-2 Antigen-Gruppen [(H-2^k × H-2^d) F_1] besitzt, die lymphatischen Zellen des nackten Empfängertieres jedoch nur ein Antigen (H-2^d). In diesem Fall sind die CTL nur gegen H-2^d-Zielzellen aktiv.

Die somatische Entstehungstheorie. 1971 entwickelte Niels Jerne eine Theorie, mit der er die Entstehung der großen Anzahl von T-Zellen erklären wollte, die mit fremden MHC-Antigenen reagieren. Die Theorie geht davon aus, daß Gene der Stammzelle Rezeptoren kodieren, die gegen alle MHC-Antigene der Spezies, zu der das Tier gehört, gerichtet sind. Folglich hätte die Stammzelle einer *H-2^k*-Maus Zellen, die mit *H-2^b*, *H-2^d*, *H-2^a*-Antigenen, etc. reagieren, ebenso wie mit *H-2^k*-Antigenen (autoreaktive Zellen). Jerne postulierte, daß in den autoreaktiven Zellen, die im Thymus differenzieren, Mutationen auftreten, so daß diese Zellen, die ursprünglich Rezeptoren für „Selbst"-MHC (anti *H-2^k* in unserem Beispiel) besaßen, genetisch nicht länger fähig sind, gegen eigene MHC-Antigene zu reagieren. Dafür sind die mutierten Zellen aber nun gegen andere Antigene reaktiv. Auf diese Weise eliminiert der Körper autoreaktive Zellen und entwickelt Zellen, die gegen Fremdantigene reagieren. Als sich herausstellte, daß Autoreaktivität notwendig ist, damit es zu Reaktionen gegen Fremdantigen kommt, wurde die Theorie entsprechend modifiziert. Die Version von 1978 geht davon aus, daß die differenzierende T-Zelle zwei Rezeptoren exprimiert, die beide gegen eigene MHC-Antigene gerichtet sind. Im Thymus reagiert einer dieser Rezeptoren mit MHC-Antigen auf dem Thymusepithel und dadurch werden sie zur Proliferation angeregt, was zur Expansion von Klonen autoreaktiver T-Zellen führt. Der andere Rezeptor unterliegt einer Mutation und entwickelt die Fähigkeit, mit Fremdantigen zu reagieren.

Zusammenfassung

1. Die Entstehung von CTL zeigt *MHC*-Restriktion. CTL töten Antigentragende Zielzellen nur dann ab, wenn die Reaktion durch ein mit dem MHC der Zielzelle assoziiertes Antigen initiiert wird.
2. Die *MHC*-Restriktion wird von den *K/D*-Loci des *H-2*-Komplexes kontrolliert.
3. Untersuchungen mit $F_1 \to P$ Knochenmarkchimären zeigen, daß das Empfängermilieu zur Selektion einer Gruppe von autoreaktiven T-Zellen führt.
4. Untersuchungen mit $P \to F_1$ Knochenmarkchimären zeigen, daß das Empfängermilieu die *MHC*-Restriktion nicht über das genetische Potential der CTL Vorläuferzelle hinaus ausdehnen kann. Dies wird durch Untersuchungen mit athymischen nackten Mäusen bestätigt.

5. Es ist nicht bekannt, ob die T-Zelle zwei Rezeptoren (einen für eigenes und einen für fremdes Antigen) oder einen einzigen Rezeptor gegen eine neoantigene Determinante (Kombination aus eigenem und Fremdantigen) besitzt.

Literatur

Übersichtsarbeiten

Zinkernagel, R. M., and Doherty, P. C. (1979). MHC-restricted cytotoxic T-cells: Studies on the biological role of polymorphic major transplantation antigens during T-cell restricted-specifity, function and responsiveness, *Adv. Immunol.* 27, 52

Shearer, G. M., and Schmitt-Verhulst, A.-M. (1977). Major histocompatibility complex restricted cell-mediated immunity, *Adv. Immunol.* 25, 55

Bevan, M. J., and Fink, P. J. (1978). The influence of thymus H-2 antigens on the specifity of maturing killer and helper cells, *Immunol. Rev.* 42, 3

Kindred, B. (1978). Functional activity of T-cells which differentiate from nude mouse precursors in a congenic thymus graft, *Immunol. Rev.* 42, 60

Originalarbeiten

Zinkernagel, R. M., Callahan, G. N., Althage, A., Cooper, S., Klein, P.A., and Klein, J. (1978). On the thymus in the differentiation of "H-2 self recognitition" by T-cells: Evidence for dual recognition? *J. Exp. Med.* 147, 882

Zinkernagel, R. M., Callahan, G. N., Althage, A., Cooper, S., Streilein, J. W., and Klein, J. (1978). The lymphoreticular system in triggering virus plus selfspecific cytotoxic T-cells: Evidence for T-help, *J. Exp. Med.* 147, 897

Zinkernagel, R. M., Althage, A., Waterfield, E., Kindred, B., Welsh, R. M., Callahan, G., and Pincett, P. (1980). Restriction specifities, alloreactivity, and allotolerance expressed by T-cells from nude mice recognituted with H-2 compatible or -incompatible thymus grafts, *J. Exp. Med.* 151, 376

Jerne, N. K. (1971). The somatic generation of immune recognition, *Eur. J. Immunol.* 1, 1

von Boehmer, H., Haas, W., and Jerne, N. K. (1978). Major histocompatibility complex-linked immune-responsiveness is acquired by lymphocytes of low-responder mice differentiating in thymus of high-responder mice. *Proc. Natl. Acad. Sci. USA* 75, 2439

12. Mechanismen der B-T-Zell-Kooperation

Übersicht

In den vorangegangenen Kapiteln haben wir beschrieben, wie die MHC-Restriktion bei der Aktivierung von Helfer-T-Zellen für die Antikörperbildung und auch bei der Entstehung zytotoxischer T-Zellen nachgewiesen wurde. Im folgenden wollen wir uns einem weniger gut verstandenen Bereich zuwenden, nämlich der Frage, wie aktivierte T-Zellen den Effektor-B-Zellen Hilfe vermitteln. Dabei wird die Analyse der Antikörperbildung im Mittelpunkt stehen, da sie sehr viel ausführlicher untersucht wurde als zellvermittelte Reaktionen. Es wird sich zeigen, daß sich zur Erklärung der experimentellen Beobachtungen sowohl Modelle eignen, bei denen die Hilfe für die B-Zellen durch Zellkontakte vermittelt wird, als auch solche, die von löslichen Faktoren ausgehen. Bei den letzteren kann man solche mit Antigen-spezifischen Faktoren von anderen mit Antigen-unspezifischen Faktoren unterscheiden. Welche Rolle diese Faktoren oder auch die MHC-Restriktion bei der Verwirklichung der Hilfe wirklich spielen, ist unbekannt.

Die Art der „Hilfe" bei der Antikörperbildung

Zellkontakt versus lösliche Faktoren. Da Hapten und Carrier an dasselbe Molekül gebunden sein müssen (Kapitel 7), wurde zunächst angenommen, daß T-Zell-Hilfe bei der Antikörperbildung durch die Art der Antigen-Darbietung oder durch Zellkontakt erfolgen würde: Der Carrier-Teil des Antigens reagiert mit dem Antigenrezeptor der T-Zelle; das Hapten wird dann dem Antigenrezeptor der B-Zelle dargeboten (Abb. 12.1), was zur Proliferation und Differenzierung der B-Zelle führt. Auf diese Weise stellen Carrier und Hapten eine Brücke dar, die die reagierenden Zellen in engen Kontakt bringt, so daß das vollständige „Signal" an die B-Zelle entweder durch die Orientierung des Haptens am Antigen oder durch Zellkontakt vermittelt wird. Die Ia-Antigene sollen dabei eine wichtige Rolle spielen. Im Gegensatz zu dieser Vorstellung spielen bei anderen Hypothesen bei der T-B-Zell-Kooperation lösliche Faktoren eine entscheidende Rolle, die von T-Zellen gebildet werden. Man stellt sich vor, daß der Carrier-Teil des

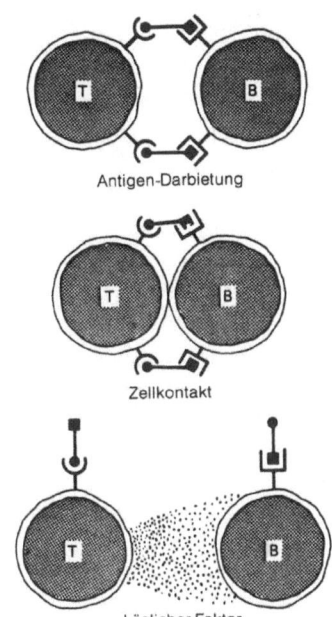

Abb. 12.1. Mögliche Mechanismen der B-T-Zell-Kooperation

Antigens mit der T-Zelle reagiert, die darauf hin eine lösliche Substanz bildet, die mit B-Zellen reagiert. Die B-Zelle muß mit diesem Faktor *und* dem Hapten des Antigens reagieren, um zur Proliferation und Differenzierung angeregt zu werden. In ihrer einfachsten Form ist diese Vorstellung in Abbildung 12.1 dargestellt. Mindestens 3 Varianten dieser Grundvorstellung bestehen: Allen ist das Postulat gemeinsam, daß ein von T-Zellen gebildeter Faktor die T-Helfer-Zellfunktion ersetzen kann; sie unterscheiden sich jedoch bezüglich der dem Faktor zugesprochenen Eigenschaften. In einem Fall kann der Faktor das Antigen nicht spezifisch binden, in den anderen Fällen reagiert der Faktor spezifisch mit dem Antigen. Darüber hinaus ist auch nicht klar, ob eine *MHC*-Restriktion bei der tatsächlichen Kooperation zwischen Helferzellen und B-Zellen besteht (s. unten). Zur Zeit besteht *a priori* kein Grund, eine dieser Modellvorstellung anderen vorzuziehen, und sie sollen daher möglichst unvoreingenommen diskutiert werden. Es ist durchaus möglich, daß alle Vorstellungen in Teilen korrekt sind.

T-Zell-Hilfe durch lösliche Faktoren: Modell des allogenen Effekts

In dem ersten Modell, das wir darstellen wollen, üben T-Zellen ihre Helferfunktion aus, indem sie einen löslichen Faktor bilden. Voraussetzung dafür ist, daß das Antigen mit der T-Zelle über den Antigen-spezifischen Rezeptor auf der Oberfläche der T-Zelle reagiert. Diese spezifische Wechselwirkung löst in der T-Zelle die Bildung eines löslichen Faktors aus. Der Schlüssel zu diesem Modell ist, daß der lösliche Faktor, ist er einmal gebildet, jeder B-Zelle Hilfe leisten kann, so lange die B-Zelle über ihre Antigen-spezifischen Rezeptormoleküle mit Antigen reagiert. Die Kombination von löslichem Faktor und Antigen stellt für die B-Zelle das vollständige Signal dar, zu proliferieren und sich zu differenzieren.

Allogener Effekt. Zu Beginn der Untersuchung über die Wechselwirkung zwischen B- und T-Zellen (ca. 1970) stellten Dutton und seine Mitarbeiter fest, daß die Fähigkeit von Milzzellen neonatal thymektomierter Mäuse, Antikörper zu bilden, *in vitro* wiederhergestellt werden kann, wenn man ihnen nicht adhärente (NA) Zellen normaler Mäuse hinzufügt. Das ist zunächst nicht überraschend, da die NA-Zellen, wie in Kapitel 3 dargestellt, T-Zellen enthalten. Unerwartet bei diesen Experimenten war jedoch, daß sich eine größere Zahl Antikörper-sezernierender Zellen bildete, wenn allogene anstatt syngene T-Zellen zugegeben wurden (Abb. 12.2). Ein ähnlicher Befund wurde gleichzeitig und unabhängig von David Katz erhoben: Tiere werden mit Hapten-Carrier I (HC-I) immunisiert. Eine Gruppe dieser sensibilisierten Tiere erhält zu einem späteren Zeitpunkt eine Injektion mit HC II. Wie erwartet, kommt es nur zu einer schwachen sekundären Anti-Hapten-Reaktion (Carrier-Effekt). Eine andere Gruppe der gegen HC I sensibilisierten Tiere erhält zusammen mit HC-II Lymphozyten eines anderen Stammes (allogene Zellen). Diese Tiere zeigen eine starke Sekundärantwort gegen das Hapten. Anders ausgedrückt, kann durch die Injektion allogener Zellen der Carrier-Effekt durchbrochen werden, was als *allogener Effekt* bezeichnet wird. Lebende und immunkompetente Zellen eignen sich besser als tote Zellen, den Carrier-Effekt zu durchbrechen. Der Carrier-Effekt wird am besten durchbrochen unter Bedingungen, bei denen eine GVH-Reaktion auftritt. Wie oben ausgeführt, reagiert der Carrierteil des Antigens mit T-Zellen, und der Carriereffekt kann durch Carriersensibilisierung überwunden werden. Beim allogenen Effekt wird der Carrier-Effekt durch eine andere T-Zell-Reaktion, nämlich die GVH-Reaktion überwunden. Wir haben daher zwei Mittel, mit T-Zellen den Carrier-Effekt zu durchbrechen: 1. durch spezifische Expansion Carrier-spezifischer Klone und 2. durch unspezifische Expansion von T-Zell-Klonen (allogener Effekt).

Allogener Effekt-Faktor. Bei Untersuchungen über den allogenen Effekt ist es möglich, T-Zellen durch Überstände allogener Zellen zu ersetzen. Hierbei werden F_1-Milzzellen mit elterlichen Milzzellen *in vitro* inkubiert. Die F_1-Zellen besitzen an ihrer Zelloberfläche die Antigene A und B, während

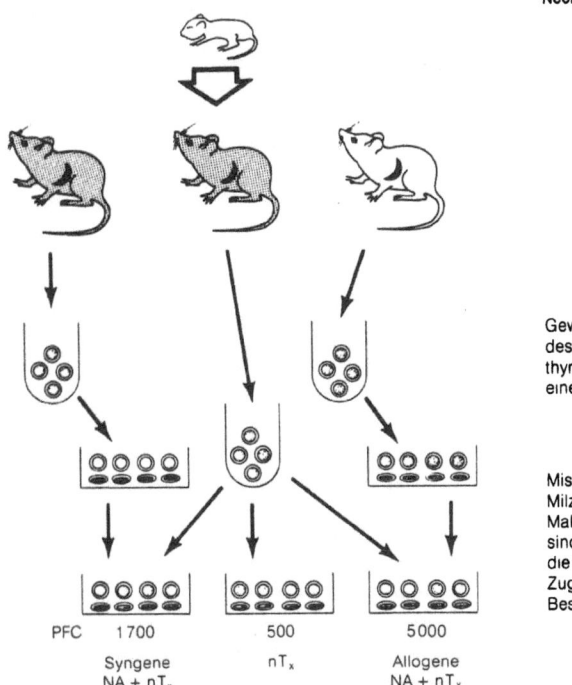

Abb. 12.2. Eine Rekonstitution neonatal thymektomierter Mäuse mit allogenen NA Zellen ist wirksamer als mit syngenen NA Zellen. (Nach Hirst und Dutton (1960). *Cell. Immunol.* 1, 190)

die Elternzellen entweder nur A oder nur B besitzen. Da die F_1-Zellen keine fremden Antigene an den Elternzellen erkennen, zeigen sie auch keine Reaktion. Die parentalen Zellen dagegen, die das Antigen A besitzen, erkennen Antigen B als fremd und reagieren. Diese Form eines umgekehrten Ödipuskomplexes ist im wesentlichen das Äquivalent einer GVH-Reaktion *in vitro*. Das Medium, in dem die Zellreaktionen stattfinden, wird als Überstand der Reaktion bezeichnet. Werden die Überstände gesammelt und einer Zellkultur hinzufügt, aus der die T-Zellen durch Anti-Thy 1-Behandlung entfernt wurden, ersetzt der Überstand die T-Zell-Helfer-Funktion. Diese Faktoren aus dem Überstand, die durch allogene Wechselwirkung entstehen, werden als allogener-Effekt-Faktoren (allogeneic-effect-factors = AEF) bezeichnet.

Es ergibt sich also, daß die Aktivierung durch eine Antigengruppe (Alloantigene) es den T-Zellen ermöglicht, einen Faktor zu bilden, der die Helferzellen für eine Vielzahl von Thymus-abhängigen Antigenen ersetzen kann. Voraussetzung für die Bildung des Faktors durch die T-Zellen ist, daß

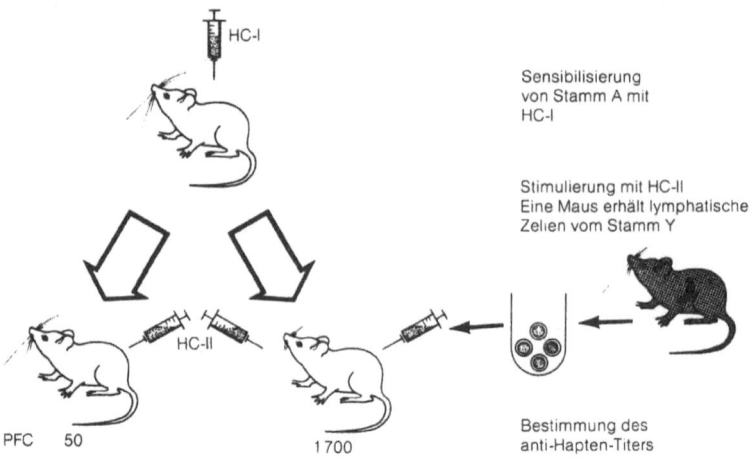

Abb. 12.3. Der allogene Effekt. (Nach Katz et al. (1971). *J. Exp. Med.* 133, 169)

ein spezifisches Antigen mit den Rezeptoren auf T-Zellen, die für dieses bestimmte Antigen spezifisch sind, reagiert. Der Faktor, der hierbei entsteht, ist jedoch in Reaktionen gegen alle anderen Antigene wirksam. Deshalb wird er als ein unspezifischer Faktor angesehen. Da der AEF die Fähigkeit besitzt, T-Zellen bei der Vermittlung von Helferfunktionen für B-Zellen zu ersetzen, darf man annehmen, daß die T-Zelle *in vivo* ihre Helferrolle ausübt, indem sie diesen Faktor bildet. Es ist deshalb sehr wichtig, daß die chemische Struktur dieses Faktors aufgeklärt wird.

Die Struktur des allogenen Effekt-Faktors. Um zu bestimmen, ob der AEF ein Immunglobulin oder ein *H-2*-Produkt ist, kann man den AEF über eine Immunabsorbent-Säule laufen lassen, die entweder anti-Ig oder anti-*H-2* enthält. Das Prinzip der Immunabsorbentsäule ist in Abbildung 12.4 dargestellt. Antikörper-Moleküle werden kovalent an eine unlösliche Trägersubstanz, z.B. Sepharose, gebunden und in eine Säule gegeben. Enthält eine Testlösung ein Antigen, das mit dem Antikörper reagiert, wird das Antigen mit dem Antikörper in der Säule reagieren. Alle Substanzen in der Lösung, die nicht mit dem Antikörper reagieren, passieren die Säule unbehindert.

Substanzen, die in der Säule zurückgehalten werden, müssen also mit dem Antikörper reagiert haben, nicht aber Substanzen, die die Säule passieren. Gibt man AEF über eine Anti-Ig-Säule, wird er nicht zurückgehalten. Er reagiert also nicht mit Anti-Ig und ist folglich auch kein Immunglobulin. Gibt man AEF jedoch über eine anti-H-2-Säule, so wird er zurückgehalten; er besteht folglich aus Produkten des *H-2*-Komplexes.

Katz und Mitarbeiter ließen in ihren Experimenten H-2^d-T-Zellen von DBA/2 Mäusen mit H-$2^{d/k}$-Zellen von (DBA/2 × C3H) F_1 Mäusen reagieren. Dabei reagieren die H-2^d-Zellen gegen H-2^k-Antigene auf den F_1-Zellen, und der Überstand enthält AEF, der von den H-2^d-Zellen gebildet wurde.

Um zu bestimmen, ob die aktiven Komponenten von AEF Produkte des *K*-Endes (*K*- und *I*-Region) oder des *D*-Endes (*S*- und *D*-Region) des *H-2*-Komplexes sind, kann man sich Antisera bedienen, die in kongenen Mäusen erzeugt wurden. Bei diesen Mäusen sind die Hintergrundgene identisch, aber die *H-2*-Gene unterschiedlich. Durch Immunisierung geeigneter Stämme erhält man Antikörper, die mit den Produkten der verschiedenen Regionen des *H-2*-Komplexes reagieren. Um z. B. Antikörper gegen Antigene des

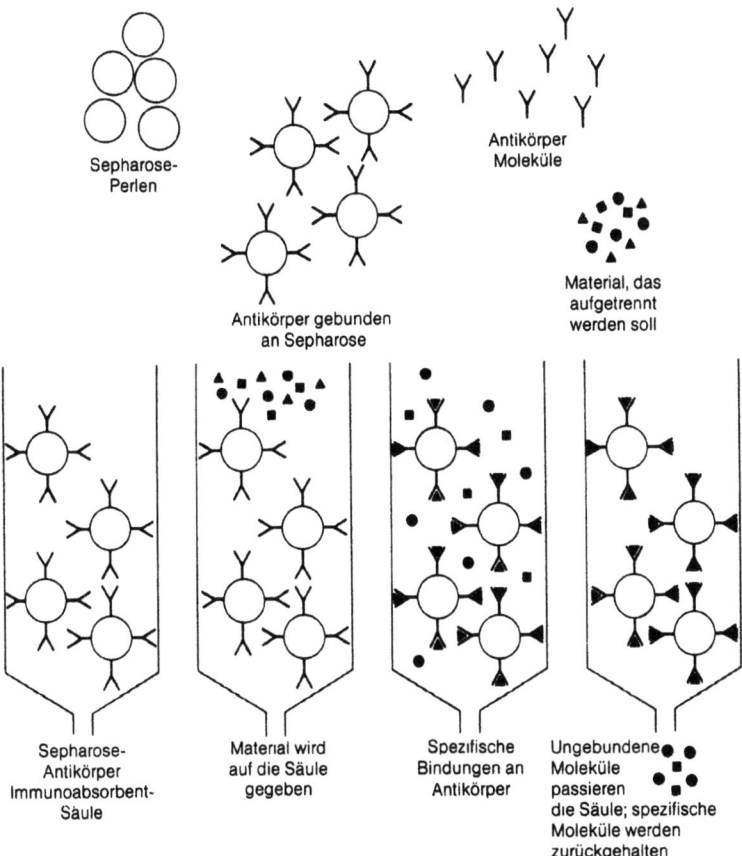

Abb. 12.4. Das Prinzip einer Immunabsorbent-Säule

K-Endes des Komplexes zu gewinnen, wählt man Mäuse, die dasselbe *D*-Ende besitzen, sich aber im *K*-Ende unterscheiden. Immunisiert man z. B. B10.A Mäuse mit B10.D2 Zellen, so erhält man ein B10.A anti-B10.D2-Antiserum. Die Hintergrundgene und die *S*- und *D*-Region sind bei diesen kongenen Mäusen gleich (B10.A besitzt *kkkddd* und B10.D2 *dddddd*). Das Antiserum enthält deshalb Antikörper gegen Antigene des *K*-Endes von B10. D2. Entsprechend erhält man Antikörper gegen das *D*-Ende, indem man B10.BR Mäuse (*kkkkkk*) mit B10.A (*kkkddd*) immunisiert. Die so erhaltenen Antiseren kann man kovalent an Sepharose binden und in Immunabsorbent-Säulen testen, ob sie AEF-Aktivität aus allogenen Überständen entfernen können. Eine Zusammenfassung der Ergebnisse der Ar-

Tabelle 12.1. Entfernung der AEF-Aktivität durch Anti-H-2 Immunabsorbent-Säulen

Spezifität des Antiserums auf der Säule	*H-2* Moleküle die die Säule passieren	AEF-Aktivität der nichtretinierten Moleküle
K, I, S, D	keine	–
K, I	S, D	–
S, D	K, I	+
K	I, S, D	+
I	K, S, D	–

Aus Armerding, Sachs und Katz (1974). *J. Exp. Med.* 140, 1717

beitsgruppe um Katz ist in Tabelle 12.1 dargestellt. Aus der Tabelle geht hervor, daß nur anti-Ia-Antikörper die Spezifitäten besitzen, die Aktivität aus dem Überstand entfernen. Daraus folgt, daß die aktive Komponente des AEF, die die T-Zellen ersetzt, ein Produkt der *I*-Region des *H-2*-Komplexes ist.

Löslicher Faktor AEF Modell. Aus diesen Experimenten leitet sich die Modellvorstellung ab, daß jedes Antigen, das spezifisch mit einer T-Zelle reagiert, zur Produktion des T-Zell-Hilfe vermittelnden Faktors führt. Aus technischen Gründen ist es am einfachsten, diesen Faktor durch einen allogenen Effekt zu erzeugen, weil Gewebeantigene einen starken Stimulus für T-Zellen darstellen. Man setzt dabei jedoch voraus, daß der Faktor, der natürlicherweise als Reaktion auf Carrierdeterminanten gebildet wird, identisch ist mit dem Faktor, der als Reaktion auf allogene Determinanten entsteht. Dies ist in Abbildung 12.5 skizziert.

Neuere Ergebnisse weisen darauf hin, daß B-Zellen ebenfalls fähig sind, AEF zu erzeugen. Da sowohl B-Zellen als auch T-Zellen einen Faktor produzieren können, der fähig ist, Antikörper-bildenden Zellen Hilfe zu

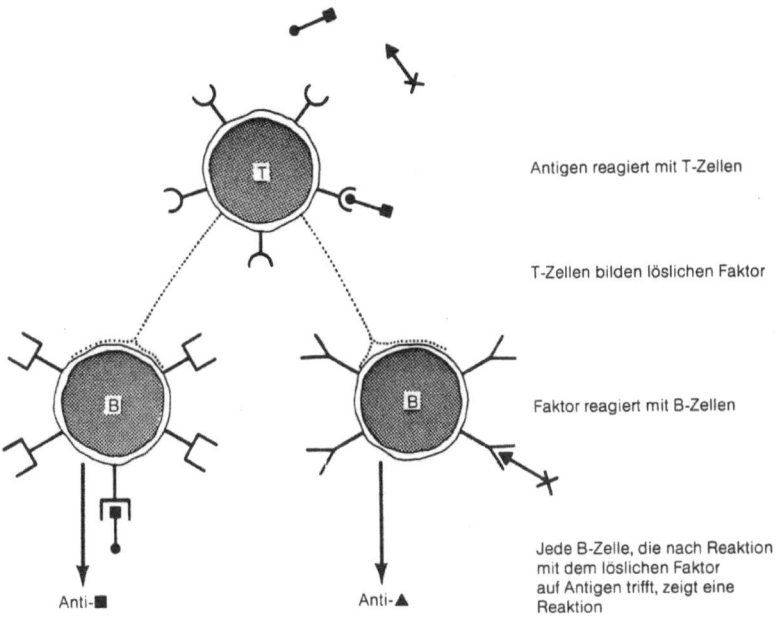

Antigen reagiert mit T-Zellen

T-Zellen bilden löslichen Faktor

Faktor reagiert mit B-Zellen

Jede B-Zelle, die nach Reaktion mit dem löslichen Faktor auf Antigen trifft, zeigt eine Reaktion

Abb. 12.5. Schema des AEF-Modells der T-Zell-Kooperation. Die T-Zellen vermitteln Hilfe, indem sie einen unspezifischen löslichen Faktor bilden

vermitteln, erhebt sich die Frage, ob dieses Modell tatsächlich eine biologische Bedeutung als Vermittler der Helferfunktion hat. Es ist auch möglich, daß zwar viele Zelltypen ein AEF-ähnliches Molekül bilden, daß aber *in vivo* nur die T-Zelle, die auf geeignete Weise aktiviert wird (Kapitel 10), diesen Faktor als Reaktion auf antigene Stimulation produziert.

Ig T-Modell

In dem zuerst beschriebenen allogener-Effekt-Modell ist der lösliche Faktor, der von den T-Zellen gebildet wird, kein Immunglobulin und hat keine antigene Spezifität. Als nächstes möchten wir ein Modell beschreiben, das von einem *Antigen-spezifischen* löslichen Faktor ausgeht, der von T-Zellen produziert wird. In diesem Modell vermittelt der Faktor T-Zell Hilfe nur für das Antigen, das die Produktion des Faktors hervorruft. Dieses Modell wird vor allem von Marc Feldmann und seinen Mitarbeitern vertreten. Es geht davon aus, daß die T-Zelle mit dem Carrieranteil eines Antigens über *spezifische Immunglobulinrezeptoren* auf der T-Zell-Oberfläche reagiert. Dieses

T-Zell-assoziierte Immunglobulin wird als IgT bezeichnet. Der Antigen-IgT-Komplex soll von den T-Zellen abgestoßen und auf die Oberfläche eines Makrophagen absorbiert werden, der dann den Haptenanteil des Antigens der B-Zelle darbietet. Indem der Makrophage den IgT-Antigen-Komplex der B-Zelle darbietet, vermittelt er der B-Zelle das komplette Signal, zu proliferieren und zu differenzieren.

Das Prinzip von IgT Experimenten. Das experimentelle System, das zu der oben beschriebenen Modellvorstellung führte, ist in Abbildung 12.6 dargestellt. Carrier-sensibilisierte T-Zellen werden mit normalen oder Haptensensibilisierten B-Zellen *in vitro* inkubiert, die *Zellpopulationen sind jedoch voneinander durch zellimpermeable Membranen getrennt*. Auf diese Weise befinden sich die beiden Zellpopulationen im selben Milieu, Kontakte zwischen den Zellpopulationen sind jedoch nicht möglich. Man erhält die Carrier-sensibilisierten T-Zellen, die als Quelle von T-Helfer-Zellen dienen, indem man eine bestrahlte Maus mit Thymuszellen rekonstituiert und die rekonstituierte Maus dann mit Carrier impft. Als Quelle von B-Zellen dienen Milzzellen von Mäusen, die mit Hapten sensibilisiert sind. Nach Behandlung dieser Milzzellen mit anti-Thy1 und Komplement bleiben nur B-Zellen zurück. Nach einer bestimmten Zeit werden die Carrier-sensibilisierten Zellen in einem Marbrook-Apparat *in vitro* kultiviert, der die Hapten-sensibilisierten, anti-Thy1-behandelten Zellen in der einen Kammer durch eine zellimpermeable Membran von den Carrier-sensibilisierten Zellen in der anderen Kammer trennt. Antigen ist in beiden Kammern vorhanden. Die Flüssigkeiten in beiden Kammern können sich frei mischen, aber die Zellen haben wegen der Membran keinen Kontakt miteinander. Mit diesem System kann man bestimmen, ob Zellkontakt notwendig ist oder ob ein löslicher Faktor wirksam wird.

Mit Hilfe von verschiedenen Varianten dieses Systems fand man heraus, daß B-Zellen fähig sind, Antikörper zu produzieren, auch wenn sie von den T-Helfer-Zellen physisch getrennt sind. Daraus folgt, daß ein physischer Kontakt zwischen B- und T-Zellen nicht notwendig ist, damit die T-Zelle ihre Helferfunktion ausüben kann. B-Zellen werden nicht zur Antikörperbildung aktiviert, wenn die T-Zellen auf der anderen Seite der Membran fehlen. Daraus leitet sich die Interpretation ab, daß T-Zellen nach Kontakt mit Antigen einen löslichen Faktor bilden.

Antigen-Spezifität. Um die Spezifität dieses T-Zell-Faktors näher zu definieren, kann man T-Zellen gegen Carrier I oder Carrier II sensibilisieren und dann in einem System inkubieren, in dem sie durch eine zellimpermeable Membran von B-Zellen getrennt werden, die gegen Hapten und Carrier I sensibilisiert sind. Die Ergebnisse in Tabelle 12.2 zeigen, daß die T-Zellen

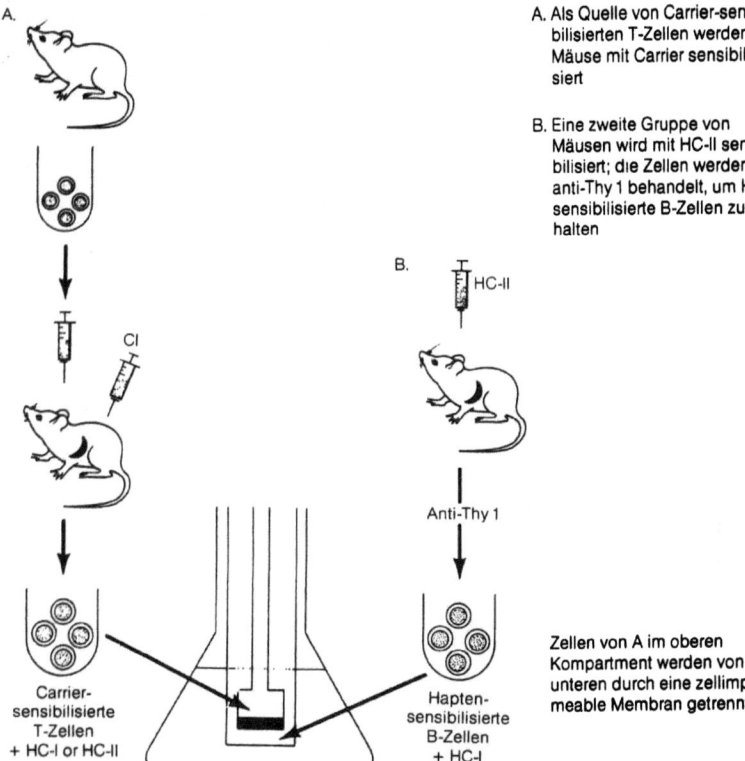

Abb. 12.6a, b. Nachweis der Bedeutung des Zellkontaktes für Wechselwirkungen zwischen B-Zelle und T-Zellen. (Nach Feldmann und Basten (1972) *Nature, New Biol.* 237, 13)

Tabelle 12.2. Spezifität des löslichen Faktors im IgT-Modell

T-Zellen sensibilisiert mit	Zugabe von Antigen zu Hapten-sensibilisierten B-Zellen	Anti-Hapten-Antwort
C-II	HC-I	3000
C-II	HC-I	200

Aus Feldmann und Basten (1972) *J. Exp. Med.* 136, 49

nur dann einen Faktor erzeugen, der bei den B-Zellen eine Antikörperbildung induziert, wenn die T-Zellen mit demselben Carrier sensibilisiert werden, mit dem die B-Zellen stimuliert werden. Das spricht dafür, daß der Faktor Antigenspezifität besitzt.

Die Rolle des Makrophagen. In den bisher beschriebenen Experimenten befanden sich in beiden Kompartimenten der Kammer Makrophagen. Es stellte sich heraus, daß die Makrophagen notwendig waren, damit das Sy-

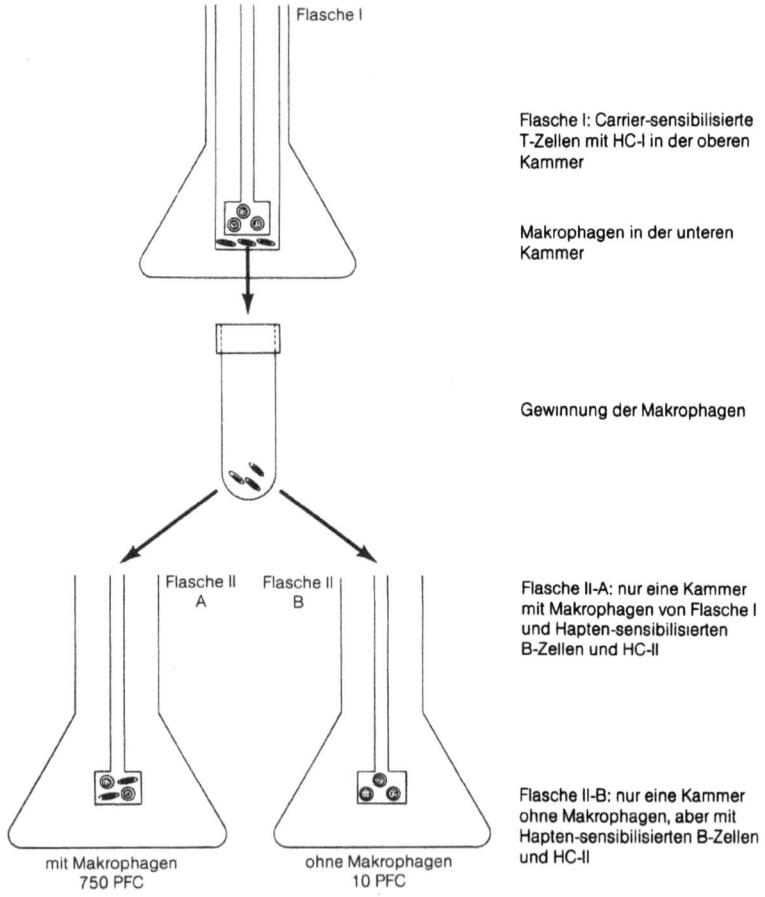

Abb. 12.7. Zwei-Kammer-Experiment zum Nachweis der Rolle der Makrophagen im System des löslichen IgT-Faktors. (Nach Feldmann und Basten (1972). *J. Exp. Med.* 136, 737)

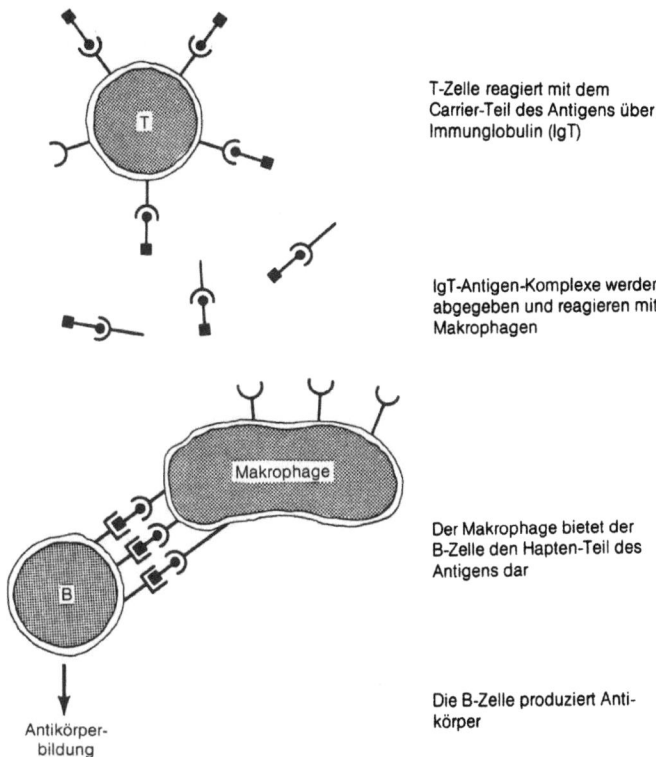

Abb. 12.8. Schema des Modells des Antigen-spezifischen löslichen Faktors: IgT bei der B-T-Zell-Kooperation

stem funktionierte. Um die Rolle der Makrophagen zu bestimmen, kann man Carrier-sensibilisierte T-Zellen durch eine Membran von Makrophagen (anstelle von B-Zellen) getrennt inkubieren, wie in Abbildung 12.7 dargestellt. In diesem System diffundiert der T-Zell-Faktor durch die Membran und reagiert mit den Makrophagen. Danach werden die Makrophagen entfernt, gewaschen und in vitro mit B-Zellen kultiviert. Die Ergebnisse in Abbildung 12.7 zeigen, daß der Faktor den die T-Zellen bilden, mit Makrophagen reagiert und der Makrophagen-Faktor-Komplex die T-Zellen ersetzen kann. Fehlen die Makrophagen, hat der lösliche Faktor keinen Effekt auf die B-Zellen.

Die Struktur des Faktors. Die beschriebenen Experimente zeigen, daß der lösliche Faktor Antigenspezifität besitzt und sich mit Makrophagen assoziiert. Experimente, in denen den Kulturen anti-Ig zugefügt wurde, zeigten, daß die Spezifität des löslichen Faktors durch ein Immunglobulin bedingt ist. Das Immunglobulin wird von der T-Zelle produziert und als IgT bezeichnet. Man kann dies zeigen, indem man den Faktor wie in Abbildung 12.6 dargestellt, gewinnt und in dem in Abbildung 12.7 dargestellten System nachweist, daß der Faktor seine Aktivität verliert, wenn man ihn mit anti-Immunglobulin behandelt. Daraus entwickelte sich das in Abbildung 12.8 dargestellte Modell: Antigen reagiert mit der T-Zelle, die dann den Antigen-IgT-Komplex abgibt, der sich wiederum mit dem Makrophagen assoziiert. Der Makrophage bietet dann das Antigen der B-Zelle dar.

Mögliche Mechanismen

Unterschiedliche Reaktionen von ruhenden und aktivierten B-Zellen auf T-Zell-Hilfe. Zunächst scheinen sich die beschriebenen Modellvorstellungen, die von löslichen Faktoren ausgehen, gegenseitig auszuschließen. Ein neuer Aspekt ergibt sich jedoch aus Beobachtungen von Anderson und Melchers, die vermuten lassen, daß bei der B-T-Zell-Kooperation spezifische und unspezifische Faktoren zusammenwirken. Diese Forscher untersuchten die spezifischen und unspezifischen (polyklonalen) Reaktionen von ruhenden B-Zellen und aktivierten B-Zellen (sogenannte B-Zell-„Blasten") mit dem in Abbildung 12.9 skizzierten System. Man gewinnt ruhende B-Zellen aus

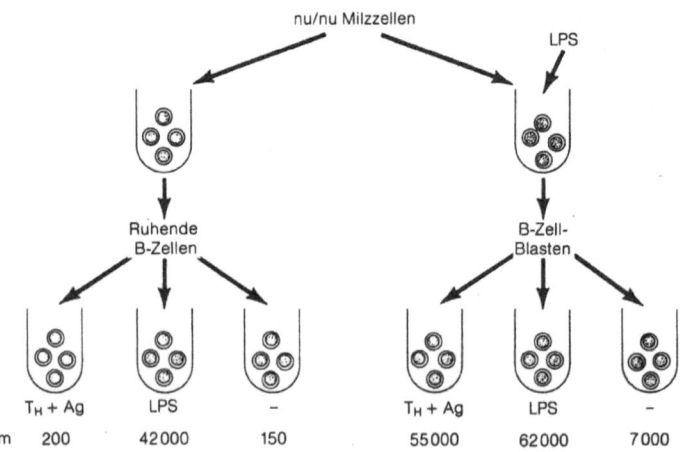

Abb. 12.9. Ruhende B-Zellen reagieren anders auf T-Zell-Hilfe und polyklonale Aktivierung als B-Zell-Blasten. (Aus Andersson, Schreier und Melchers (1980). *Proc. Natl. Acad. Sci. USA* 77, 1612)

Tabelle 12.3. Ruhende B-Zellen, nicht aber B-Zell-Blasten zeigen eine *MHC*-Restriktion

B-Zellen			PFC-Bildung			
			ruhend		Blasten	
K	*I*	*D*	LPS	$T_H + Ag$	LPS	$T_H + Ag$
b	*b*	*b*	100	500	85	25
k	*k*	*k*	80	<5	70	15
d	*d*	*d*	85	<5	50	30
k	*k*	*b*	70	<5	65	35
b	*b*	*d*	75	650	70	25

Die Reaktion von B-Zellen auf LPS oder Antigen-spezifischem Helfer-Faktor von $H\text{-}2^b$ Mäusen. Aus Andersson, Schreier und Melchers (1980). *Proc. Natl. Acad. Sci. USA* 77, 1612

unstimulierten Milzzellen nackter Mäuse, und B-Zell-Blasten, indem man Milzzellen von athymischen nackten Mäusen mit LPS behandelt. Antigenspezifische Proliferation erhält man, indem man Antigen-spezifische T-Helferzellen und Antigen den Kulturen hinzufügt, Antigen-unspezifische Proliferation (polyklonale Aktivierung) erhält man durch Zugabe von LPS. Auf diese Weise kann man Systeme testen, die mit dem AEF und IgT-System zwar nicht identisch, ihnen aber ähnlich sind. Die Ergebnisse der Untersuchungen zeigen, daß ruhende B-Zellen nur mit LPS (unspezifisch) stimuliert werden, die B-Zell-Blasten sich aber sowohl mit LPS (unspezifisch) als auch mit Antigen und T-Zell-Hilfe (spezifisch) stimulieren lassen. Eine zweite wichtige Aussage dieser Experimente ergibt sich aus Tabelle 12.3. Die spezifische T-Zell-Hilfe zeigt für die ruhenden Zellen eine *MHC*-Restriktion, nicht jedoch für die Blasten. Diese Restriktion wird vom *K*-Ende des *H-2*-Komplexes kontrolliert. Während die Frage noch nicht endgültig geklärt ist, ob B-T-Zell-Wechselwirkungen ebenso wie die T-Zell-Makrophagen-Interaktionen eine *MHC*-Einschränkung zeigen, legen die Daten in Tabelle 12.3 doch die Vermutung nahe, daß die Interaktion der ruhenden B-Zelle und der T-Helferzelle *MHC*-Restriktion zeigt. Offenbar reagieren B-Zellen in verschiedenen Aktivierungsstadien unterschiedlich auf T-Zellen oder ihre Produkte.

B-T-Zell Kooperation: Ein hypothetisches Modell. Aus den bisher dargestellten Untersuchungen kann man folgendes hypothetische Modell der B-T-Zell Kooperation entwickeln (Abb. 12.10). Die aktivierte T-Zelle produziert sowohl ein Antigen-spezifisches Produkt, das *MHC*-Restriktion zeigt, als auch ein unspezifisches Produkt. Das Antigen-spezifische Produkt reagiert

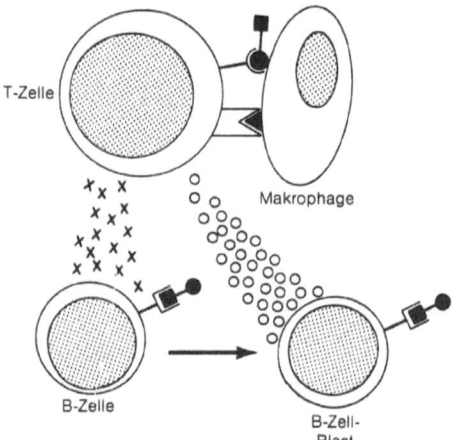

Abb. 12.10. Ein hypothetisches Modell für die Kooperation zwischen B-Zellen und T-Zellen (Golub, persönliche Mitteilung)

mit der ruhenden B-Zelle und induziert ihre Entwicklung zu einem B-Zell-Blasten, auf den dann auch die antigen-unspezifischen Produkte einwirken können.

Zusammenfassung

1. Die Wechselwirkung zwischen Helfer-T-Zellen und Effektor-B-Zellen wird von zwei Gruppen von Theorien unterschiedlich erklärt. Entsprechend der einen sezerniert die T-Zelle einen löslichen Faktor, der mit der B-Zelle interagiert. Entsprechend der anderen Theorie ist Zellkontakt notwendig.
2. Zur Zeit werden zwei Modelle, die einen löslichen Faktor postulieren, diskutiert. 1. das Allogener-Effekt-Faktor (AEF)-Modell. Dieses Modell sieht vor, daß der Carrierteil des Antigens mit T-Zellen, die für den Carrier spezifisch sind, reagiert. Diese T-Zellen produzieren dann einen löslichen Faktor, der als Allogener-Effekt-Faktor bezeichnet wird. Die Reaktion der B-Zelle mit Hapten und AEF stellt für die B-Zelle das Signal dar, zu proliferieren und in eine antikörperbildende Zelle zu differenzieren. Der lösliche Faktor ist nicht Antigen-spezifisch und ist ein Produkt der *I*-Region des *H-2*-Komplexes. Das zweite Modell ist das *IgT-Modell*: Nach diesem Modell reagiert der Carrierteil des Antigens mit der spezifischen T-Zelle über IgT, einem Antikörpermolekül auf der

Oberfläche der T-Zelle. Der Antigen-IgT-Komplex wird von der Oberfläche der T-Zelle abgegeben und reagiert mit einem Makrophagen, der den Haptenanteil des Antigens der B-Zelle darbietet. Der lösliche Faktor in diesem Modell ist Antigen-spezifisch und stellt ein Immunglobulin dar.
3. Die Frage der *MHC*-Restriktion bei der B-T-Zell Kooperation ist nicht endgültig geklärt. Ruhende B-Zellen zeigen *MHC*-Restriktion in ihrer Reaktion mit spezifischen Helferfaktoren, während aktivierte B-Zellen (B-Zell-Blasten) keine *MHC*-Restriktion zeigen.

Literaturverzeichnis

Übersichtsarbeiten

Katz, D. H., Armerding, D., and Eshhar, Z. (1976). Histocompatibility gene products as mediators of lymphocyte interactions, in The Role of Products of the Histocompatibility Gene Complex in Immune Responses, D. H. Katz and B. Benacerraf (eds.), New York, Academic Press

Feldmann, M., Baltz, M., Erb, P., Howie, S., Kontiainen, S., and Woody, J. (1977). A comparison of *I* region associated factors involved in antibody production, in Immune System: Genetics and Regulation, E. E. Sercarz, I. A. Herzenberg, and C. F. Fox (eds.) New York, Academic Press

Tada, T. and Okumura K. (1979). The role of antigen-specific T-cell factors in the immune response. *Adv. Immunol.* 28, 1. (3 Übersichtsarbeiten über lösliche Faktoren bei der Zellkooperation)

Katz, D. H. and Benacerraf, B. (1972). The regulatory influence of activated T-cells and B-cells responses to antigen. *Adv. Immunol.* 15, 2

– and – (1974). The role of histocompatibility gene products in cooperative cell interaction between T and B-lymphocytes, in The Immune System: Genes, Receptors, Signals, *Proc. 1974 I.C.N.-U.C.L.A. Symposium on Molecular Biology*, E. Sercarz, A. R. Williamson, and C. F. Fox (eds.), New York, Academic Press

Feldmann, M. et al. (1974). Interactions between T and B-lymphocytes and accessory cells in antibody production, in Brent and Holborow (eds.), *Prog. Immunol.* II. 3, 65

Munro, A. J. and Taussig, M. J. (1975). Two genes in the major histocompatibility complex control immune response. *Nature* 256, 103

Originalarbeiten

Taussig, M. J. (1974). T cell factor which can replac T cell in vivo. *Nature* 248, 234

Feldmann, M. (1972). Cell interactions in the immune response in vitro. II. Specific collaboration via complexes of antigen and thymus-derived cell immunoglobulin. *J. Exp. Med.* 136, 737

Armerding, D., Sachs, D. H., and Katz, D. H. (1974). Activation of T and B lymphocytes in vitro. III. Presence of Ia determinants on Allogenic Effect Factor. *J. Exp. Med.* 140, 1717

Katz, D. H., Dorf, M. E., and Benacerraf, B. (1974). Cell interactions between histoincompatible T and B lymphocytes. VI. Cooperative responses between lymphocytes derived from mouse donor strains differing at genese in the S and D regions of the H-2 complex. *J. Exp. Med.* 140, 290. (Diese Arbeiten beschreiben maßgebende Ansichten über T- und B-Zell-Kooperation)

Plate, J. M. D. (1976). Soluble factors substitute for T-T cell collaboration in generation of T-killer lymphocytes. *Nature* 260, 329. (Ein löslicher Faktor bei der T-Helferfunktion für T-Zellen)

13. Rezeptoren und Signale

Übersicht

Bisher haben wir dargelegt, daß Erkennung von „Selbst" und Fremdantigen notwendig sind, damit Helfer-Zellen entstehen. Dabei spielen Rezeptoren für Antigene auf der Zelloberfläche eine entscheidende Rolle. In diesem Kapitel wollen wir nun die Struktur der Rezeptoren besprechen. Sowohl B-Zellen als auch T-Zellen binden Antigen spezifisch, aber auf ganz unterschiedliche Weise. B-Zellen können lösliches Antigen binden, T-Zellen binden jedoch nur Antigen, das mit einer Zelloberfläche assoziiert ist. Bei beiden Zellen ist der aktive Teil des Rezeptors der Antigen-bindende Teil eines Immunglobulin-Moleküls (der Idiotyp). Der Antigenrezeptor der B-Zelle besteht aus einem intakten Immunglobulin-Molekül, der Rezeptor der T-Zelle nur aus den H-Ketten des Idiotyps.

Vorläufer von Antikörper-bildenden Zellen

Die klonale Selektionstheorie geht davon aus, daß eine kleine Anzahl von Zellen vorbestimmt ist, mit einem spezifischen Antigen zu reagieren. Die Reaktion mit Antigen induziert bei diesen Zellen eine Proliferation (Kapitel 1), wodurch sich die Antigen-reaktiven Zellen klonal vermehren. Zwei Hauptforderungen dieser Theorie sind, daß zunächst nur wenige Zellen mit Antigen reagieren und daß diese Reaktion Antigen-spezifisch ist.

Wir werden in diesem Kapitel Experimente besprechen, die die Existenz solcher Zellen nachweisen. Die Zellen, die zur Reaktion mit einem bestimmten Antigen vorprogrammiert sind, werden als *Antigen-reaktive* Zellen bezeichnet. Diese Antigen-reaktiven Zellen können *Vorläuferzellen* von Effektorzellen oder von Helferzellen sein.

Vorläuferzellen-Assay. Die Anzahl der Vorläufer von Antikörper-bildenden Zellen oder von Zellen, die vorbestimmt sind, auf ein Antigen zu reagieren, wird *in vivo* durch einen Focus-Forming-Assay bestimmt. Das Prinzip des Focus-Forming-Assay beruht auf der Annahme, daß aus einer einzelnen

Vorläuferzelle eine große Anzahl Antikörper-bildender Zellen entsteht. Dies erscheint möglich, da antigene Stimulation Proliferation hervorruft. In der Milz bleiben die Tochterzellen, die sich nach Antigen-induzierter Proliferation aus der Vorläuferzelle entwickeln, gewisse Zeit an einem Ort lokalisiert. Sie sind dort als aktive Bezirke von Antikörper-bildenden Zellen nachweisbar, ähnlich wie die Milzkolonien der hämopoetischen Zellen. Man kann die Anzahl der Vorläuferzellen mit einem Assay messen, der dem Stammzellassay analog ist. Letal bestrahlten Mäusen wird eine geringe Anzahl von Milzzellen und Antigen injiziert. Ein Teil dieser Zellen wird sich in der Milz des Empfängers ansiedeln und als Reaktion auf das Antigen proliferieren. Die auf diese Weise entstandenen Antikörper-bildenden Zellen kann man nachweisen, indem man die Milz in Stücke schneidet, auf eine Agar-SRBC-Schicht gibt und Komplement hinzufügt. Sind in einem Milzstück Antikörperbildende Zellen vorhanden, so setzen sie Antikörper frei, die mit den SRBC reagieren und sie nach Zugabe von Komplement lysieren. Antikörper-bildende Zellen werden also in diesem Assay durch einen Hämolysehof sichtbar.

Da man die Anzahl der injizierten Zellen kennt, kann man aus der Zahl der Foci (= Hämolysehöfe) auf die Zahl der Vorläuferzellen für das Antigen in einer normalen Milz schließen. Für SRBC und andere gebräuchliche Antigene beträgt der Wert zwischen 10^{-6} und 10^{-5}, das bedeutet, daß auf 10^5 bis 10^6 Milzzellen eine SRBC-reaktive Vorläuferzelle kommt. Diese und ähnliche Experimente bestätigen die Auffassung, daß aus einer kleinen Zahl Antigen-reaktiver Zellen nach Antigenstimulation ein expandierender Klon wird.

Anzahl der Vorläuferzellen bei zellvermittelten Reaktionen. Die klonale Selektionstheorie, wie sie anfangs von Burnet formuliert worden war, wurde zunächst auch deshalb mit Zurückhaltung aufgenommen, weil die Anzahl der Zellen, die fähig sind, eine GVH-Reaktion auszutragen, viel größer ist als die entsprechend dieser Theorie vorausgesagte kleine Zahl von Zellen, die für ein Antigen vorprogrammiert sind. Simonson konnte in Versuchen mit Hühnern zeigen, daß nur 50 parentale Zellen, die F_1-Embryonen injiziert werden, ausreichen, um eine GVH-Reaktion zu induzieren. Es läßt sich mit einer der Hauptannahmen der klonalen Selektionstheorie nur schwer vereinbaren, daß so wenig Zellen in der Lage sind, eine GVH-Reaktion hervorzurufen. Wir haben bereits beschrieben, daß nur wenige funktionelle Zellen bei der Antikörperbildung reagieren. Die Anzahl der Zellen, die bei der GVH-Reaktion reagieren, ist ein unerklärtes, oft beobachtetes Phänomen, das in ähnlicher Weise auch bei der Vorläuferzelle der zytotoxischen Zellen gegen MHC-Alloantigene beobachtet wurde. Wie Jerne diesen Widerspruch auflöste, wurde bereits in Kapitel 11 diskutiert.

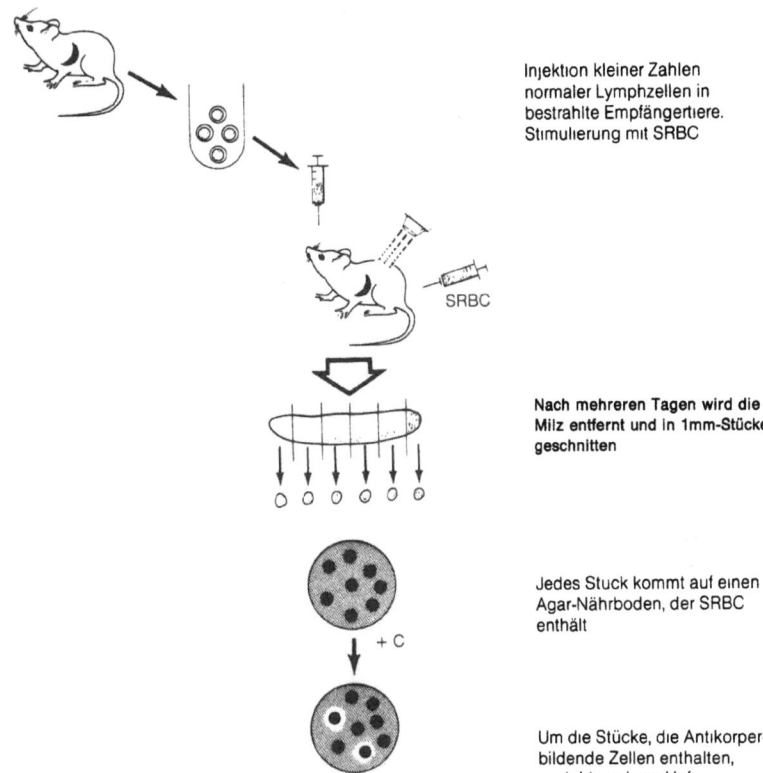

Abb. 13.1. *In-vivo*-Focus-Forming-Assay zur Bestimmung der Zahl von Vorläuferzellen für Antikörper-bildende Zellen. (Nach Kennedy et al. (1965). *Proc. Soc. Exp. Biol. Med.* 120, 868)

Antigenbindung an der Zelloberfläche. Die Vorläuferzelle der Antikörperbildenden Zelle reagiert mit Antigen. Diese Reaktion erfolgt wahrscheinlich über eine spezifische Bindung des Antigens an die Zelloberfläche. Dies kann man durch das Experiment in Abbildung 13.2 nachweisen. Milzzellen einer normalen Maus werden mit Antigen inkubiert, das mit Jod^{125} markiert ist. Man läßt die Zellen unterschiedlich lange Zeit mit dem Antigen reagieren und untersucht sie mit Autoradiographie. Dabei beobachtet man eine Zahl zwischen 500 und 1500 Antigen-bindenden Zellen pro 10^5 Lymphozyten. Dies bedeutet eine ungefähre Häufigkeit von 10^{-2} (1 Zelle auf 100). Im Vergleich zu der aufgrund der Ergebnisse mit dem Focus-Forming-Assay berechneten Anzahl der funktionellen Antigen-reaktiven Zellen liegt diese

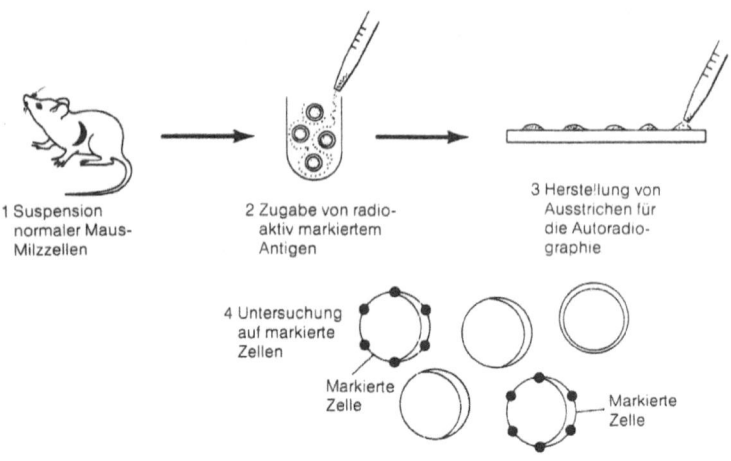

Abb. 13.2. Methode zum Nachweis Antigen-bindender Zellen. (Nach Ada (1970). *Transplant. Rev.* 5, 105)

Zahl 100 bis über 1000 mal höher. Die Zahl der Antigen-bindenden Zellen ist offenbar höher als die der spezifischen Antigen-reaktiven Zellen. Dies könnte daran liegen, daß in dem funktionellen Assay (Focus-Forming-Assay) nur eine Art von Effektorzellen gemessen wird und der direkte Bindungsassay auch Antigenbindung auch andere Effektorzellen und Helferzellen erfaßt. Außerdem ist denkbar, daß einige der Zellen, die Antigen binden, es unspezifisch binden. Es wäre deshalb wichtig, nachzuweisen, daß manche der Zellen, die Antigen binden, das Antigen spezifisch (vermutlich über einen Oberflächen-Rezeptor) binden.

Spezifische Antigenbindung durch funktionelle Zellen. Um den Widerspruch aus den Ergebnissen des funktionellen Assays (1 reaktive Zellen auf 10^5 oder 10^6 Zellen) und der autoradiographischen Untersuchungen (1 reaktive Zellen auf 10^2 Zellen) aufzulösen, bedarf es eines Assays, der die Antigenbindung und die spezifische Zellfunktion gleichzeitig mißt. Ein solcher Assay ist in Abbildung 13.3 dargestellt. Man läßt Zellen über eine Säule laufen, die mit Antigen beladen ist, und kann zeigen, daß spezifisch reagierende Zellen in der Säule zurückgehalten werden, während andere Zellen passieren. Zellen, die einen Oberflächenrezeptor für das Antigen besitzen, werden in ihrer Passage durch diese Säule aufgehalten. Zellen ohne einen solchen Rezeptor reagieren nicht mit Antigen und können ungehindert passieren. Diese Zellen werden dann bestrahlten Mäusen injiziert, die dann mit demselben Antigen, mit dem die Säule beschichtet war, stimuliert werden. Nach Injektion der Zellen, die die Säule frei passiert haben, können diese in dem bestrahlten

Empfängertier keine Antikörper gegen das spezifische Antigen bilden. Die Zellpopulation, die die Antigen-beschichtete Säule passiert hat, enthält also keine Effektorzellen mehr für das spezifische Antigen, aber normale Anteile von Effektorzellen für andere Antigene. Das Experiment weist also nach, daß funktionell reaktive lymphatische Zellen Antigen spezifisch binden können.

Antigenbindung durch T- und B-Zellen. Aus dem Experiment in Abbildung 3 geht allerdings nicht hervor, ob sowohl B-Zellen als auch T-Zellen Antigen spezifisch binden können. Dies kann man am einfachsten dadurch zeigen, indem man die Anzahl der Thy1$^+$ und der Ig$^+$ Zellen bestimmt, die Antigen binden. Man konjugiert ein Hapten (DNP) an Erythrozyten (RBC) und inkubiert diese Hapten-substituierten RBC mit einer Lymphozytenpopulation *in vitro*. Alle Lymphozyten mit Antigen-spezifischen Rezeptoren für DNP binden das Hapten und bilden über das Hapten Rosetten mit den Erythrozyten (die Rosettenbildung wurde in Kapitel 5 besprochen). Behan-

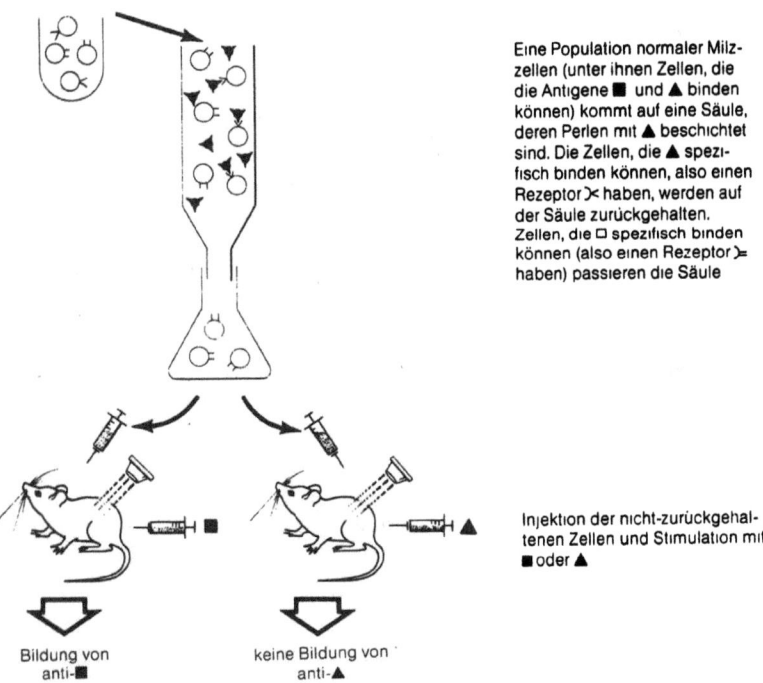

Eine Population normaler Milzzellen (unter ihnen Zellen, die die Antigene ■ und ▲ binden können) kommt auf eine Säule, deren Perlen mit ▲ beschichtet sind. Die Zellen, die ▲ spezifisch binden können, also einen Rezeptor)< haben, werden auf der Säule zurückgehalten. Zellen, die □ spezifisch binden können (also einen Rezeptor)= haben) passieren die Säule

Injektion der nicht-zurückgehaltenen Zellen und Stimulation mit ■ oder ▲

Bildung von anti-■

keine Bildung von anti-▲

Abb. 13.3. Spezifische Bindung von Lymphozyten an eine Antigen-beschichtete Säule. (Nach Wigzell und Makela (1970). *J. Exp. Med.* 132, 110)

delt man die Zellpopulation vor der Reaktion mit den Hapten-substituierten Erythrozyten mit anti-Thy1 oder anti-Ig und Komplement, so kann man die Antigenbindung von B-Zellen oder von T-Zellen allein bestimmen. Wie aus Tabelle 13.1 zu entnehmen ist, kommt es nur nach einer Behandlung mit anti-Ig und Komplement zu einer Abnahme der Rosetten-bildenden Zellen (rosette-forming-cells = RFC). Die Zunahme von RFC nach Behandlung mit anti-Thy1 ist keine tatsächliche, sondern ergibt sich aus der Berechnung der RFC pro 10^6 Zellen. Da die T-Zellen abgetötet werden, ist der Anteil der

Tabelle 13.1. Rosettenbildung durch DNP-bindende Zellen

Behandlung der Zellen	DNP-Rosetten-bildende Zellen/10^6
–	3920
Anti-Thy1	6750
Anti-mouse Ig	80

Nach Rubin und Wigzell (1973). *J. Exp. Med.* 137, 911

B-Zellen erhöht und ihr relativer Anteil steigt. Ein ähnliches Ergebnis erhält man, wenn man die Zellen, die in einer Antigen-beladenen Säule zurückgehalten werden, auf Thy1$^+$ und Ig$^+$-Zellen untersucht. Auch in diesem Fall zeigen nur die B-Zellen Bindung an Hapten. Die in Tabelle 13.1 dargestellten Ergebnisse zeigen, daß T-Zellen kein Antigen binden, wenn es ihnen auf der Oberfläche eines Erythrozyten oder auf einer festen Säule dargeboten wird. Dennoch haben T-Zellen die Fähigkeit, Antigen spezifisch über Rezeptoren zu binden. Dies kann man nachweisen, indem man zytotoxische T-Zellen auf einem Monolayer von Fibroblasten absorbiert, die das Antigen enthalten, mit dem die Zellen immunisiert worden waren. Man verwendet in diesen Experimenten *H-2^k*-Mäuse, die mit Zellen von *H-2^d*-Mäusen immunisiert werden. Hierdurch entstehen k anti-d zytotoxische T-Zellen. Bevor man die Effektorzellen jedoch den ^{51}Cr-markierten Zielzellen hinzugibt, inkubiert man die T-Zellen mit einem Monolayer von Fibroblasten vom *H-2^k*- oder *H-2^d*-Typ. Nach Inkubation der anti-d-T-Zellen mit den *H-2^d*-Fibroblasten sind keine CTL gegen H-2^d mehr nachweisbar. Inkubation mit H-2^k Monolayern führt jedoch nicht zum Verlust von CTL gegen H-2^d. Gewinnt man die auf den Fibroblasten Monolayern adsorbierten Zellen durch milde Trypsin-Behandlung wieder, so zeigt sich, daß die an die *H-2^d*-Fibroblasten adsorbierten Zellen spezifische CTL gegen H-2^d enthalten. Die zytotoxische T-Zelle kann sich also spezifisch an geeignete Zielzellen binden und muß deshalb Antigen-spezifische Rezeptoren besitzen.

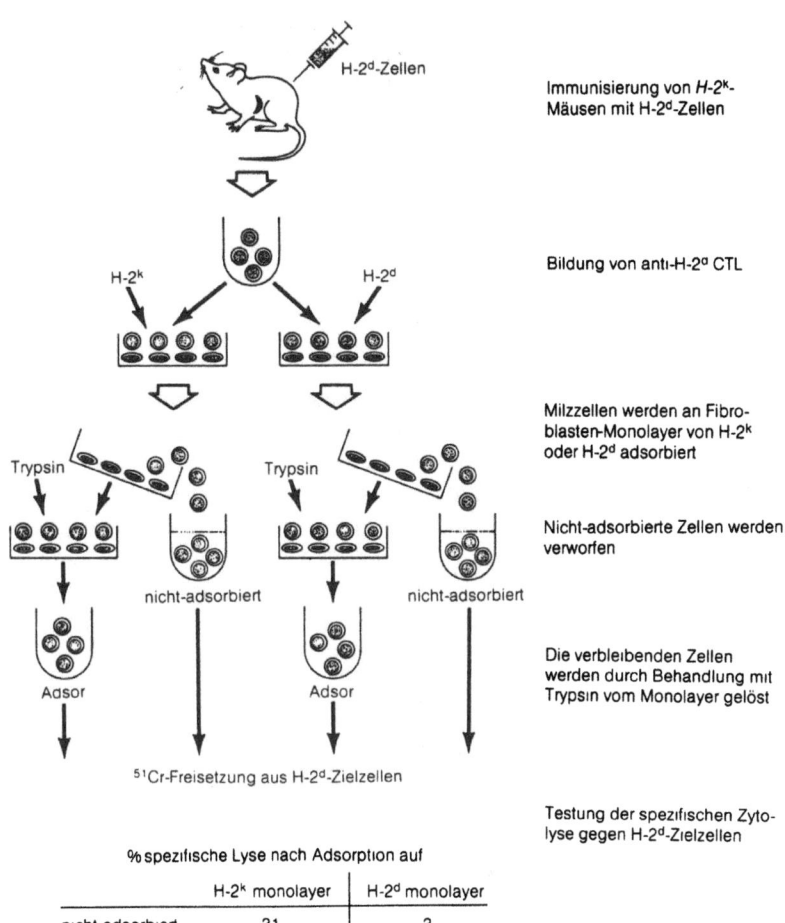

Abb. 13.4. Zytotoxische T-Zellen haben Antigen-spezifische Rezeptoren. (Aus Golstein, Svedmyr und Wigzell (1971). *J. Exp. Med.* 134, 1385)

Unterschiedliche Antigenbindungen von T-Zellen und B-Zellen. Diese Experimente machen zwei wesentliche Aussagen: Sowohl B-Zellen als auch T-Zellen besitzen Antigen-spezifische Rezeptoren, aber die Art der Antigenbindung ist bei beiden Zelltypen unterschiedlich.

B-Zellen können entweder mit freiem Antigen oder mit immobilisiertem Antigen auf Säulen reagieren. T-Zellen reagieren mit Antigen aber nur, wenn es sich auf einer Zelloberfläche befindet. Da es bei den Reaktionen von T-Zellen die beschriebene *MHC*-Restriktion gibt, erkennt die T-Zelle ein

Antigen über ihre Rezeptoren zusammen mit MHC-Antigen. Deshalb ist die Antigenbindung durch T-Zellen am effizientesten, wenn sich das Antigen auf einer Zelloberfläche befindet. Falls die Annahme des Zwei-Rezeptor-Modells gilt, ließe sich die Teilnahme von beiden Rezeptoren an T-Zellaktivierung damit begründen, daß die Affinität jedes Rezeptors für sich allein zu gering ist, um eine T-Zell-Aktivierung zustande zu bringen. Durch die gleichzeitige Reaktion des Rezeptors für den eigenen MHC und des Rezeptors für Fremdantigen entsteht ein Signal, das für die Aktivierung der T-Zelle ausreicht.

Die Struktur des Antigen-bindenden Rezeptors auf B-Zellen

Ig auf B-Zellen als mögliche Rezeptor-Moleküle. Da sowohl B-Zellen als auch T-Zellen Antigen spezifisch binden können, erhebt sich die Frage nach der Struktur des Rezeptors, über den die Antigenbindung erfolgt. Im Kapitel 5 haben wir beschrieben, daß einige Zellen einer Population von Maus-Lymphozyten große Mengen Oberflächen-Immunglobulin besitzen, das mit Immunfluoreszenz nachgewiesen werden kann. Diese Ig^+ Zellen sind B-Zellen.

Weist man B-Zellen mit der üblichen Methode der Immunfluoreszenz nach, so finden sich in der Milz 65 bis 70% Ig^+ Zellen, in Lymphknoten etwa 15%, im Thymus lassen sich jedoch keine Ig^+ Zellen nachweisen. Die Ig^+ Zellen sind $Thy1^-$, das heißt, daß T-Zellen keine mit der üblichen Methode nachweisbaren Mengen von Immunglobulin auf ihrer Oberfläche haben. Als allgemeine Regel gilt, daß Lymphozyten entweder Ig^+ $Thy1^-$ oder Ig^- $Thy1^+$ sind (außerdem gibt es eine kleine Population Ig^- $Thy1^-$ Zellen, die sogenannten *Null-Zellen*).

Nachdem man festgestellt hatte, daß B-Zellen leicht nachweisbare Oberflächen-Immunglobuline besitzen, nahm man an, daß diese Immunglobulinmoleküle als Rezeptoren für Antigen fungieren und über sie ein Signal an die Zelle vermittelt wird. Dies hieße, daß die Zelle ihre Strukturen sehr ökonomisch einsetzt, denn die Zelle würde ihr Produkt (das Immunglobulin) zugleich zur Antigenerkennung verwenden. Dafür, daß diese Hypothese zutrifft, spricht zum Beispiel, daß man funktionelle B-Zellen aus einer Lymphozytenpopulation dadurch entfernen kann, indem man die Lymphozytenpopulation auf eine Immunabsorbentsäule gibt, die mit anti-Immunglobulin beladen ist. Die Zellen, die die Säule passieren, sind nicht mehr zur Immunglobulin-Synthese fähig. Allerdings folgt aus dieser Beobachtung noch nicht, daß das Oberflächen-Immunglobulin als Rezeptor für Antigen fungiert, denn es ist durchaus möglich, daß alle B-Zellen Immunglobulin auf ihrer Oberfläche tragen und deshalb auf der Säule zurückgehalten werden, ohne aber das Immunglobulin als Rezeptor zu benutzen.

In Kapitel 5 haben wir beschrieben, daß das Immunglobulin auf B-Zellen vorwiegend der IgM und IgD-Klasse angehört, jedoch nur zum geringen Teil der IgG-Klasse. Man nahm deshalb zunächst an, daß die Rezeptor-Moleküle eher IgM oder IgD als IgG sind. Dies stand im Gegensatz zur Auffassung, daß eine B-Zelle Antikörper derselben Klasse, die sie auf ihrer Oberfläche trägt, auch synthetisiert und sezerniert, daß also der Oberflächenrezeptor sich auf einem Molekül befindet, das mit dem Antikörper, den die Zelle synthetisiert, identisch ist. Die Entscheidung zwischen beiden Hypothesen konnte erst nach Einführung des Fluoreszenz-aktivierten Zellsorters (fluorescence activatet cell sorter = FACS) fallen, einer Maschine, die Zellen aufgrund ihrer Oberflächenmarker auftrennen kann, wenn diese Marker mit Floureszenz-markierten Antikörpern reagieren. Mit dem FACS konnten die Herzenbergs von der Stanford-Universität wichtige Argumente dafür liefern, daß eine Zelle, die IgG-Antikörper einer bestimmten Subklasse produziert, Oberflächen-Immunglobulin dieser Subklasse als Rezeptor benutzt. Sie sensibilisierten Mäuse mit Antigen und isolierten mit dem FACS die Zellen mit IgG auf ihrer Oberfläche. Diese Zellen wurden dann verwendet, um bestrahlte Empfängertiere zu rekonstituieren. Wurden die Empfängertiere, die mit IgG-tragenden Zellen rekonstituiert worden waren, mit Antigen stimuliert, so zeigte sich, daß die Mehrzahl der Antikörperbildenden Zellen IgG produzierte. Das heißt also, daß die in der Sekundärreaktion synthetisierten Antikörper derselben Klasse angehören, wie das Oberflächen-Immunglobulin auf den Vorläuferzellen der Sekundärreaktion. Dies ist der bisher stärkste Hinweis darauf, daß das Oberflächen-Immunglobulin auf B-Zellen als Rezeptor fungiert und die synthetische Kapazität der Zelle reflektiert.

Im Kapitel 18 werden wir zeigen, daß sich während des Verlaufs einer Antikörperreaktion eine Verschiebung von IgM zu IgG-Synthese vollzieht. Ob hierbei die B-Zelle, die die Klasse des von ihr synthetisierten Immunglobulins wechselt, auch die Immunglobulinklasse des Antigenrezeptors ändert, ist unbekannt.

Im Gegensatz zu den Herzenbergs erbrachten Parkhouse und seine Mitarbeiter Hinweise dafür, daß Zellen, die IgG sezernieren, IgM als Rezeptor benutzen. Sie benutzten für ihre Untersuchungen klonierte Antikörperbildende Zellen, deren Oberflächenimmunglobulin sie entfernten und die dann die Oberflächenrezeptoren *in vitro* regenerieren konnten. Danach wurden diese Zellen mit anti-IgM oder IgG und Komplement behandelt.

Nur eine Behandlung mit anti-IgM verhinderte eine Reaktion mit Antigen, eine Behandlung mit anti-IgG hatte keinen Einfluß. Dieses Experiment spricht also dafür, daß der B-Zell-Rezeptor aus IgM besteht, auch wenn das Produkt der Zelle IgG ist.

Die Struktur des T-Zell-Rezeptors

In den frühen 70er Jahren kam es zu einer neuen Kontroverse, als eine Arbeitsgruppe leicht identifizierbare Immunglobuline auf der T-Zelle beschrieb und die Ansicht vertrat, daß sie den T-Zell-Rezeptor darstellen. Dies stand im Widerspruch zu anderen Gruppen, die Immunglobulin auf T-Zellen nicht nachweisen konnten und sich mit ihrer Ansicht durchsetzten. Heute kann man sagen, daß beide Auffassungen nur teilweise richtig oder falsch waren. Wie wir bereits in den vorangegangenen Kapiteln beschrieben haben, betrachtet man T-Zellen als Ig^-. Wir meinen damit, daß mit den üblichen Methoden (Fluoreszenz-markierte Antikörper gegen Immunglobulin) sich auf der T-Zelle kein Oberflächen-Immunglobulin nachweisen läßt. Es wurde in diesem Kapitel jedoch bereits dargestellt, daß die T-Zelle Antigen-spezifische Rezeptoren besitzt. Inzwischen ist erwiesen, daß diese Rezeptoren aus einem Teil eines Immunglobulin-Moleküls bestehen [1].

Antikörper gegen den Rezeptor. Ein *Idiotyp* ist eine bestimmte Antigenbindungsstelle an einem Antikörpermolekül. Ramsier und Lindenmann gelang es, auf elegante Weise einen Antikörper gegen den T-Zell-Rezeptor zu erzeugen (Abb. 13.5). Sie bedienten sich dabei der Tatsache, daß parentale Zellen, die einer F_1 injiziert werden, nicht als fremd erkannt werden, aber die Fähigkeit haben, Antigene auf F_1-Zellen zu erkennen. (Siehe Grundlagen für die GVH-Reaktion in Kapitel 4.) Wenn die parentalen Zellen ein Antigen auf den F_1-Zellen erkennen können, setzt dies voraus, daß sie Oberflächenrezeptoren für dieses Antigen besitzen. Die F_1 erkennt dagegen keine Histokompatibilitäts-Antigene auf den parentalen Zellen als fremd, sie müßte aber den *Antigen-bindenden Rezeptor* als fremd erkennen, den der parentale Stamm benutzt, um die Antigene der F_1 zu erkennen. Theoretisch sollte es möglich sein, daß das F_1-Tier sogar Antikörper gegen diese Rezeptoren produziert. Besteht der Rezeptor aus Immunglobulin, dann ist der Antikörper, der gegen den Rezeptor gebildet wird, ein anti-Idiotyp Antikörper.

Führt man dieses Experiment (wie in Abbildung 13.5 beschrieben) durch, so produzieren die F_1-Tiere tatsächlich Antikörper gegen die Rezeptor-Moleküle auf den elterlichen Zellen. Diese Antikörper sind gegen den Rezeptor für Antigen auf den Zellen des anderen Elternteils gerichtet, das heißt die F_1-Tiere produzieren einen anti-Rezeptor-Antikörper gegen den Rezeptor für Antigen des anderen Elternteils. Hat ein Elternteil Antigen P, der andere Antigen Q, so besitzt das F_1-Tier sowohl P als auch Q.

---

[1] Zum besseren Verständnis des T-Zell-Rezeptors sollte der Leser, der mit der Struktur des Immunglobulins nicht vertraut ist, zunächst das Kapitel 14 lesen, in dem näher auf Allotypen und Idiotypen eingegangen wird

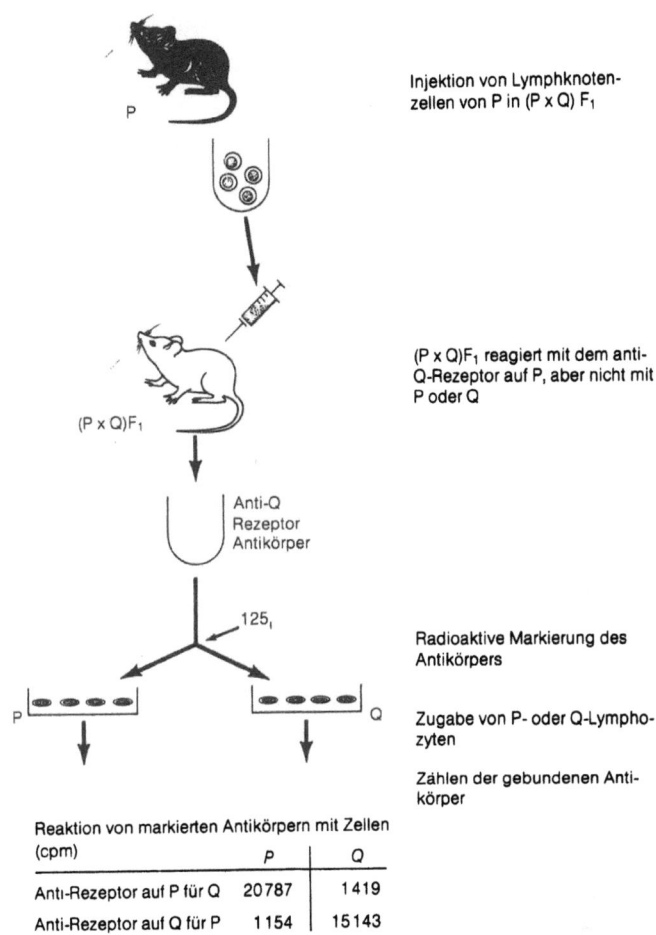

Abb. 13.5. Bildung von anti-Idiotyp-Antikörper gegen T-Zell-Rezeptoren. (Nach Ramsier und Lindenmann (1972). *Transplant. Rev.* 10, 57; und Binz und Lindenmann (1972). *J. Exp. Med.* 136, 872)

Der Elternteil mit P-Antigen hat Rezeptoren für Q-Antigene und gegen eben diese anti-Q-Determinante von P wird der anti-Idiotyp Antikörper der F_1-Tiere gebildet.

Die auf diese Weise erzeugten Antikörper lassen sich mit Jod^{125} radioaktiv markieren. Inkubiert man sie mit Lymphozyten von P oder Q, so läßt sich zeigen, daß der Antikörper tatsächlich nur mit Zellen von P, nicht jedoch mit Zellen von Q reagiert. Dies beweist, daß der Antikörper gegen den Rezeptor für Q-Antigene auf P-Zellen gerichtet ist.

Unterbindung der spezifischen T-Zell-Funktion durch anti-Rezeptor-Antikörper. Das Experiment in Abbildung 13.5 zeigt, daß ein F_1-Tier Antikörper bilden kann, die gegen Zellen eines parentalen Stammes gerichtet sind. Inkubiert man die elterlichen Zellen mit diesem Antikörper, so werden die Zellen mit dem spezifischen Rezeptor lysiert, in unserem Beispiel die Zellen von P, die einen spezifischen Rezeptor für Q besitzen. Nach der Behandlung mit Komplement verlieren die Zellen von P die Fähigkeit, gegen Q zu reagieren. Das wird daran deutlich, daß die verbleibenden Zellen keine MLR mehr gegen Zellen von Q hervorbringen können. Eine Reaktion gegen andere Zelltypen bleibt davon unbeeinflußt, da nur eine spezifische Subpopulation von Zellen eliminiert wird, und zwar die Zellen von P, die anti-Q-Rezeptoren besitzen.

Gemeinsame Idiotypen auf T- und B-Zellen. Man kann also Antikörper gegen den T-Zell-Rezeptor herstellen und die Fähigkeit einer Zellpopulation spezifisch eliminieren, gegen das Antigen zu reagieren, das dieser Rezeptor bindet. Im folgenden wollen wir nun darstellen, daß dieser Rezeptor auf der T-Zell-Oberfläche ein Immunglobulin ist. Um bei unserem Beispiel zu bleiben: P muß sowohl T-Zellen als auch B-Zellen besitzen, die den anti-Q-Rezeptor exprimieren, da P sowohl zellvermittelte als auch Antikörper-Reaktionen gegen Antigen auf Q hervorbringen kann. Wenn der gegen den T-Zell-Rezeptor erzeugte Antikörper sowohl mit B-Zellen als auch mit T-Zellen reagiert, spräche dies sehr dafür, daß der T-Zell-Rezeptor ebenso wie der B-Zell-Rezeptor ein Immunglobulin ist, oder zumindest einen Ig-Idiotyp besitzt. Dies kann man nachprüfen, wenn man wie in Abbildung 13.5 einen Antikörper gegen den T-Zell-Rezeptor erzeugt und ihn radioaktiv markiert. Dieser Antikörper zeigt mit B-Zellen als auch mit T-Zellen signifikante Reaktionen (Tab. 13.2). Da der anti-T-Zell-Rezeptor-Antikörper gleichermaßen mit B-Zellen reagiert, liegt die Vermutung nahe, daß der T-Zell-Rezeptor ein Immunglobulin ist. Aus Tabelle 13.2 geht außerdem hervor, daß es sich hierbei um eine spezifische Reaktion handelt, denn mit anderen Zellen kommt es zu keiner Reaktion (zum Beispiel mit Zellen von Q, die natürlich keinen Rezeptor gegen Q auf ihrer Oberfläche tragen). Die größere Menge radioaktiv markierter Antikörper, die sich auf B-Zellen gegenüber T-Zellen nachweisen läßt, deutet eventuell auf Unterschiede in der Rezeptordichte hin.

Biochemische und immunchemische Analyse des T-Zell-Rezeptors. Man kann Rezeptoren intern markieren, indem man Zellen mit radioaktiv-markierten Aminosäuren inkubiert. Da B-Zellen oder T-Zellen, die *in vitro* inkubiert werden, ihren Rezeptor abgeben, kann man auf diese Weise die markierten Rezeptoren isolieren und einer chemischen Analyse unterziehen. Verwendet man hierfür T- oder B-Zellen von P, so kann man das gewonnene markierte Material über eine Immunabsorbentsäule laufen lassen, die anti-Rezeptor-Antikörper enthält und deshalb die markierten Rezeptormoleküle zurückhält. Eluiert man die zurückgehaltenen Moleküle aus der Säule und analysiert sie mittels einer SDS-Polyacrylamidelektrophorese, so ergeben die Rezeptoren von B-Zellen einen einzelnen Peak mit einem Molekulargewicht von ca. 90 000 Dalton. Das Rezeptormaterial von den T-Zellen bildet mehrere Peaks. Durch bestimmte chemische Behandlungsmethoden lassen sich

Tabelle 13.2. Bindung von anti-T-Zell-Rezeptor-Antikörper an T- und B-Zellen

Zellen	Spezifisch gebundene Antikörper (cpm)
P T-Zellen	852
P B-Zellen	13 880
Q T-Zellen	0
Q B-Zellen	0

Nach Binz und Wigzell (1975). *J. Exp. Med.* 142, 197

die Fraktionen mit einem höheren Molekulargewicht spalten, so daß eine einzige Fraktion mit einem Molekulargewicht von ca. 35 000 Dalton entsteht.

Alle Fraktionen von B- und T-Zellen binden den anti-Rezeptor-Antikörper und das Antigen (das heißt MHC-Produkte von Q) spezifisch. Das Rezeptormaterial von B-Zellen hat alle Charakteristika von 8s IgM-Molekülen, da es sowohl Marker für schwere als auch für leichte Ketten besitzt. Das von T-Zellen isolierte Material hat dagegen außer den Idiotypen keine Marker, die mit schweren oder leichten Immunglobulinketten assoziiert sind. Daraus folgt, daß der B-Zell-Rezeptor ein komplettes monomeres Immunglobulinmolekül ist, das einen Idiotypen enthält, der T-Zell-Rezeptor dagegen nur aus dem Idiotypanteil des Immunglobulinmoleküls besteht.

Genetische Analyse des T-Zell-Rezeptors. Die angeführten biochemischen und immunchemischen Untersuchungen zeigen auf überzeugende Weise, daß der T-Zell-Rezeptor ein Teil eines Immunglobulinmoleküls ist. Genetische Untersuchungen weisen darauf hin, daß die Gene, die den T-Zell-Rezeptor kodieren, mit den Allotypen der schweren Kette gekoppelt sind. Dies ist ein weiterer Beweis für die Immunglobulinnatur des Rezeptors.

Um zu bestimmen, ob der Idiotyp an Immunglobulingene gekoppelt ist, wurde ein Experiment durchgeführt, dessen Ergebnisse in Tabelle 13.3 wiedergegeben sind. Wenn man Mäuse eines Stammes (A/J) mit Kohlenhydratantigen von Streptokokken (A-CHO) sensibilisiert, haben die meisten Antikörper, die entstehen, denselben Idiotyp. Gegen diesen Idiotyp kann man einen Antikörper produzieren, der mit T-Zellen reagiert. Das zeigt, daß die T-Zellen denselben Idiotyp besitzen. Daß dieser Rezeptor mit einem Antigenmarker der H-Kette (einem H-Ketten-Allotyp) genetisch verbunden ist, läßt sich durch die folgende Analyse feststellen: A/J-Mäuse besitzen den Idiotyp (sie sind deshalb Id$^+$) und sind homozygot für den H-Ketten-

Tabelle 13.3. Korrelation zwischen H-Ketten-Allotyp und T-Zell-Rezeptor-Idiotyp

	Positiv	Negativ
Idiotyp	55	45
Ig-1^e	94	6
Ig-1^a	0	100

Aus Berek, Taylor und Eichmann (1976). *J. Exp. Med.* 144, 1164

Allotyp Ig-1^e. BALB/c-Mäuse sind Id$^-$ und haben den Allotyp Ig-1^a. Durch Rückkreuzung von BALB/c mit (A/J × BALB/c) F$_1$-Mäusen kann man bestimmen, ob eine genetische Kopplung zwischen dem Idiotyp und dem Allotyp besteht. Tabelle 3 zeigt, daß annähernd 50% der Nachkommenschaft der Rückkreuzung Id$^+$ sind. Von den Nachkommen, die den Ig-1^e Allotypen besitzen, sind 94% Id$^+$, während keiner der Nachkommen mit dem Ig-1^a Allotypen Id$^+$ ist. Dadurch ist eine genetische Kopplung zwischen dem H-Ketten-Allotyp und dem Idiotyp erwiesen. Diese Kopplung legt nahe, daß der T-Zell-Rezeptor ein H-Ketten-Idiotyp ist.

Der gegenwärtige Stand. Aufgrund der vorliegenden Daten kann man annehmen, daß sowohl B-Zell- als auch T-Zell-Rezeptoren Produkte von Immunglobulin-Genen sind. Der B-Zell-Rezeptor ist sicher ein intaktes Immunglobulinmolekül, während der T-Zell-Rezeptor aus dem Antigen-bindenden Anteil der variablen Region, dem Idiotyp besteht. Die oben dargestellte Analyse der genetischen Kopplung und viele neuere Arbeiten der letzten zwei Jahre deuten alle darauf hin, daß der T-Zell-Rezeptor ein H-Ketten-Idiotyp ist. Trifft die Modellvorstellung zu, daß die T-Zell-Aktivierung erst nach Reaktion des Antigens mit zwei Rezeptoren erfolgt (einem für Fremdantigen und einem für eigene MHC-Antigene), dann bedarf es weiterer aufwendiger Analysen, um zu klären, ob beide Rezeptoren dieselbe chemische Struktur besitzen. An dieser Fragestellung arbeiten verschiedene

Arbeitsgruppen, und man kann erwarten, daß die offenstehenden Fragen in nächster Zukunft geklärt werden.

Die Art des Signals

Ein Signal versus zwei Signale. Sowohl B- als auch T-Zellen können Antigen über Rezeptoren auf ihrer Oberfläche spezifisch binden. Die Struktur des Rezeptors haben wir ausführlich besprochen. In Kapitel 18 werden wir genauer erläutern, daß Antigen die Lymphozyten zur Proliferation und Differenzierung anregt, wodurch es zur spezifischen Expansion reaktiver Klone kommt. Dies ist eine zentrale Vorstellung der klonalen Selektionstheorie. Eine wichtige und noch weitgehend unbeantwortete Frage betrifft die Art des „Signals" an die Lymphozyten, das durch die Interaktion des Oberflächenrezeptors und des Antigens zustande kommt. Bei Antikörperebenso wie bei zellvermittelten Reaktionen muß es zu einer Wechselwirkung mit der Helferzelle kommen, damit die Vorläuferzelle der Effektorzelle nach der Reaktion mit Antigen zur funktionellen Zelle werden kann. In einem *Zwei-Signale-Modell* betrachtet man die Wechselwirkung des Oberflächen-Rezeptors auf dem Effektorzellvorläufer mit Antigen als das erste Signal. Das zweite Signal wird durch die Helferzelle in Form eines löslichen Faktors oder durch Zellkontakt vermittelt. Ein Signal alleine führt nicht zur funktionellen Effektorzelle. Eine Variation des Zwei-Signale-Modells besagt, daß es zur Toleranz kommt, wenn auf das erste Signal kein zweites Signal folgt. In einem *Ein-Signal-Modell* reicht die Interaktion von Antigen und Rezeptor aus, damit der Effektorzellvorläufer zur funktionellen Effektorzelle wird.

Zwei-Signale-Modelle. Experimente zur Frage der Ein-Signal- und Zwei-Signal-Modelle sind schwierig, da weder die Struktur des Rezeptors noch die Art der Signale aufgeklärt sind. Theoretisch läßt sich ein Zwei-Signale-Modell untersuchen, indem man Zellen das erste Signal zukommen läßt und untersucht, welche Veränderungen dadurch bei Fehlen des zweiten Signals zustande kommen. Das Experiment in Abbildung 13.6 zeigt, daß Kontakt mit Antigen in Abwesenheit von T-Zellen bei B-Zellen eine Proliferation, aber keine Differenzierung zu Antikörper-sezernierenden Zellen induzieren kann. B-Zellen aus Milzen von nackten (kongenital athymischen) Mäusen werden 40 Stunden lang mit Antigen ohne T-Zellen kultiviert, bevor T-Zellen hinzugefügt werden, um das zweite Signal zu vermitteln. In einem Ansatz wird 27 Stunden nach dem Antigen ein Mitosehemmer hinzugegeben. Als Kontrolle dienen Ansätze ohne Antigen bzw. ohne T-Zellen. Mit diesem experimentellen Ansatz kann man folgende Fragen untersuchen: können B-Zellen Antikörper bilden, wenn die Helfer-Zellen erst 40 Stunden

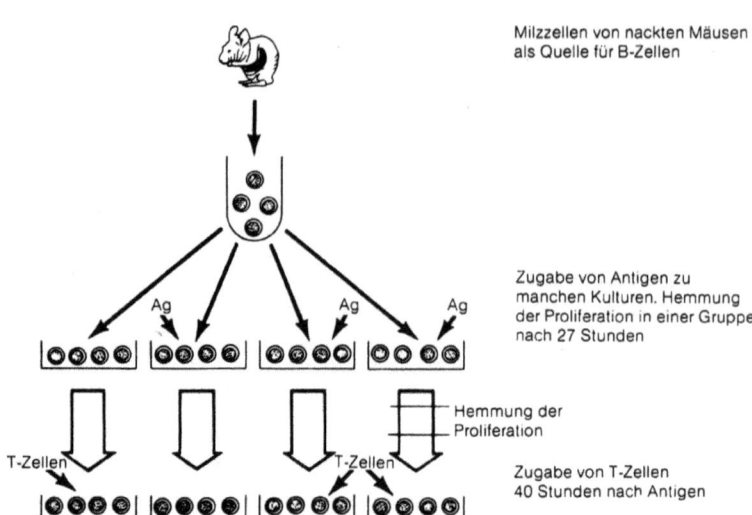

Abb. 13.6. Experimentelle Trennung von Antigen (Signal 1) und T-Zell-Hilfe (Signal 2). (Nach Dutton (1975) *Transplant. Rev.* 23, 66)

später hinzugefügt werden, und, falls dies zutrifft, erfolgt die klonale Expansion der B-Zellen durch Proliferation vor oder nach Vermittlung der T-Zell-Hilfe, gibt es also eine Proliferation als Reaktion auf Antigen (Signal 1) ohne T-Zell-Hilfe, und kommt es zur Differenzierung in Antikörper-sezernierende Zellen nach T-Zell-Hilfe (Signal 2)?

Ohne Zugabe von T-Zellen, das heißt ohne T-Zell-Hilfe, kommt es (wie erwartet) nicht zur Antikörperbildung. Zugabe von Helfer-T-Zellen 40 Stunden nach Antigen führt jedoch noch zur Bildung von Antikörper-produzierenden B-Zellen. In dem Ansatz, in dem die Proliferation als Reaktion auf das Antigen nach 27 Stunden durch Zugabe von Mitosehemmer unterbrochen wird, kommt es nicht zur Antikörperproduktion, wenn T-Zellen hinzugefügt werden. Aus dem Experiment kann man schließen, daß Antigen eine Proliferation von B-Vorläuferzellen auch ohne T-Zell-Hilfe induziert, daß aber die T-Zelle notwendig ist, damit die Zellen, die proliferiert haben, sich in Antikörper-produzierende Zellen differenzieren können. Das Antigen vermittelt also Signal 1 und die T-Zelle oder ihr Produkt Signal 2.

Bedeutung der Mitogenität im Ein-Signal-Modell. Bestimmte Mitogene sind für T-Zellen spezifisch (PHA, ConA) andere für B-Zellen (pokeweed, LPS; siehe Kapitel 5). Fügt man LPS unter geeigneten Bedingungen einer Kultur von Mäusemilzzellen hinzu, so entsteht eine kleine, aber nachweisbare Menge Antikörper-bildender Zellen gegen eine große Anzahl von Antigen, obwohl diese Antigene in der Kultur fehlten. Die Ursache dafür liegt wahrscheinlich darin, daß die Mitogene unspezifisch B-Zell-Klone aktivieren, die vorprogrammiert sind, gegen Antigen zu reagieren. Diese Art der Aktivierung von B-Zell-Klonen wird als *polyklonale Aktivierung* bezeichnet. Generell gilt, daß T-unabhängige Antigene als B-Zell-Mitogene wirken. Daraus haben Möller und Coutinho die ansprechende Theorie entworfen, daß T-unabhängige Antigene inhärente Mitogenität besitzen und diese Mitogenität das Signal für die B-Zelle darstellt. Nach dieser Theorie besitzen T-unabhängige Antigene die vollständige „inhärente Mitogenität", während T-abhängige Antigene die Hilfe von T-Zellen benötigen, um die vollständige Mitogenität zu erlangen.

In diesem Modell spielt das Oberflächenimmunglobulin auf der B-Zell-Oberfläche nicht die Rolle eines Signalvermittlers, sondern seine Funktion besteht lediglich darin, das Antigen auf der Zelloberfläche zu fokusieren, damit der mitogene Teil des Antigens mit einem unbekannten Mitogenrezeptor reagieren kann. Auf diese Weise vermittelt das Antigen das Signal an die Zelle. In diesem Modell hat der Antigenrezeptor nur die Funktion, die geeignete Konzentration von Mitogen auf die Zelloberfläche zu bringen. Die meisten Antigene benötigen T-Zell-Hilfe, um den vollen Mitogenstimulus zu vermitteln.

Eine starke Unterstützung erfährt diese Theorie aus Beobachtungen mit dem Mäusestamm C3H/HE. Die B-Zellen dieses Stammes sind refraktär gegenüber der Mitogenaktivität von LPS. Während bei allen anderen Stämmen ein Hapten, das an LPS konjugiert ist, als Thymus-unabhängiges Antigen wirkt, kommt es beim Stamm C3H/HE nicht zur Antikörperbildung

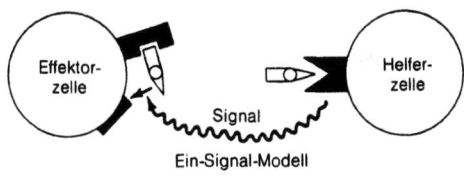

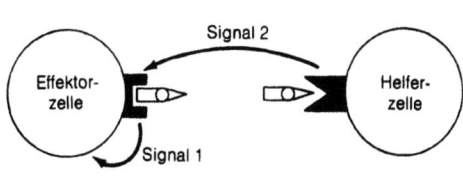

Abb. 13.7. Ein- und Zwei-Signale-Modell der Effektor-Zell-Aktivierung

gegen ein Hapten, das mit LPS konjugiert ist. Vereinfachte Formen der Signalmodelle sind in Abbildung 13.7 skizziert.

Membranreorganisation und Signale

Untersuchungen an Lymphozyten haben in den letzten Jahren die Vorstellung von der molekularen Organisation von Zellmembranen stark verändert. Die traditionelle Vorstellung über Zellmembranen ging von einer rigiden molekularen Doppelschicht aus Protein und Lipid aus. Frey und Edidin stellten diese Vorstellung mit ihren Untersuchungen in Frage, in denen sie Zellen mit unterschiedlichen H-2 Antigenen fusionierten und die Wiederverteilung der H-2 Moleküle in der Membran untersuchten.

Sie beobachteten, daß es zu einer schnellen Ausbreitung von H-2 Molekülen kam und die fusionierten Zellen bald eine gleichmäßige Verteilung beider Gruppen von H-2 Molekülen auf ihrer Oberfläche hatten. Nach ihrer Ansicht war dies nur dadurch möglich, daß große Bezirke der Membran nicht starr, sondern flüssig sind.

Patching und Capping. Diese Vorstellung einer flüssigen Membran wurde auch gestützt durch Beobachtungen an Lymphozyten, bei denen verschiedene Antigene auf der Oberfläche sich in der Ebene der Membran bewegen können, wenn sie mit einem entsprechenden Antikörper reagieren. Praktisch gibt man Fluoreszein-markiertes anti-Immunglobulin zu den Lymphozyten und beurteilt das Fluoreszenzmuster auf der Oberfläche von B-Zellen in bestimmten Zeitintervallen. Unmittelbar nach Zugabe des markierten anti-Ig verteilt sich die Fluoreszenz gleichförmig auf der Oberfläche der Ig positiven Zelle und erscheint als Ring, weil die Ig Moleküle auf den B-Zellen wahrscheinlich rein zufällig auf der Oberfläche verteilt sind (Abb. 13.8 A). Bald ändert sich jedoch das Fluoreszenzmuster und es werden markierte

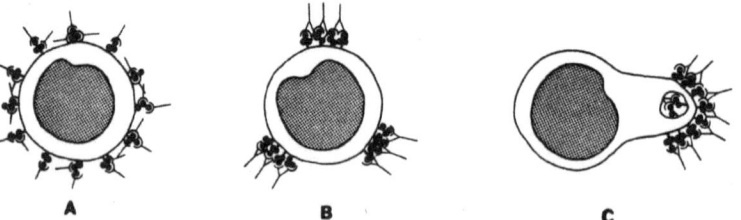

Abb. 13.8 a–c. Patching und Capping von Oberflächen-Immunglobulin auf Lymphozyten. (A) Gleichmäßige Verteilung von Ig-Molekülen. (B) Anti-Ig bildet Flecken (patch) von Ig-Molekülen auf der Membran. (C) Oberflächen-Ig bildet eine Kappe an einem Ende der Zelle. (Nach Taylor et al. (1971). *Nature, New Biol.* 233, 225)

Flecken (Patch) sichtbar (Abb. 13.8 B). Kurz danach wandern die markierten Flecken alle an einen Pol der Zelle und bilden eine Kappe (Abb. 13.8 C). Dieser Vorgang wird als Patching (= Fleckenbildung) und Capping (= Kappenbildung) bezeichnet. Sehr oft wird das Material, das die Kappe bildet, durch Pinozytose in die Zelle aufgenommen.

Bedeutung der Membranreorganisation. Einige Immunologen sind der Ansicht, daß die molekulare Reorganisation der Membran nach Reaktion mit dem Antigen das Signal an die Zelle darstellt. Dies ist eine ansprechende Vorstellung, die experimentell überprüft werden sollte. Im Moment gibt es aber keinen zwingenden Grund, diese Vorstellung anzunehmen oder zu verwerfen.

Zusammenfassung

1. Die Anzahl der Vorläuferzellen von Antikörper-bildenden Zellen wird durch den Focus-Forming-Cell-Assay bestimmt. Es gibt eine Antigenspezifische reaktive Antikörper-bildende Vorläuferzelle pro 10^6 Zellen.
2. Es gibt 100 – 1000mal mehr Antigen-reaktive Zellen, wenn sie durch Bindung markierten Antigens an Zellen gemessen werden.
3. Es gibt eine sehr große Zahl reaktiver Zellen in der GVH.
4. Funktionelle B-Zellen und T-Zellen binden beide Antigen spezifisch, jedoch auf unterschiedlich Weise. B-Zellen binden lösliches Antigen, T-Zellen nur Antigen auf Zelloberflächen.
5. Der B-Zell-Rezeptor ist ein intaktes Immunglobulinmolekül.
6. Der T-Zell-Rezeptor ist ein H-Ketten-Idiotyp.
7. Das Wesen des Signals, das der Lymphozyt aus der Interaktion mit einem Oberflächenrezeptor erhält, ist noch unbekannt. Es wurde postuliert, daß das Antigen als ein Signal agiert, daß für B-Zellen jedoch ein zweites Signal notwendig ist. Eine andere Theorie geht davon aus, daß ein einziges Signal, das auf Mitogenität basiert, ausreicht, um eine B-Zelle zu triggern.
8. Antigen kann die Reorganisation von Membranmolekülen (wie z. B. Rezeptoren) induzieren. Diese Reorganisation in Form von Patching und Capping könnte einen Teil des Signals ausmachen.

Literatur

Binz, H., and Wigzell, H. (1976). Antigen binding, idiotypic receptors from T lymphocytes: An analysis of their biochemistry, genetics and use as immunogens to produce specific immune tolerance, *Cold Spring Harbor Symp. Quant. Biol.* 41, 275

Krawinkel, U., Cramer, M., Berek, C., Hämmerling, G., Black, S. J., Rajewsky, K., and Eichmann, K. (1976). On the structure of the T-cell receptor for antigen, *Cold Spring Harbor Symp. Quant. Biol.* 41, 285

Cramer, M., and Krawinkel, Ul. (1980). Immunochemical properties of isolated hapten specific T-cell receptor molecules, in Pernis and Vogel (eds.), *Regulatory T-lymphocytes.* New York, Academic Press. (Drei hervorragende Übersichtsarbeiten über Identifizierung und Isolierung von T-Zell Rezeptoren)

Janeway, C. A., Wigzell, H., and Binz, H. (1976). Two different V_H gene products make up the T-cell receptors, *Scand. J. Immunol.* 5, 994. (Eine Übersichtsarbeit und Hypothese über T-Zell Rezeptoren)

Bretscher, P. A., and Cohn, M. (1968). Minimal model for the mechanism of antibody induction and paralysis by antigen. *Nature* 220, 444. (Das 2-Signale-Modell)

Coutinho, A., and Möller, G. (1975). Thymus-independent B-cell induction and paralysis, *Adv. Immunol.* 21, 114. (Die Argumente für ein Ein-Signale-Modell)

III. Immunglobuline

Traditionelle Immunologielehrbücher behandeln meist zuerst die molekulare Struktur von Immunglobulinen (Ig). Da der Schwerpunkt dieses Buches auf den zellulären Vorgängen bei der Immunantwort liegt, haben wir uns in den ersten Kapiteln hauptsächlich mit Wechselwirkungen zwischen Zellen befaßt. Ohne Kenntnis der Struktur der Immunglobulinmoleküle ist es jedoch unmöglich, viele Aspekte der zellulären Kooperation und der Kontrolle der Immunantwort zu verstehen. Deshalb muß jeder, der sich mit Immunologie beschäftigt, die Struktur des Antikörpermoleküls, des Produktes der B-Zelle, kennen, zumal der T-Rezeptor wahrscheinlich einen Teil des Immunglobulinmoleküls darstellt (Kapitel 13).

Immunglobuline stellen eine Klasse von Proteinen mit Antikörperaktivität dar. Das Gerüst der Ig-Moleküle besteht aus vier Ketten, die durch Disulfidbrücken miteinander verbunden sind. Zwei dieser Ketten sind schwere Ketten (H für heavy = schwer), zwei sind leichte Ketten (L für light = leicht). Die Molekulargewichte der Immunglobuline reichen von 160 000 bis 1 Million. Die Immunglobulinklassen werden jedoch nicht nach dem Molekulargewicht eingeteilt, sondern aufgrund unterschiedlicher antigener Strukturen der H-Ketten. Man unterscheidet 5 Klassen von Immunglobulinen: IgG, IgM, IgA, IgD und IgE. Die Immunglobuline aller Klassen haben Antikörperaktivität, aber sie unterscheiden sich z.T. in anderen Funktionen, so z.B. der Fähigkeit, sich an Gewebe zu fixieren.

Vergleicht man die Aminosäuresequenzen einzelner Ig-Moleküle, fällt auf, daß die Moleküle einer Immunglobulinklasse große Bereiche identischer Aminosäuresequenz haben. Diese Bereiche werden konstante Regionen (C für constant) genannt. Es gibt jedoch einen kleinen Bereich, in dem die Aminosäuresequenz zwischen den einzelnen Immunglobulinmolekülen sehr unterschiedlich ist. Dieser Bereich wird die variable (V) Region genannt. Die Bindung an das Antigen findet in der V-Region statt. Innerhalb der V-Region gibt es konstante Bereiche und sog. hypervariable Bereiche, d.h. Bereiche mit sehr variabler Aminosäuresequenz. Die hypervariablen Bereiche stellen die strukturelle Basis der Antikörperspezifität dar.

Von fundamentaler Bedeutung in der Biologie war die Frage, mit welchen Mechanismen das Immunsystem die enorme Vielfalt an Antikörpern zu produzieren vermag. Es wurden zwei Hypothesen entwickelt. Nach der einen sind alle 10^6 Spezifitäten, die ein Lebewesen produzieren kann, bereits in der Keimzelle angelegt. Entsprechend der zweiten Hypothese besitzt die Keimzelle nur einige wenige Gene für Immunglobuline, die in der somatischen Zelle rekombiniert werden. Erst mit der Einführung neuer Methoden (Restriktionsnukleasen, Hybridisierung, DNS-Sequenzanalyse) erscheint die endgültige Beantwortung dieser Frage jetzt möglich. Wir wissen heute, daß ein Teil der Vielfalt bereits in der Keimzelle angelegt ist, daß aber der andere Teil erst in der somatischen Zelle entwickelt wird. Die Entwicklung in der somatischen Zelle wird durch die Wanderung von Genen während der Differenzierung der Lymphozyten ermöglicht. Wenn das Gen für die C-Region näher an das Gen für die V-Region wandert, stellt ein sogenanntes J (joining)-Segment der DNS die Verbindung mit der V-Region her. In der DNS der Keimzelle gibt es mehrere J-Segmente; auf diese Weise sind viele Kombinationen denkbar, mit denen man die beobachtete Vielfalt erklären kann.

14. Die Struktur der Immunglobuline

Übersicht

Das Produkt der B-Zelle ist das Antikörpermolekül. Antikörpermoleküle finden sich in der Globulinfraktion des Serums und werden deshalb Immunglobuline genannt. In diesem Kapitel werden wir beschreiben, daß Immunglobuline aus vier Einzelketten aufgebaut sind. Die Antigen-bindende Region ist an einem Ende des Moleküls lokalisiert, am anderen Ende befindet sich die strukturelle Grundlage für die Fähigkeit, Komplement zu binden und andere biologische Funktionen zu übernehmen. Ig-Moleküle sind heterogen. Ihre antigene Heterogenität (d. h. ihre Fähigkeit, in einer anderen Spezies selbst als Antigen zu wirken und die Bildung unterschiedlicher Antikörper zu induzieren) ermöglicht eine Klassifizierung. Alle Mitglieder einer Spezies haben sämtliche Immunglobulinklassen. Innerhalb einer Spezies gibt es eine weitere Heterogenität, die ebenfalls genetisch determiniert ist. Sie wird allotypische Variation genannt. Der individuelle Charakter der antigenen Bindungsstelle einzelner Antikörpermoleküle bedingt eine weitere Heterogenität, die man idiotypische Variation nennt. In diesem Kapitel wollen wir nun auf einige Besonderheiten der Struktur und der Heterogenität der Immunglobuline eingehen.

Antikörper und Immunglobuline

Aus dem Serum kann man verschiedene Eiweißbestandteile gewinnen; die wichtigsten sind das Albumin und die Globuline. Die Globuline kann man durch eine Elektrophorese in Alpha-, Beta- und Gammaglobuline trennen. Die *Antikörper* finden sich hauptsächlich in der Gammaglobulinfraktion. Dies wurde 1939 von Tiselius und Kabat in einem eleganten Versuch gezeigt. Sie führten eine Elektrophorese eines Serum von einem Kaninchen durch, das gegen ein Antigen immunisiert worden war. Danach versetzten sie das Serum mit Antigen, entfernten die ausgefällten Antigen-Antikörper-Komplexe und führten mit dem so behandelten Serum erneut eine Elektrophorese durch. Die Abbildung 14.1 zeigt, daß die Reaktion mit dem Antigen nur zu

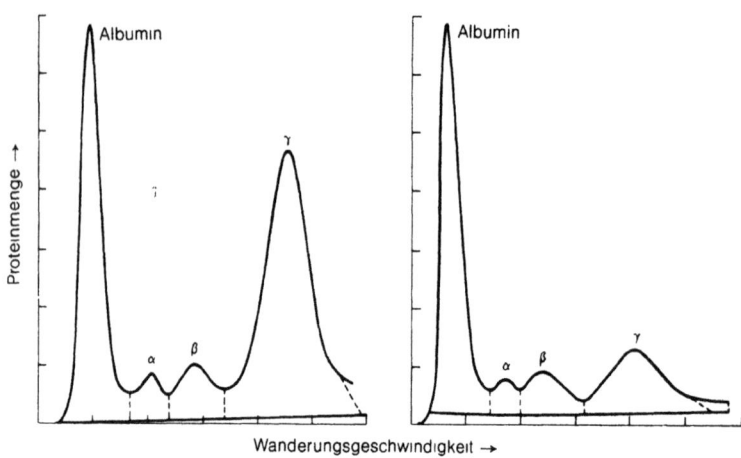

Abb. 14.1. Elektrophorese eines Kaninchen-Antiserums gegen Ei-Albumin vor und nach Reaktion mit dem Antigen. Nach der Reaktion mit dem Antigen (rechts) ist die γ-Globulin-Fraktion deutlich vermindert. (Aus Tiselius und Kabat (1939). *J. Exp. Med.* 69, 119)

einer Verminderung der Gammaglobulinfraktion führte. Aus diesem Versuch geht hervor, daß sich Antikörper in der Gammaglobulinfraktion befinden. Da man es für möglich hielt, daß alle Gammaglobuline Antikörper gegen bestimmte Antigene darstellen, entschloß man sich, diese heterogene Gruppe von Molekülen *Immunglobuline* zu nennen.

Kettenstruktur der Immunglobuline

Spaltung durch proteolytische Enzyme. Nur wenige große Eiweißmoleküle sind so gut untersucht wie die Immunglobuline. Als sehr hilfreich zur Aufklärung der Struktur der Immunglobuline erwies sich die chemische Spaltung des Immunglobulinmoleküls mit anschließender Auftrennung und Analyse der Spaltprodukte. Dafür erhielten zwei Immunologen den Nobelpreis. Einer der zwei Nobelpreisträger, der Engländer R. R. Porter, behandelte Kaninchenantikörper mit dem proteolytischen Enzym *Papain* und trennte die Spaltprodukte aufgrund ihrer Ladung über eine Carboxymethylcellulose-Säule. Porter erhielt drei Fragmente, die er mit I, II und III bezeichnete. Die Bestimmung der Molekulargewichte durch Ultrazentrifugation ergab, daß das unverdaute Ig-Molekül ein Gewicht von 188 000 hatte. Fragmente I und II hatten Molekulargewichte von ungefähr 50 000 und Fragment III von 80 000. Fragment I und II konnten eine spezifische Bindung mit dem Antigen eingehen und wurden daher *Fab* (Fragment mit

Antigen-Bindung) genannt. Fragment III reagierte nicht mit Antigen, reagierte jedoch mit Komplement und war kristallisierbar. Es wurde daher *Fc* (Fragment c für crystallizable) genannt. Schon vor 1960 war bekannt, daß die meisten Antikörper bivalent sind, d. h. daß sie zwei Antigenbindungsstellen haben, und daß sie nach der Reaktion mit Antigen Komplement binden bzw. fixieren können. Aufgrund ihrer Beobachtungen schlugen Porter und seine Mitarbeiter ein Modell für die Molekülstruktur des Ig-Moleküls vor, das in Abbildung 14.2 dargestellt ist. Es sah einen Antigen-bindenden und einen Komplement-fixierenden Teil des Moleküls vor.

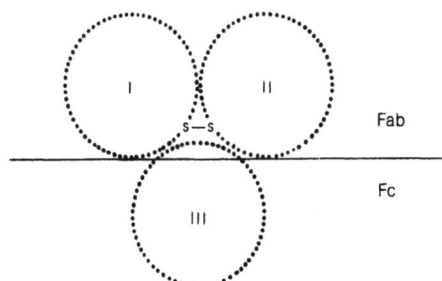

Abb. 14.2. Ursprüngliches Schema der Struktur des Immunglobulinmoleküls aufgrund der Untersuchungen mit Papainspaltung

Nisonoff und seine Mitarbeiter behandelten das Antikörpermolekül mit einem anderen proteolytischen Enzym, dem *Pepsin* und erhielten andere Spaltprodukte. Das Molekulargewicht des 7S Moleküls wurde durch Behandlung mit Pepsin kaum verändert. Dafür erhielten sie ein 5S Molekül und viele kleine Peptide. Das 5S Fragment hatte die gesamte Antigenbindungskapazität des ursprünglichen Moleküls behalten. Behandelten sie das 5S Molekül mit Substanzen, die Disulfidbrücken reduzieren, so zerfiel das 5S Molekül in zwei Fragmente gleicher Größe, von denen jedes mit dem Antigen reagierte. Diese Beobachtungen legten die Vermutung nahe, daß diese Fragmente den Fragmenten I und II der Papainspaltung entsprachen, und daß die Fragmente I und II durch Disulfidbrücken verbunden sind. Welche Bedeutung die Disulfidbrücken für die Struktur des Antikörpermoleküls besitzen, erkannte Porter als er ein anderes Papain als in seinen ursprünglichen Versuchen verwendete. Ursprünglich hatte er das Papain mit Thiol aktiviert und während des gesamten Experiments im Ansatz belassen. Führt man die Experimente mit unlöslichem Papain durch, ist es möglich, das Thiol nach der Aktivierung des Papain zu entfernen. Dabei wird das Antikörpermolekül praktisch nicht gespalten. Es entstanden jedoch wieder drei Fragmente, wenn auf die Papainbehandlung noch eine Behandlung des Antikörpers mit Thiol erfolgte. Daraus folgt, daß das proteolytische Enzym Teile des Moleküls spaltet, daß diese Teile aber immer noch über Disulfidbrücken verbunden sind. Eine Trennung der Spaltprodukte kann man erst beobachten, wenn man eine Substanz wie das Thiol zugibt, die Disulfidbrücken reduziert.

Reduktions- und Alkylierungsstudien. Den zweiten Nobelpreis für Arbeiten über die Struktur der Immunglobulinmoleküle erhielt G. M. Edelmann von der Rockefeller-Universität. Er wies die Bedeutung der Disulfidbrücken nach, indem er das Ig-Molekül zuerst in *6 M Harnstoff* auffaltete und anschließend die Disulfidbrücken mit Mercaptoäthanol reduzierte. Danach behandelte er das Molekül mit einer alkylierenden Substanz, um eine Neubildung der Disulfidbrücken zu verhindern. Die auf diese Weise reduzierten und alkylierten Ketten des Moleküls konnte er dann mit einer Reihe physikalischer, chemischer und immunchemischer Methoden näher untersuchen. Durch Reduktion und Alkylierung ist es möglich, die Ketten des Ig-Moleküls zu spalten und über eine Sephadex-Säule oder durch eine Gelelektrophorese zu trennen. Auf diese Weise wiesen Edelmann und seine Mitarbeiter nach, daß das Immunglobulin aus zwei Bausteinen besteht. Ein Baustein hat ein Molekulargewicht von ungefähr 20 000 und der andere von ungefähr 50 000. Der Baustein mit dem höheren Molekulargewicht wurde schwere oder *H-Kette* (H für heavy = schwer), der leichtere wurde leichte oder *L-Kette* (L für light = leicht) genannt. Aus dem Verhältnis zwischen H- und L-Ketten und dem Molekulargewicht des ursprünglichen Moleküls schloß man auf ein Molekül, das aus vier Ketten, und zwar aus je zwei H- und zwei L-Ketten besteht.

Verhältnis zwischen Fab, Fc und L. Man kann Antikörper gegen das gesamte Immunglobulinmolekül, gegen Fab- und Fc-Fragmente erzeugen und das Verhältnis zwischen H- und L-Ketten, die durch Reduktion und Alkylierung gewonnen werden, und Fab und Fc bestimmen, die man durch Enzymbehandlung erhält. Die L-Kette reagiert mit Antiserum gegen Fab-Fragmente, nicht jedoch mit Antiserum gegen Fc-Fragmente. Dagegen reagiert die H-Kette sowohl mit anti-Fab als auch mit anti-Fc-Antiserum. Daraus folgt, daß sowohl der Fab- als auch der Fc-Teil am Aufbau der H-Kette beteiligt sind, daß die L-Kette jedoch nur aus dem Fab-Teil besteht. Aus

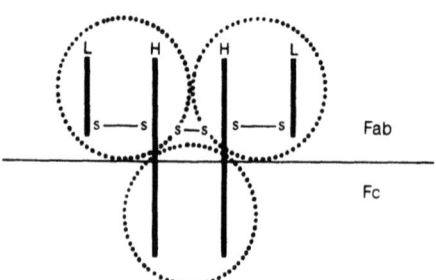

Abb. 14.3. Ein Modell des Immunglobulin-Moleküls aufgrund der Ergebnisse von Untersuchungen mit Enzymbehandlung, Reduktion und Alkylierung. Man erkennt das Verhältnis von Fab, Fc, H und L

diesen Beobachtungen ergibt sich ein Modell des Antikörpermoleküls, das in Abbildung 3 zu sehen ist. Die einzelnen Ketten sind durch Disulfidbrükken verbunden; die Zahl und genaue Position der *Disulfidbrücken zwischen den H-Ketten* kann in den verschiedenen Immunglobulinmolekülen unterschiedlich sein. Gewöhnlich befinden sich die Disulfidbrücken ungefähr in der Mitte der H-Kette, die einen ungewöhnlich hohen Anteil an Prolin hat. Dieser Teil wird das Scharnier (hinge) genannt, da man annimmt, daß dieser Teil, der sich ganz in der Nähe der Enzym-empfindlichen Region befindet, flexibel ist.

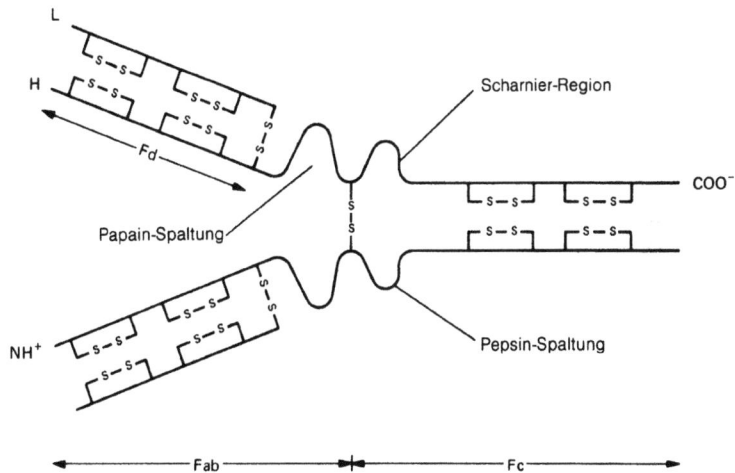

Abb. 14.4. Diagramm eines Ig-Moleküls

Abbildung 14.4 zeigt ein etwas ausführlicheres Schema des Molekülmodells mit der Bezeichnung der einzelnen Abschnitte. Als Fd bezeichnet man die Region der H-Kette, die zum Fab-Teil der Kette gehört.

Die Immunglobuline aller Wirbeltiere haben eine ähnliche Struktur. Die primitivste gut untersuchte Spezies ist der Hundshai (smooth dogfish, Mastelus canis). Wie bei höheren Formen besteht auch bei dieser Spezies das Immunglobulinmolekül aus zwei schweren und zwei leichten Ketten. Auf die Evolution der Immunglobulinmoleküle werden wir noch im Kapitel 16 näher eingehen.

Immunglobulinklassen

Heterogenität der Ig-Moleküle. Das Spektrum der Immunglobuline mit Antikörperaktivität ist sehr weit. Bei Bestimmung mit der *Ultrazentrifuge* findet man Antikörperaktivität in Molekülen mit einem Sedimentationskoeffizienten von 7S bis 19S, was Molekulargewichten von ungefähr 150 000 bis über 1 Million entspricht. Die große Heterogenität dieser Moleküle in der *Zonenelektrophorese* deutet auf große Unterschiede in der Ladung hin. Injiziert man Immunglobuline einer Spezies einem Tier einer anderen Spezies, so wirken sie als Antigen und induzieren die Bildung von Antikörpern. Diese Antikörper, bzw. das auf diese Art erhaltene Antiserum kann man dazu benutzen, die antigene Heterogenität der Immunglobuline darzustellen.

Definition der Immunglobulinklassen. Die Immunglobuline werden aufgrund ihrer Eigenschaften eingeteilt, als Antigen zu wirken. Man kann z.B. Antikörper gegen menschliches Immunglobulin in Kaninchen erzeugen. Wegen der großen Heterogenität der Immunglobulinmoleküle wird ein solches Kaninchenantiserum Antikörper gegen alle Immunglobulinklassen enthalten. Die Reaktion des Antiserums mit dem menschlichen Immunglobulin kann durch eine Präzipitation in einer Gel-Diffusion sichtbar gemacht werden. Üblicherweise benutzt man hierzu die Immunelektrophorese. Bei der Immunelektrophorese wird Antigen durch Präzipitationslinien mit Antikörper nachgewiesen. In unserem Beispiel bilden sich typischerweise verschiedene Präzipitationslinien, wobei jede einzelne eine *Klasse von Immunglobulinen* repräsentiert. Alle normalen Individuen haben Moleküle jeder Immunglobulinklasse in ihrem Serum.

Myelomproteine. Da normales Serum Immunglobuline jeder Klasse enthält, ist es schwierig, Antiseren zu erzeugen, die nur mit einer Immunglobulinklasse reagieren. Anders verhält es sich mit *Myelomproteinen.* Beim multiplen Myelom (auch Plasmozytom genannt) findet sich nur eine Immunglobulinklasse (das Myelomprotein) im Serum des Patienten, und zwar in sehr hoher Konzentration. Die Myelomimmunglobuline eines Patienten gehören nur einer Klasse an und sind physikalisch und chemisch homogen. Man nimmt an, daß die Zellen, die diese Myelomimmunglobuline produzieren, von einem einzigen Klon abstammen, d.h. sie haben sich alle aus einer einzigen Zelle entwickelt. Dieses „Experiment der Natur" ermöglicht es uns, Immunglobuline derselben Klasse in hoher Konzentration zu gewinnen. Indem man Antikörper gegen diese Myelomimmunglobuline produziert, ist es möglich, Antiseren gegen bestimmte Immunglobulinklassen zu erhalten und diese im Serum nachzuweisen, auch wenn sie nur in verschwindend geringer Konzentration im normalen Serum vorhanden sind.

Immunglobulinklassen. Wie bereits erwähnt, werden die Immunglobulinklassen aufgrund ihrer Antigeneigenschaften eingeteilt. Es gibt fünf Immunglobulinklassen: IgG, IgM, IgA, IgD und IgE. Die H-Kette wird durch einen der jeweiligen Klasse entsprechenden griechischen Buchstaben bezeichnet: Die H-Kette von IgG ist eine γ-Kette, die von IgM eine μ-, von IgA eine α-, von IgD eine δ- und von IgE eine ε-Kette.

Wir werden später sehen, daß viele Klassen eigentlich Polymere der weiter oben beschriebenen Vierkettenstruktur darstellen und unterschiedliche Molekulargewichte und biologische Eigenschaften haben. Diese Unterschiede bleiben bei der Klassifizierung jedoch unberücksichtigt. Die Zugehörigkeit eines Immunglobulins zu einer Klasse wird allein durch die Antigene seiner H-Kette bestimmt. Bei den leichten Ketten unterscheidet man aufgrund ihrer antigenen Eigenschaften zwei Gruppen, λ und $\varkappa$. Alle Immunglobulinklassen haben diese beiden Gruppen von L-Ketten. Jede monomere Form eines Immunglobulins hat zwei L-Ketten, die über Disulfidbrücken mit den H-Ketten verbunden sind. Ein individuelles Immunglobulinmolekül hat jeweils zwei L-Ketten derselben Gruppe, d. h. entweder zwei $\varkappa$- oder zwei λ-Ketten, jedoch nie eine $\varkappa$- und eine λ-Kette. Man kann daher die monomere Form eines Immunglobulinmoleküls durch die Struktur seiner Ketten beschreiben. Ein IgG-Molekül hat z. B. immer zwei γ-Ketten und dann entweder zwei $\varkappa$- oder λ-Ketten. Es wird dementsprechend mit $\gamma_2 \varkappa_2$ oder $\gamma_2 \lambda_2$ bezeichnet.

Das Molekulargewicht der Immunglobuline liegt zwischen 150 000 und 1 Million. Diese Unterschiede kommen durch *Polymerisation* der monomeren Grundeinheiten zustande. Ein IgM-Molekül z. B. hat ein Molekulargewicht von 1 Million. IgM ist ein Pentamer, d. h. es ist aus fünf IgM-Grundeinheiten zusammengesetzt. Da das IgM-Monomer entweder $\mu_2 \varkappa_2$ oder $\mu_2 \lambda_2$ ist, wird IgM als $(\mu_2 \varkappa_2)_5$ oder $(\mu_2 \lambda_2)_5$ bezeichnet. IgA ist ein Polymer aus einer unterschiedlichen Anzahl von Momomeren und wird als $(\alpha_2 \varkappa_2)_n$ oder $(\alpha_2 \lambda_2)_n$ bezeichnet, wobei n zwischen 2 und 5 schwanken kann.

Untergruppen. Mit entsprechenden Antiseren kann man Ig-Moleküle identifizieren, die γ-Ketten haben und deshalb zur IgG-Klasse gehören. Es ist aber auch möglich, Antiseren zu erzeugen, die Unterschiede *innerhalb* einer Klasse nachweisen, z. B. Unterschiede in den γ-Ketten. Durch diese Unterschiede werden *Untergruppen* der H-Ketten und somit Untergruppen von Immunglobulinen definiert. Zwei IgG-Moleküle haben z. B. jeweils zwei γ-Ketten, aber diese Ketten der beiden Ig-Moleküle können sich sowohl in ihrer antigenen Eigenschaft als auch in ihren biologischen Funktionen unterscheiden. Beim Menschen sind z. B. vier γ-Ketten Subklassen bekannt: IgG_1, IgG_2, IgG_3 und IgG_4. Jedes normale Individuum hat alle Immunglobulinsubklassen in seinem Serum.

Das Meerschweinchen hat zwei Gruppen von γ-Ketten, γ_1 und γ_2, die zuerst durch Immunelektrophorese identifiziert wurden. Diese beiden Untergruppen haben unterschiedliche biologische Eigenschaften. Beide binden Antigen, aber γ_1 bindet sich an Haut und sensibilisiert ein Tier für lokale Antigen-Antikörper-Reaktionen (sogenannte passive kutane anaphylaktische Reaktion), sie fixieren jedoch kein Komplement und können keine sogenannte Arthus-Reaktion hervorrufen (eine andere Art einer allergischen Hautreaktion). Meerschweinchen-γ_2 dagegen kann Komplement fixieren und eine Arthus-Reaktion hervorrufen, aber es kann ein Tier nicht für die passive kutane anaphylaktische Reaktion sensibilisieren. In allen Fällen, in denen Subklassen von Immunglobulin nachgewiesen wurden, waren die Antigenunterschiede auf der H-Kette lokalisiert und zwar entweder im Fc- oder im Fd-Teil.

Allotypische und idiotypische Variation

Allotypen. Allotypen sind genetisch kontrollierte Antigendeterminanten auf Immunglobulinmolekülen. Ein Allotyp ist eine Gruppe von Antigenen, die an einem genetischen Locus kodiert werden. Innerhalb einer Spezies wird die gesamte Antigengruppe exprimiert, während ein Individuum dieser Spezies jedoch nur einige dieser Antigene exprimiert, die an dem entsprechenden Genlocus kodiert werden. Die meisten Spezies haben allotypische Determinanten. Familienuntersuchungen haben ergeben, daß diese Antigendeterminanten auf den Ig-Molekülen nach den Mendelschen Gesetzen vererbt werden. Da sie als autosomale allele Eigenschaften vererbt werden, werden sie als *Allotyp* bezeichnet. Die genetisch kontrollierten Allotypen erwiesen sich als hilfreiches Werkzeug bei der Erforschung der genetischen Kontrolle der Immunglobulinsynthese.

Beim Menschen gibt es zwei Hauptgruppen von Allotypen, *Gm* und *InV* und eine kleinere Gruppe, die eng mit *Gm* assoziiert ist und *Am* genannt wird. *InV* findet man auf der L-Kette; es kommt daher auf IgG, IgM und IgA vor. *Gm* dagegen ist mit der H-Kette assoziiert und findet sich nur auf γ-Ketten. *Gm* ist deshalb auf IgG beschränkt. Es gibt ungefähr 25 Gm-Spezifitäten und sie zeigen besondere Verteilungen auf IgG-Subklassen. So kommen Gm(a), (x), (f) und (z) nur auf IgG_1 vor. Diese Allotypen sind wichtige Marker bei der Erstellung von Genkarten der Gene, die die Synthese von H- und L-Ketten kontrollieren.

Eine einzige Aminosäure unterscheidet InV(1) von InV(3). Im *Gm*-System haben H-Ketten von IgG_1-Individuen, die Gm(a)$^+$ sind, ein Peptid, das IgG_1-Ketten von Gm(a)$^-$ Individuen fehlt. Vergleicht man IgG_2 und IgG_3 H-Ketten von Individuen, die kein Gm(a) haben, so zeigt sich, daß ein Gm„non-a"-Peptid mit diesen Ketten assoziiert ist, während das Gm„a"-Peptid mit Gm(a)$^+$-Ketten assoziiert ist. Die Aminosäurenanalyse des Gm

„a"-Peptids und des Gm„non-a"-Peptids zeigt einen Unterschied in zwei Aminosäuren.

Beim Kaninchen gibt es offenbar acht Loci für allotypische Determinanten. Die Spezifität, die mit dem *a* Locus assoziiert ist, findet sich in allen Immunglobulinklassen in der V-Region der H-Kette (s. weiter unten). Die Spezifitäten, die mit dem *d* Locus assoziiert sind, findet man in der C-Region von Fd, und die mit dem *e* Locus assoziierten Spezifitäten im Fc-Teil der γ-Kette. Die *b* Spezifität befindet sich in den ϰ-Ketten und die *c* Spezifitäten in den λ-Ketten aller Klassen. Mit *f* assoziierte Spezifitäten finden sich auf IgA. Wie aufgrund ihres Vorkommens auf der L-Kette zu erwarten ist, besitzen IgG, IgM und IgA Moleküle alle *b* Spezifitäten. Die *a* Gruppen Spezifität, die mit H-Ketten assoziiert ist, finden sich auf γ-, μ- und α-Ketten (anders als bei der Gm-Spezifität beim Menschen). Das gemeinsame Vorkommen des *a*-Allotyops auf verschiedenen H-Ketten wird auch als *Todd-Phänomen* bezeichnet.

Bei der Maus sind vier Allotyp-Loci bekannt. Ihre Markerantigene sind alle auf der konstanten Region der H-Kette lokalisiert. Man kennt Marker auf IgG_{2a}, IgG_{2b}, IgG_1 und IgA, aber keine Marker für die H-Kette von IgM oder die L-Ketten. Maus-Allotypen sind besonders nützlich in Zelltransferexperimenten, bei denen Zellen auf sogenannten kongenen Mäusen übertragen werden, die sich nur in ihrem allotypischen Locus unterscheiden.

Idiotypen. Auf den H-Ketten gibt es Antigendeterminanten, durch die sich die Immunglobulinklassen voneinander unterscheiden. Jedes normale Individuum einer Spezies hat alle Immunglobulinklassen in seinem Serum. Einige Individuen haben Antigendeterminanten auf ihren Immunglobulinen, die anderen Individuen derselben Spezies fehlen, die sogenannten allotypischen Determinanten. Darüber hinaus gibt es aber noch eine weitere Antigendeterminante auf Immunglobulinmolekülen, die jeweils nur auf dem individuellen Immunglobulinmolekül nachweisbar ist. Diese Determinante wird *idiotypische Determinante* genannt. Jede einzelne idiotypische Determinante wird durch eine individuelle Aminosäuresequenz determiniert und macht die Antigenbindungsstelle des Antikörpermoleküls aus. Wie die Klassen-spezifischen und allotypischen Determinanten, werden auch die idiotypischen Determinanten durch ihre Fähigkeit identifiziert, Antikörper zu induzieren. Wird z.B. eine Maus mit Antigen immunisiert, so bildet sie Antikörper. Läßt man diese Antikörper *in vitro* mit dem Antigen reagieren, so bilden sich Antigen-Antikörper-Komplexe, die dann in eine andere Maus injiziert werden. Diese Maus produziert dann Antikörper gegen das im Immunkomplex befindliche Antigen, aber auch (und darum geht es uns hier) Antikörper, die gegen einen kleinen Teil des *Antikörper*teils des Immunkomplexes gerichtet sind. Da beide Tiere derselben Spezies angehören

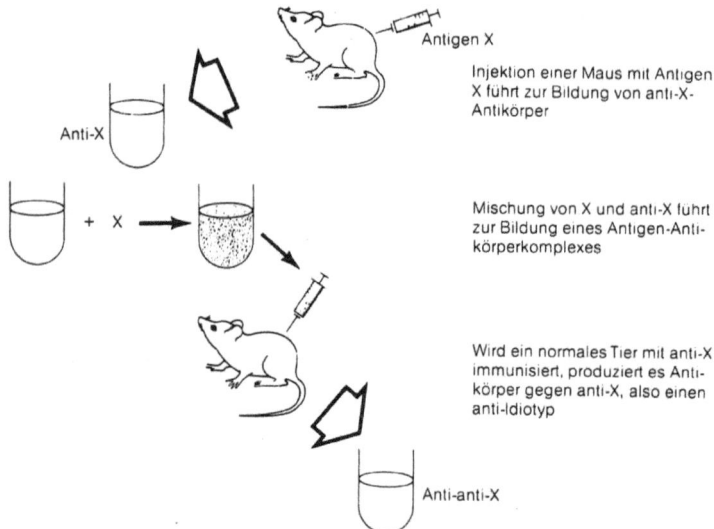

Abb. 14.5. Bildung von anti-Idiotyp-Antikörpern

und jede Maus alle Immunglobulinklassen im Serum hat, wird kein Ig-Klassen-spezifischer Antikörper gebildet. Wenn beide Mäuse außerdem noch dieselben Allotypen haben, so wird auch kein Allotyp-spezifischer Antikörper gebildet. Der Antikörper, den die Maus nach Injektion der Immunkomplexe bildet, muß daher gegen einen individuellen Teil des Antikörpermoleküls im Immunkomplex gerichtet sein. Dieser individuelle Teil ist die Antigenbindungsstelle auf dem Antikörpermolekül.

Der auf diese Weise erzeugte Anti-Idiotyp-Antikörper reagiert nur mit dem Antikörper, der gegen das zur Immunisierung der ersten Maus benutzte Antigen gerichtet ist. Dieser Antikörper gegen den Idiotyp ist also spezifisch für Antikörper mit einer spezifischen Aktivität. Dies ist in Abbildung 14.5 dargestellt.

Zusammenfassung

1. Antikörper findet man in der Globulinfraktion des Serum. Die Globulinmoleküle des Serum werden Immunglobuline (Ig) genannt.
2. Die monomere Form des Ig-Moleküls besitzt eine Vier-Ketten-Struktur, bestehend aus zwei leichten oder L-Ketten und zwei schweren oder H-Ketten. Die Ketten sind durch Disulfidbrücken verbunden.

3. Die Ig-Moleküle zeigen eine große physikalische, chemische und immunologische Heterogenität. Die Ig-Klassen werden eingeteilt aufgrund unterschiedlicher Antigenität.
4. Es gibt fünf Ig-Klassen: IgG, IgM, IgA, IgD und IgE. Im Serum normaler Individuen sind alle Ig-Klassen vorhanden.
5. Durch Verwendung von Myelomproteinen erhält man homogene Ig-Klassen.
6. Allotypen sind eine Gruppe von Antigenen auf Ig-Molekülen, die an einem genetischen Locus kodiert werden. Jedes Individuum einer Spezies exprimiert nur einige dieser Antigene.
7. Idiotypen sind individuelle Aminosäuresequenzen auf einem Ig-Molekül, die in der Antigen-Bindungsstelle lokalisiert sind.

Literatur

Übersichtsarbeiten

Porter, R. R. (1973). Structural studies of immunoglobulins, *Science* 180, 713

Edelman, G. M. (1973). Antibody structure and molecular immunology, *Science* 180, 830. (Die Vorträge der Nobel-Preisträger anläßlich der Preisverleihung)

Kochwa, S. and Kunkel, H. G. (1971). Immunglobulins. *Ann. N. Y. Acad. Sci.* Vol. 190. (Eine Reihe von Arbeiten über alle Aspekte der Struktur von Immunglobulinen)

Natvig, J. B. and Kunkel, H. G. (1973). Human immunglobulins: Classes, subclasses, genetic variants, and idiotypes. *Adv. Immunol.* 16, 1. (Eine Übersicht über Klassen und Allotypen)

Hopper, J. E. and Nisonoff, A. (1971). Individual antigenic specificity of immunglobulins. *Adv. Immunol.* 13, 57. (Eine Übersicht über Idiotypen)

Kindt, T. (1975). Rabbit immunglobulin allotypes: Structure, immunology and genetics. *Adv. Immunol.* 21, 35

15. Die strukturelle Basis der Antikörper-Spezifität

Übersicht

Wir haben bereits die Kettenstruktur und die antigenen Eigenschaften der Ig-Moleküle besprochen und möchten uns nun Untersuchungen über die Struktur der Antikörper-Bindungsstelle zuwenden, die ein besseres Verständnis der spezifischen Bindung mit dem Antigen ermöglichen sollen. Die H- und L-Ketten des Ig-Moleküls können in die variablen und konstanten Regionen eingeteilt werden. Die enorme Vielfalt unterschiedlicher Aminosäurenfrequenzen in den variablen Regionen ermöglicht ein weiteres Spektrum unterschiedlicher Antigenbindungsstellen. Wir werden in diesem Kapitel beschreiben, wie die Fragen nach der strukturellen Basis der Antikörperspezifität angegangen und gelöst wurden.

Sequenzuntersuchungen der Immunglobuline

Primärstruktur. Aus der Proteinchemie ist bekannt, daß die Sekundär- und Tertiärstruktur von Polypeptiden durch die Primärstruktur bestimmt werden. Unter *Primärstruktur* versteht man die Reihenfolge der Aminosäuren in der Peptidkette. *Sekundärstruktur* und *Tertiärstruktur* beschreiben die Faltung der Kette und die Form des Moleküls. Von molekularbiologischen Untersuchungen wissen wir, daß die Primärstruktur einer Peptidkette durch die Sequenz der Nukleinsäurebasen der DNS bestimmt wird, die die Peptide kodiert. Um die Struktur der Antigenbindungsstellen und die Basensequenz der DNS, die diese Bindungsstellen kodiert, verstehen zu können, muß man die Primärsequenz der Immunglobulinmoleküle kennen.

Da das Serum eines normalen Individuums alle Ig-Klassen enthält, besteht eine große Heterogenität der Immunglobuline in Bezug auf Klasse, Subklasse, Allotyp und Idiotyp. Dies erschwerte Untersuchungen über die Aminosäurensequenz von Serumimmunglobulinmolekülen erheblich. Erst durch die Verwendung von homogenen Myelomproteinen konnte die vollständige Aminosäuresequenz von vielen L-Ketten und einigen Gesamtmolekülen aufgeklärt werden. Weitreichende Aufschlüsse über die Aminosäuresequenz von Immunglobulinen konnten vor allem durch die Untersuchung von *Bence-Jones-Proteinen* gewonnen werden; dies sind leichte Ketten, die im Urin von Patienten mit multiplem Myelom ausgeschieden werden. Rückschlüsse aus den Untersuchungen der Bence-Jones-Proteine auf normale Immunglobuline waren möglich, da Myelomproteine tatsächlich „normale" Immunglobuline darstellen, obwohl sie von „unnormalen", d.h. malignen Zellen produziert werden.

Konstante und variable Regionen. Da Antikörper sich spezifisch mit Antigen verbinden, und ein Tier Antikörper gegen eine enorme Zahl von Antigenen produzieren kann, erhebt sich die Frage nach der strukturellen Basis für diese Vielfalt. Entscheidend zur Beantwortung dieser Frage war die Entdekkung, daß es im Ig-Molekül Regionen mit konstanten und variablen Aminosäuresequenzen gibt. Als diese Entdeckung veröffentlicht wurde, waren sich alle über ihre Bedeutung einig. Russell Doolittle beschreibt jenen Augenblick wie folgt:

Anfang 1965 fand ein Treffen des Antibody Workshop in Warner Springs in Kalifornien statt, einem kleinen Erholungsort ungefähr 100 km östlich von San Diego. An diesem Treffen, das Melvin Cohn vom Salk-Institut organisiert hatte, nahmen ungefähr 80 Personen teil. Durch die Einladung einer Reihe berühmter Molekularbiologen wie James Watson, Francis Crick, Christina Anfinsen, Max Delbrück, Symour Benzer und anderen Nicht-Immunologen sollte frischer Wind in die Immunologie gebracht werden. Auf dem Programm standen einige Vorträge über immunologisch kompetente Zellen, Immungenetik, Antikörperstruktur und ähnliches. Während der ersten zwei Tage gab es keine Überraschungen, aber am dritten Morgen wurde die Versammlung durch die unerwartete Ankündigung von Norbert Hilschmann wachgerüttelt. Er berichtete, daß es ihm in Lyman Craigs Labor gelungen sei, die Aminosäuresequenz von zwei verschiedenen Bence-Jones-Proteinen aufzuklären. Es habe sich herausgestellt, daß die leichten Ketten der Immunglobuline eine variable und eine konstante Hälfte hätten. Sofort ging Francis Crick zur Tafel und malte ein paar Spiralen, um zu zeigen, daß man die Antikörpervielfalt durch einfache Umlagerung der DNS erklären konnte. Symour Benzer erklärte, daß die Immunologie endlich zu einer echten Wissenschaft geworden sei. Allen Beteiligten war klar, daß man unmittelbar vor der Lösung eines Hauptproblems in der Immunologie stand, und daß nur noch wenige Sequenzen fehlten, bis die Struktur des gesamten Immunglobulinmoleküls aufgeklärt werden würde (R. Doolittle (1974), *Science* 183, 190, Übersichtsarbeit von Smith, *The Variation and Adaptive Expression of Antibodies*).

Analysiert man die Aminosäuren vom Bence-Jones-Protein A und Bence-Jones-Protein B, ausgehend vom N-terminalen Ende, so stellt man fest, daß die Aminosäuren in bestimmten Positionen bei beiden Proteinen unterschiedlich sind. Diese Unterschiede reichen ungefähr bis zur Mitte der leichten Kette. Ab der Mitte der leichten Kette besteht dann völlige Übereinstimmung der Aminosäuren in allen Positionen, außer an den genetisch kontrollierten allotypischen Variationen, die bereits erwähnt wurden. Bereits die erste Aminosäure nach der Mitte ist beim Protein A und beim Protein B identisch, ebenso alle folgenden Aminosäuren bis zum C-terminalen Ende der Kette. Die leichte Kette kann daher in eine variable Hälfte und in eine konstante Hälfte unterteilt werden. Die variable oder *V-Region* beginnt am N-terminalen Ende der Kette und erstreckt sich über die ersten hundert Aminosäuren der leichten Kette. Die konstante oder C-Region beginnt ungefähr bei der hundertsten Aminosäure und reicht bis zum C-terminalen Ende des Moleküls.

Die H-Kette hat ebenfalls eine C-Region und eine V-Region. Die V-Region befindet sich am N-terminalen Ende und erstreckt sich über die gleiche Länge wie die V-Region der L-Kette, d. h. über ungefähr 100 Aminosäuren. Die C-Region der H-Kette ist ungefähr dreimal so lang wie die C-Region der L-Kette (oder die V-Region der H-Kette). Man kann die Einzelketten der Immunglobulinmoleküle also in ihre V- und C-Komponenten unterteilen. Eine L-Kette besteht demnach aus zwei Teilen, V_L und C_L (variable light and constant light). Ebenso kann die H-Kette in V_H und C_H unterteilt werden. Abbildung 15.1 zeigt ein Modell eines Ig-Monomers.

Homologie-Untersuchungen. Die Aminosäuresequenz der C_H-Region ist komplizierter als die C_L-Region, da C_H dreimal länger ist als C_L. Edelmann und Mitarbeiter konnten zeigen, daß die C_H-Region ungefähr 330 Aminosäuren lang ist und aus drei C_H-Subregionen besteht, die untereinander eine große *Homologie* aufweisen (siehe unten). C_H kann also in die Subregionen 1, 2 und 3 (C_H1, C_H2 und C_H3) unterteilt werden. Jede dieser Regionen besitzt eine *keteninterne* Disulfidbrücke, die 60 Aminosäuren überspannt. Die Länge der individuellen Subregionen beträgt 110 Aminosäuren. Die V_L- und V_H-Regionen besitzen ebenfalls ketteninterne Disulfidbrücken und haben dieselbe Länge wie C_L-Regionen (s. Abb. 15.1).

Die Möglichkeit, die C-Region als aus drei Unterregionen aufgebaut anzusehen, ergab sich, als man *Homologien* in der Aminosäuresequenz in diesen Bausteinen entdeckte. Als homolog betrachtet man solche Aminosäuresequenzen, die eine größere Ähnlichkeit zeigen, als sie bei einer zufälligen Verteilung zu erwarten wäre. Dies läßt sich durch Computeranalyse überprüfen. Kann man solche Ähnlichkeiten zwischen zwei Teilen einer Kette des Immunglobulin-Moleküls nachweisen, so spricht dies dafür, daß es ein gemeinsames Urgen für die betroffenen Aminosäuresequenzen gab. So haben zum Beispiel die Ketten des Hämoglobinmoleküls unterschiedli-

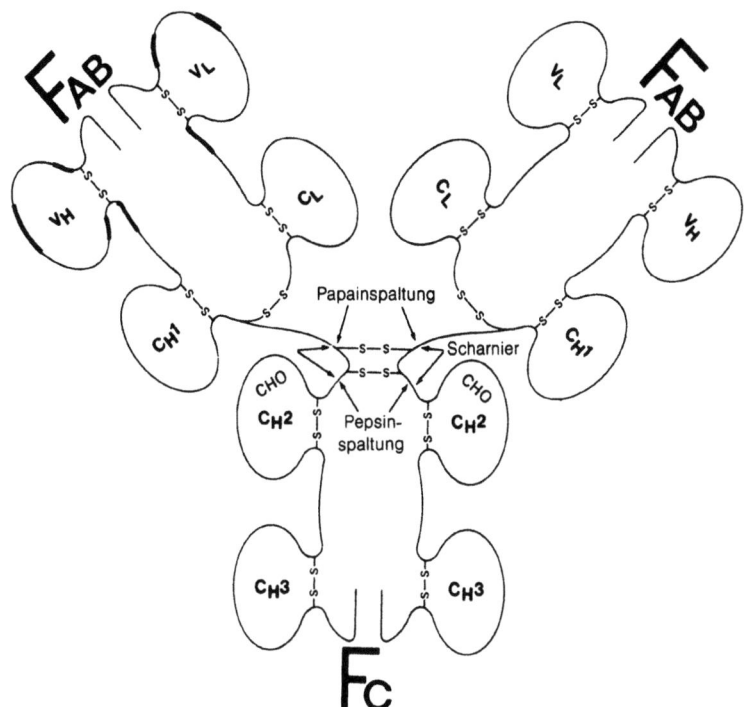

Abb. 15.1. Modell des Immunglobulin-Moleküls (Aus Kabat (1973), *3rd Int. Convoc. Immunol.*, Buffalo, N.Y., 1972. Karger, Basel)

che Aminosäuresequenzen. Ursprünglich war für die Kette des Hämoglobinmoleküls ein Urgen angelegt, aus dem dann durch Verdopplung zwei Gene entstanden. Beide aus dem Urgen entstandenen Gene unterlagen dann unabhängig voneinander Mutationen, so daß heute die von ihnen kodierten Ketten unterschiedliche Aminosäuresequenzen aufweisen. Kennt man den Code der Basensequenzen der Nukleinsäuren für jede Aminosäure, so kann man bestimmen, wieviele Mutationen nötig sind, um von einer Aminosäure zu einer anderen zu gelangen. Aus der notwendigen Zahl an Mutationen erhält man wichtige Informationen über die Evolution der Gene, die die Peptide kodieren.

Da bei den Immunglobulinen die Aminosäuresequenz des gesamten Proteins bekannt war, konnte man die Aminosäuresequenz bestimmter Teile einer Kette mit der Sequenz eines anderen Teils desselben Moleküls vergleichen. Auf diese Weise definierte man drei *Domänen* innerhalb der C-Region der H-Kette. Jede dieser Domänen enthält eine *ketteninterne Disulfidbrücke*, (nicht zu verwechseln mit Brücken *zwischen den Ketten*).

Die ketteninternen Disulfidbrücken führen zu einer Schleifenbildung der Kette. Außerdem besteht zwischen den drei Domänen eine Sequenzhomologie, das heißt, daß ihre Aminosäuresequenz zwar nicht identisch ist, daß ihre Unterschiede jedoch durch eine oder zwei Mutationen im DNS-Triplet erklärt werden können, das die Aminosäure kodiert. Diese Ergebnisse stehen im Einklang mit der Annahme, daß die drei C_H-Regionen ein gemeinsames Urgen hatten, das sich im Verlauf der Evolution verdreifachte. In jeder dieser so entstandenen Regionen fanden dann unabhängig voneinander Mutationen statt.

Strukturelle Basis der Antigen-Bindung

Hypervariable Regionen. Mit dem Nachweis variabler Regionen innerhalb des Ig-Moleküls wurde klar, daß diese Regionen die strukturelle Basis für die Antigenbindung darstellen. Die Antigenbindung ist in den Fab-Fragmenten lokalisiert, und die V-Regionen befinden sich in den Fab-Fragmenten. Geht man von einer totalen Variabilität aller ungefähr 100 Aminosäuren in der V-Region aus, so erhält man eine astronomische Zahl von Variationsmöglichkeiten. Aus der Analyse der Aminosäuresequenz mehrerer leichter Ketten ergab sich aber, daß die variable Region nicht vollständig variabel ist, sondern daß es innerhalb der V-Region Bereiche gibt, die nicht variieren. Diese Bereiche wurden in „Familien" eingeteilt. Unter einer *Familie von V-Regionen* versteht man eine Gruppe von leichten Ketten von individuellen Myelomproteinen, die ähnliche oder identische Aminosäurenabschnitte in ihren V-Regionen haben. Vergleicht man die Aminosäuresequenz der V-Region der für eine bestimmte Familie repräsentativen leichten Kette mit der V-Region eines anderen Mitglieds derselben L-Kettenfamilie, so findet man beträchtliche Übereinstimmung in der Sequenz. Beim Vergleich mit der V-Region einer L-Kette, die zu einer anderen Familie gehört, ergibt sich jedoch nur wenig Übereinstimmung. Wu und Kabat verglichen 1970 alle bis dahin bekannten Sequenzen von V_L-Familien und machten die Beobachtung, daß es drei Bereiche gibt, die immer verschieden sind. Diese Bereiche werden *hypervariable Regionen* oder auch „hot spots" genannt. Eben diese hypervariablen Regionen stellen die strukturelle Basis der Antigenbindung dar.

Struktur der aktiven Stelle. Zur Aufklärung der Struktur der Antigenbindungsstelle wurden mehrere Methoden angewandt. Wosy und Singer entwickelten das „*Affinity Labeling*" (Affinitätsmarkierung) der Bindungsstelle. Antigen verbindet sich mit dem Antikörper über nicht-kovalente Bindungen (H-Brücken, van der Waalsche Kräfte usw.). Das Prinzip des Affinity-

Labeling besteht darin, ein Hapten so zu modifizieren, daß es nicht nur die Eigenschaft hat, an den Antikörper zu binden, sondern nach der anfänglichen nicht-kovalenten Bindung eine *kovalente Bindung* mit einer Aminosäure der Bindungsstelle einzugehen.

Die kovalente Bindung bildet sich vorzugsweise an der Stelle des engsten Kontaktes zwischen dem modifizierten Hapten und dem Antikörper aus, das heißt an der Stelle mit der größten Affinität für das Hapten. Entsprechend der Definition stellt diese Stelle die Antigenbindungsstelle dar. Da kovalente Bindungen sowohl mit der H- als auch mit der L-Kette nachgewiesen werden konnten, folgt daraus, daß sowohl die H-Kette als auch die L-Kette zur Bindung an der Antigenbindungsstelle beitragen.

Größe der Antigenbindungsstelle. Zunächst versuchte man die *Größe* der Antigenbindungsstelle dadurch zu bestimmen, daß man Antigen-Antikörper-Reaktionen zu hemmen versuchte, ähnlich wie bei der kompetitiven Hemmung von Enzym-Substrat-Reaktionen. In ihren klassischen Versuchen benutzten Kabat und seine Mitarbeiter Dextran (ein großes Molekül, das aus sich wiederholenden Zuckeruntereinheiten besteht) und anti-Dextran-Antikörper. Sie gaben kleinere Untereinheiten von Dextran (3, 4, 5 usw. Zuckereinheiten) schrittweise zum Antikörper hinzu. Besaß das kleine Molekül die Fähigkeit, mit der Bindungsstelle auf dem Antikörpermolekül zu reagieren, so besetzte es die Antigenbindungsstelle, und das große Molekül konnte nicht mehr reagieren. Durch Verwendung von schrittweise größeren Dextranuntereinheiten konnten Kabat und seine Mitarbeiter zeigen, daß die Antigenbindungsstelle im allgemeinen bei einer Molekülgröße von 7 Zuckeruntereinheiten vollständig besetzt war, das heißt, daß die Inhibition ihr Maximum erreichte. Ähnliche Experimente mit anderen Antigen-Antikörper-Systemen unter Verwendung kleiner Untereinheiten verschiedener Antigene ergab eine Größe für die Antigenbindungsstelle in der Größenordnung von $30 Å \times 10 Å \times 6 Å$.

Form des Antikörpermoleküls. In der Vergangenheit stellte man sich die Antigenbindungsstelle auf einem Antikörpermolekül als eine Art von Schloß vor, in das die determinante Gruppe des Antigens als Schlüssel greift. Diese ziemlich einfache Vorstellung hat sich als grundsätzlich richtig erwiesen. Die dreidimensionale Form des Ig-Moleküls und der Bindungsstelle wurden durch Röntgenstrahlenbeugungsanalyse gefunden. Abbildung 15.2 zeigt ein dreidimensionales Modell des Ig-Moleküls, das die Ergebnisse von Sequenz-, Homologie- und Beugungsstudien berücksichtigt. Die Analyse der Elektronendichte des Fab-Fragmentes zeigte, daß jede homologe Einheit (d.h. V_H, V_L, C_H, C_L) eine charakteristische Faltung zeigt, die als *Immunglobulinfaltung* bezeichnet wird. Die strukturellen Domänen zeigen also ein ähnliches Verhalten.

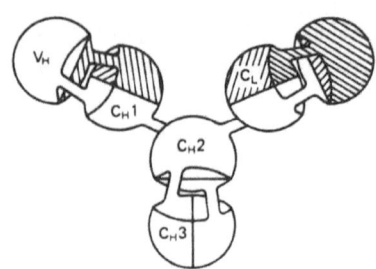

Abb. 15.2. Form eines Ig-Monomers, wie sie sich aufgrund von Röntgen-Beugungsstudien ergibt. (Aus Poliak et al. (1972) *Nature, New Biol.* 235, 137)

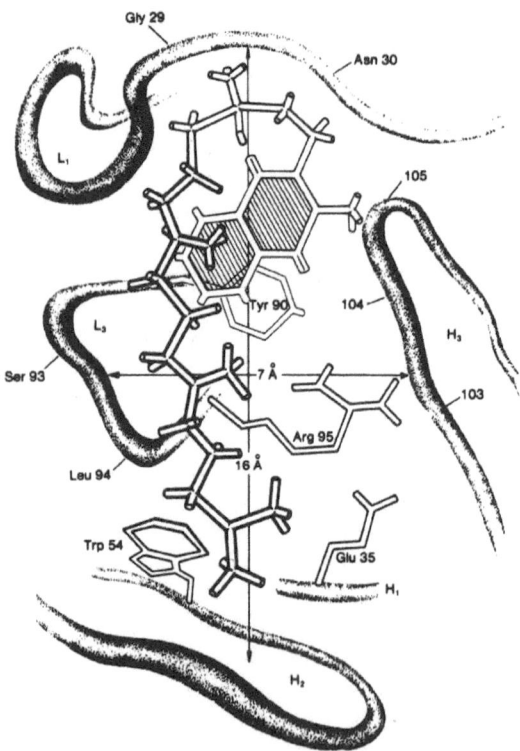

Abb. 15.3. Schematische Darstellung der Antigen-Bindungsstelle eines Antikörpermoleküls. (Aus Amzel et al. (1974), *Proc. Natl. Acad. Sci. USA* 71, 1427)

In den V_L- und V_H-Einheiten findet man die hypervariablen Regionen ungefähr im Bereich der Aminosäuren 25, 50 und 100. Bei einem ausführlich untersuchten menschlichen Myelomprotein konnte man zeigen, daß die Gebiete um diese Aminosäuren im Fab-Fragment einen Spalt von ungefähr 20 Å × 25 Å bilden. Dies entspricht ungefähr der Größe der Antigenbindungsstelle, die aufgrund von Inhibitionsexperimenten erwartet worden war. Abbildung 15.3 zeigt die Bindungsstelle, an die ein Hapten (Vitamin K) gebunden ist. Möglicherweise agiert eine hypervariable Region als primäre Bindungsstelle und die beiden anderen wirken als Stabilisatoren.

Zusammenfassung

1. Aminosäuresequenzanalysen von Ig-Ketten zeigen, daß sowohl L- als auch H-Ketten variable und konstante Regionen haben.
2. Die Antigenbindung findet in den hypervariablen Teilen der variablen Regionen statt.
3. Sowohl H- als auch L-Ketten nehmen an der Antigenbindung teil.

Literatur

Buch

Kabat, E. A. (1968). Structural Concepts in Immunology and Immunochemistry, New York, Holt, Rinehart and Winston. (Eine hervorragende Zusammenfassung der strukturellen Basis der Spezifität)

Übersichtsarbeiten

Capra, J. D., and Kehoe, J. M. (1975). Hypervariable regions, idiotypy, and antibody-combining site, *Adv. Immunol.* 20, 1

Dorrington, K. J., and Tanford, C. (1970). Molecular and size conformation of immunoglobulins, *Adv. Immunol.* 12, 333

Zivol, D. (1973). Structural analysis of the antibody combining site, *Contemp. Top. Mod. Immunol.* 2, 27

Kehoe, J. M., and Capra, J. D. (1974). Phylogenetic aspects of immunoglobulin variable region diversity, *Contemp. Top. Mod. Immunol.* 3, 143

Poljak, R. J. (1975). X-ray diffraction studies of immunoglobulins, *Adv. Immunol.* 21, 1

Originalarbeit

Wu, T. T. E., and Kabat, E. A. (1970). An analysis of the sequence of the variable regions of Bence Jones proteins and myeloma light chains and their implications for antibody complementary, *J. Exp. Med.* 132, 211

16. Biologische Funktionen der Immunglobuline

Übersicht

Das charakteristische Merkmal des Immunglobulinmoleküls ist seine Fähigkeit, Antigen spezifisch zu binden. Immunglobuline haben allerdings auch noch andere biologische Eigenschaften, die wir in diesem Kapitel näher beschreiben wollen.

Funktionelle Domänen

Die Antigenbindung erfolgt in der Fab-Region. An der Antigenbindung nehmen sowohl die V-Regionen der H- als auch der L-Ketten teil. Fast alle übrigen biologischen Funktionen werden über den Fc-Teil des Moleküls vermittelt. Diese Arbeitsteilung innerhalb des Moleküls führte zu der Bezeichnung von *funktionellen Domänen* innerhalb des Immunglobulinmoleküls. Die V-Region enthält demnach die Domäne für die Antigenbindungsaktivität und die C-Region enthält die Domäne für die anderen biologischen Aktivitäten des Moleküls, so z.B. für die Komplementfixierung, die Bindung an die Haut und den transplazentaren Transport. In Tabelle 16.1 sind

Tabelle 16.1. Eigenschaften menschlicher Immunglobuline

Klasse	IgG	IgM	IgA	IgD	IgE
H-Ketten	γ	μ	α	δ	ε
L-Ketten	$\varkappa, \lambda$	$\varkappa, \lambda$	$\varkappa, \lambda$	$\varkappa, \lambda$	$\varkappa, \lambda$
Molekulargew. $\times 10^3$	$\simeq 150$	$\simeq 900$	$\simeq 170$	$\simeq 180$	$\simeq 190$
Zahl der Subklassen	4	2	2	–	–
$S_{20,w}$	7	19	7, 10, 13, 15, 17	6,5	–
Serumkonzentr. mg/ml	8–16	0,5–1,9	1,4–4,2	< 0,04	< 0,007
Komplement-Fixier.	+	+	–	–	–
Placenta-Passage	+	–	–	–	–
Seromuköse Sekretion	–	–	+	–	–
Bindung an Mastzellen	–	–	–	–	+

einige physikalische und biologische Eigenschaften der verschiedenen Immunglobulinklassen aufgeführt. Im folgenden wollen wir die Eigenschaften der einzelnen Klassen detailliert beschreiben mit besonderer Berücksichtigung der Funktion der nicht-Antigen-bindenden Domäne.

IgG. Etwa 85% des Serumimmunglobulins beim Menschen ist IgG. Die normale Konzentration im menschlichen Serum beträgt zwischen 8 und 16 mg/ml. IgG hat einen Sedimentationskoeffizienten von ungefähr 7 S und

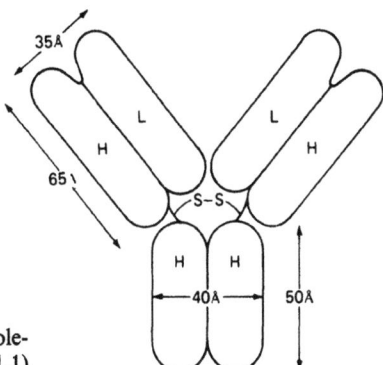

Abb. 16.1. Die Abmessungen eines IgG-Moleküls. (Aus Green (1969) *Adv. Immunol.* 11,1)

ein Molekulargewicht von 150 000 bis 170 000. Die γ-Kette von menschlichem IgG hat ein Molekulargewicht von ungefähr 53 000. Die L-Ketten haben Molekulargewichte von ungefähr 23 000. Das Verhältnis von $\varkappa$- zu λ-Ketten beträgt 3:1. Das Molekül enthält ungefähr 3% Kohlenwasserstoffe. Sie kommen fast nur im Fc-Teil vor und finden sich nur selten in der L-Kette. Aus elektronenmikroskopischen Untersuchungen von Antigen-Antikörper-Komplexen und Röntgenbeugungsexperimenten erhielt man eine Vorstellung von Aussehen und Größe des IgG-Moleküls. Daraus ließ sich das Modell des IgG-Moleküls in Abbildung 16.1 konstruieren.

Alle Subklassen von IgG haben Antikörperaktivität, aber wahrscheinlich finden sich beim Menschen Antikörper mit definierter Spezifität bevorzugt in bestimmten Subklassen; anti-Tetanus-Antikörper vor allem in der γ_1-Subklasse, anti-Dextran-Antikörper in der γ_2-Subklasse. IgG der Subklasse γ_2 hat andererseits nicht die Fähigkeit, an Haut zu binden. Wir haben bereits beschrieben, daß der Gm-Allotyp mit IgG assoziiert ist und die verschiedenen Gm-Spezifitäten in unterschiedlichen IgG-Subklassen auftreten. IgG hat als einzige Immunglobulinklasse die Fähigkeit, die *Placentarschranke zu passieren.* Deshalb läßt sich mütterliches IgG im Gegensatz zu IgM oder IgA im Nabelschnurblut und im Fötus nachweisen. Da Serum-IgA ungefähr die gleiche Größe hat wie IgG, kann die Molekülgröße allein nicht der entscheidende Faktor beim Transport durch die Placenta sein. H-Ketten können die Placentarschranke überwinden, nicht aber L-Ketten, die nicht mit H-Ketten verbunden sind. Die strukturelle Basis für den Transport durch die Placenta ist offenbar im Fc-Teil lokalisiert.

Injiziert man die verschiedenen IgG-Subklassen in ein heterologes Tier, so werden sie dort mit einer ganz bestimmten *Abbaurate* katabolisiert. Wenn man z. B. menschliche IgG-Moleküle radioaktiv markiert und einem Kaninchen injiziert, so wird jede Subklasse des menschlichen IgG mit einer unterschiedlichen, für die jeweilige Klasse charakteristischen Rate aus dem Kreislauf des Kaninchens eliminiert.

IgM. Diese Immunglobulinklasse stellt zwischen 5% und 10% des Serumimmunglobulins im normalen Serum dar. IgM wandert etwas schneller in der Elektrophorese als γ-Globuline mit einem Molekulargewicht von 170 000. Viele Erkenntnisse über IgM stammen aus Untersuchungen mit dem pathologischen Globulin aus dem Serum von Patienten mit *Waldenströmscher Makroglobulinämie*. Die Waldenströmsche Makroglobulinämie stellt ebenso wie das Myelom eine lymphoproliferative Erkrankung dar, bei der es zu einer unkontrollierten Vermehrung von lymphoiden Zellen kommt, die Immunglobuline synthetisieren und sezernieren. Bei der Waldenströmschen Makroglobulinämie kommt es so zu einer starken Vermehrung von IgM im Serum. Bei einigen Waldenström-Globulinen konnte eine Antigenbindungs- (d. h. Antikörper-)Aktivität nachgewiesen werden.

IgM-Moleküle haben einen Sedimentationskoeffizenten von ungefähr 19 S. Menschliches IgM hat ein Molekulargewicht von 850 000 bis 1 Million. Der Kohlenwasserstoffgehalt von IgM-Molekülen beträgt ungefähr 12%, und die Verbindung der Kohlenwasserstoffe mit der μ-Kette findet wahrscheinlich an drei Stellen des Fc-Fragmentes statt.

Das IgM-Molekül ist ein *Pentamer* aus monomeren Untereinheiten $(\mu_2 \varkappa_2)_5$ oder $(\mu_2 \lambda_2)_5$, die über Disulfid-Brücken verbunden sind. Unter ganz bestimmten Bedingungen kann man das Polymer mit Thiol in Untereinheiten aufspalten, sogenannte IgMs. Die monomere Einheit hat ein Molekulargewicht von ungefähr 180 000. Die Monomere haben eine Tendenz, zu Pentameren und nicht zu zufällig verteilten Polymeren zu reassoziieren. Daraus ergibt sich eine kreisförmige Gestalt des Moleküls, die mit elektronenmikroskopischen Untersuchungen von Antigen-Antikörper-Komplexen nachgewiesen wurde. Abbildung 16.2 zeigt die Maße und die Form des IgM-Moleküls.

Das *J-Protein* ist ein Fragment, das man in polymerisierten IgM-Molekülen, aber nicht in dissoziierten Monomeren nachweisen kann. Das J-Protein spielt wahrscheinlich eine Rolle bei der Verbindung der Untereinheiten zum Polymer.

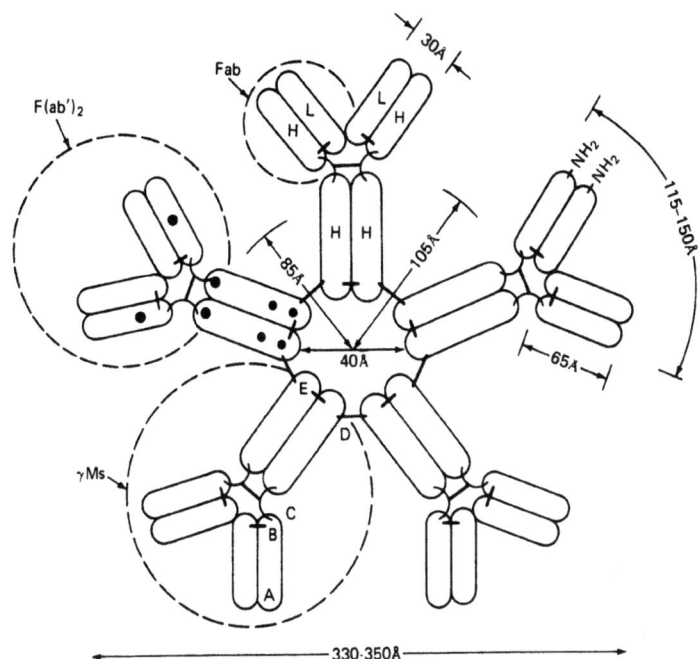

Abb. 16.2. Abmessungen eines IgM-Moleküls. (Aus Metzger (1970). *Adv. Immunol.* 12, 57)

Die IgMs-Untereinheiten können ähnlich wie die IgG-Moleküle in H- und L-Ketten (μ, $\varkappa$, λ) aufgespalten werden. Die μ-Kette hat ein Molekulargewicht von 65–70 000 und ist somit schwerer als die γ-Kette von IgG. Die L-Ketten von IgM unterscheiden sich in ihrer Struktur und Antigenität offenbar nicht von den L-Ketten von IgG und denen anderer Immunglobulinklassen.

Da monomere Einheiten von Immunglobulin zwei Antigenbindungsstellen haben, erhebt sich die Frage, wieviel Valenzen (Antigenbindungsstellen) das Pentamer hat. Untersuchungen mit IgM_{Lay}, einem Waldström-Makroglobulin, das die Eigenschaften des *Rheumafaktors* hat, weisen darauf hin, daß jedes IgM-Molekül zehn identische Bindungsstellen hat. (Ein Rheumafaktor, meistens IgM, zeigt Antikörperaktivität gegen menschliches IgG, d. h. menschliches IgG wirkt als Antigen und bindet spezifisch den Rheumafaktor, der als Antikörper fungiert. Rheumafaktor findet sich im Serum der meisten Patienten mit rheumatoider Arthritis). Einige Untersuchungen mit anderen Antigenen ergaben jedoch nur fünf Bindungsstellen, d. h. nur eine pro Monomer. Ob dies auf eine sterische Hemmung zurückzuführen ist, oder ob die verschiedenen Bindungsstellen des Pentamers unterschiedliche Bindungsaffinität haben, ist noch unklar.

Es ist ebenfalls noch nicht geklärt, welche relative *Avidität* (Bindungsfestigkeit) IgG- und IgM-Antikörpermoleküle haben. Untersuchungen mit einigen Antigenen, z. B. Toxinen, Enzymen, einigen Bakterien und Viren, deuten darauf hin, daß IgM weniger stark bindet als IgG. Andere Untersuchungen deuten jedoch darauf hin, daß IgM gleiche oder sogar größere Avidität zeigt als IgG.

Unbestritten ist allerdings, daß die *Agglutination* von Erythrozyten durch IgM wirksamer herbeigeführt wird als durch IgG. Bei bestimmten Hämagglutinationsreaktionen (Agglutination von Erythrozyten) sind IgM-Antikörper 100 mal wirksamer als IgG-Antikörper, d. h. man braucht ungefähr 100mal mehr IgG als IgM-Moleküle, um den gleichen Grad von Agglutination zu erreichen. Daraus folgt andererseits, daß Assays für den Nachweis von Antikörpern, die als Indikator die Agglutination von Erythrozyten oder Bakterien verwenden, vorwiegend IgM und weniger IgG nachweisen.

Auch die *Fixierung von Komplement* wird durch IgM wirksamer herbeigeführt als durch IgG. Das Komplement ist ein kompliziertes System von 11 Serumproteinen, die ähnlich wie die Proteine der Blutgerinnung kaskadenartig aktiviert werden. Die „Komplementkaskade" wird gestartet, wenn die erste Komplementkomponente mit dem Fc-Teil eines Antikörpermoleküls reagiert, das an Antigen gebunden ist. Bei Komplementuntersuchungen verwendet man meistens Erythrozytenantigene, da in diesem Fall eine Komplementaktivierung im Endeffekt zur Lyse der Zelle führt, die im Falle eines Erythrozyten (Hämolyse) leicht meßbar ist. Komplement reagiert nicht mit freiem Antikörper oder Antigen. Für den Start der Komplementreaktion ist ein IgG-Doublet nötig, d. h. zwei IgG-Moleküle, die mit Antigen auf der Zellmembran des Erythrozyten reagiert haben müssen und nur wenig voneinander entfernt sein dürfen. Da IgM jedoch ein Pentamer ist, ist die Voraussetzung für ein „Doublet" bereits durch ein einziges Molekül gegeben. Daher reicht ein einziges Antigen-gebundenes IgM-Molekül aus, um die Komplementkaskade zu aktivieren. Da Thiol die Disulfidbrücken spaltet und die Beziehung innerhalb der Monomere verändert, vermindert eine Behandlung mit Thiol die Fähigkeit des IgM, Komplement zu binden und zu aktivieren. Viele Assays zur Bestimmung einer Antikörperkonzentration im Serum werden mit einem Thiolreagenz, nämlich Mercaptoäthanol durchgeführt, das die Disulfidbrücken zwischen den Monomeren reduziert und so zum Verlust der Pentamerstruktur führt. Das reduzierte Molekül verliert seine hohe Komplement-bindende Fähigkeit, und man kann auf diese Weise sowohl die *Mercaptoäthanol-empfindlichen* (normalerweise 19S und IgM) und die *Mercaptoäthanol-resistenten* (gewöhnlich 7S und IgG) Antikörper bestimmen. Ebenso wie Hämagglutinations-Assays begünstigen auch Komplement-bindende Assays den Nachweis von IgM gegenüber IgG.

IgA. Das Phänomen der *lokalen Immunität* bei gewissen Infektionskrankheiten ist seit langem bekannt. So zeigt z.B. die Immunität gegen Cholera eine engere Korrelation mit dem Antikörpertiter im Faeces (auch als *Kopro-Antikörper* bezeichnet) als mit dem Serumantikörpertiter. Die Konzentration von Antikörpern gegen Diphterie-Toxin (Diphterie-Antitoxin) ist vor allem im Speichel hoch. Daneben gibt es noch eine Reihe anderer Krankheiten, bei denen Antikörper in Körpersekreten eine besondere Rolle bei der Infektabwehr spielen. Die vorherrschende Immunglobulinklasse in Körpersekreten ist IgA, das sogenannte *sekretorische Immunglobulin*.

IgA findet man im Serum und in den Sekreten der Speicheldrüsen, der Tränendrüsen, im Nasen-, Luftröhren- und Magenschleim, in der Samenflüssigkeit, im Urin und im Kolostrum. Im Serum beträgt das Molekulargewicht von IgA ungefähr 170 000; IgA in Körpersekreten und im Kolostrum hat jedoch ein Molekulargewicht von ungefähr 380 000. Dies entspricht einem Sedimentationskoeffizenten von ungefähr 7 S und 11 S; Polymere von 16 bis 20 S kommen ebenfalls in Körpersekreten vor. Die Serumkonzentration von IgA beträgt 1 bis 4 mg/ml.

Die H-Kette von IgA, die α-Kette, ist bei den Molekülen im Serum und Kolostrum identisch. Ihr Molekulargewicht ist ungefähr 65 000, also etwas größer als das der γ-Kette von IgG (53 000). Menschliche α-Ketten tragen nicht den Gm-Allotyp. Die L-Ketten $\varkappa$ und λ entsprechen denen der anderen Immunglobulinklassen. Die L-Ketten einiger IgA-Moleküle von Myelomen sind durch Disulfidbrücken verbunden, wodurch sie in enge Nachbarschaft zueinander kommen. Dies trifft jedoch nicht bei allen IgA-Molekülen zu. Eine besondere Substanz, das *sekretorische Stück* (secretory piece = SP), ist mit dem IgA-Molekül assoziiert, wodurch die Sekretion möglich wird. Das sekretorische Stück von IgA läßt sich in alkalischen Harnstoff-Gelen als individuelles, schnellwanderndes, kationisches Band nachweisen. Reduziert und alkyliert man Kaninchenkolostrum, so kann man ein ähnliches Band beobachten, das *Transportband* (T) genannt wird. Wie das Sekretionsstück mit dem IgA-Molekül verbunden ist, ist noch nicht klar. Es gibt sowohl Hinweise auf kovalente als auch nicht-kovalente Bindung. Das Molekulargewicht eines isolierten Sekretionsstückes beträgt ungefähr 50 000 bis 60 000. Möglicherweise besteht das Molekül aus zwei Untereinheiten von einem Molekulargewicht von jeweils 25 000, die durch Disulfidbrücken verbunden sind. Das Sekretionsstück ist wahrscheinlich mit der α-Kette verbunden. Es wird offenbar in epithelialen Zellen synthetisiert und beim Transport durch die Schleimhaut an das IgA-Molekül angehängt. In polymeren Formen von IgA findet man ebenfalls das J-Protein.

IgD. Die ersten Hinweise auf die Existenz dieser vierten Immunglobulinklasse kamen von Untersuchungen eines ungewöhnlichen menschlichen Myelomproteins. Die IgD-Serumkonzentration ist sehr niedrig, ungefähr 3 bis 40 µg/ml (im Gegensatz zu IgM und IgG, deren Konzentrationen im mg/ml-Bereich liegen). Neben dieser niedrigen Serumkonzentration werden Untersuchungen des IgD-Moleküls auch noch dadurch erschwert, daß IgD ein sehr labiles Molekül ist. Es reagiert wesentlich empfindlicher auf Proteolyse und Hitze als die übrigen Immunglobulinklassen. Die proteolytischen Enzyme im Serum können ausreichen, das Molekül schon während der Isolierung zu zerstören.

Das Molekulargewicht von IgD beträgt ungefähr 180 000. Die δ-Kette hat ein Molekulargewicht von 60 000 bis 70 000. Der Kohlenwasserstoffanteil beträgt 12% und ist mit der δ-Kette verbunden. Möglicherweise finden sich bei einigen IgD-Molekülen einige Kohlenwasserstoffe auf der L-Kette.

Die biologische Funktion von IgD wurde erst in jüngerer Zeit entdeckt. IgD findet sich auf der Oberflächenmembran einer großen Zahl peripherer menschlicher Lymphozyten, oft in Verbindung mit IgM. Isoliert man Immunglobulin von der Oberfläche von Mauslymphozyten, so kann man ein Immunglobulin mit einem ganz bestimmten Molekulargewicht und Wanderungsgeschwindigkeit in Polyacrylamid-Gelen nachweisen. Dieses Immunglobulin der Maus hat ähnliche physikalische Eigenschaften wie menschliches IgD und wird daher vorläufig als IgD bezeichnet (bisher hat man kein Mausmyelom gefunden, das IgD sezerniert). Die Lokalisation von IgD auf der Zellmembran legt die Vermutung nahe, daß das IgD als der Immunglobulinrezeptor für Antigen auf der Lymphozytenoberfläche wirkt.

IgE. Die Serumkonzentration von IgE im normalen Serum beträgt ungefähr 1 µg/ml. IgE hat ein Molekulargewicht von ungefähr 190 000. Die ε-Kette hat ein ungefähres Molekulargewicht von 72 500. Die Konzentration von IgE in Nasen- und Schleimhautsekreten ist niedrig, es ist offenbar kein sekretorisches Immunglobulin. Manche, aber nicht alle Frauen haben eine hohe Konzentration von IgE im Kolostrum.

Bei Patienten mit Asthma und Heufieber ist IgE deutlich vermehrt. Die Serumkonzentration kann hier das 20-fache des Normalwertes erreichen. Kinder mit atopischen Krankheiten haben ebenfalls erhöhte IgE-Werte. Bei anderen immunologischen Erkrankungen (z.B. rheumatoider-Arthritis, systemischem Lupus erythematodes, Colitis ulcerosa) finden sich normale IgE-Werte, ebenso bei den meisten Infektionskrankheiten, wie z.B. Lungenentzündung und Hepatitis.

IgE gilt als *Reagin-Antikörper*. Reagine sind Antikörper gegen Allergene, die an der Immunreaktion vom Sofort-Typ (oder Reagin-Typ) der Allergie beteiligt sind, im Gegensatz zu den zellvermittelten Immunantworten (vom verzögerten Typ oder Tuberkulintyp). Reagin-Antikörper haben die Fähigkeit, fest an Gewebe zu binden. Kommt es durch Hautkontakt oder durch Inhalation zur Verbindung von Allergen und Reagin auf der Oberfläche von Zellen, so führt dies vor allem bei Mastzellen zu einer Freisetzung von pharmakologisch aktiven Substanzen. Diese Substanzen führen zur Vasodilatation, zur Kontraktion der glatten Muskulatur oder zur erhöhten Permeabilität von Gefäßen. Dadurch entstehen u.a. die Symptome von Asthma, Heuschnupfen und Urticaria.

Evolution der Immunglobuline

Alle Wirbeltiere haben offenbar die Fähigkeit, Immunglobuline zu produzieren. Die einfachste Spezies, die hinreichend untersucht wurde, ist der Schleimfisch (ein Zyklustom). Sein Immunglobulin ist heterogen und enthält 7S und 14S Moleküle. Die Moleküle haben eine Kettenstruktur, aber die H- und L-Ketten sind offenbar nicht durch Disulfidbrücken verbunden. Die L-Kette hat ein Molekulargewicht von 24000, ähnlich wie die L-Kette von Säugetieren. Die H-Kette hat ein Molekulargewicht von 70000. Dies entspricht ungefähr einer µ-Kette von Säugetieren. Bemerkenswert ist, daß die H- und L-Ketten keine unterschiedliche Antigenität haben.

Das trifft auch für die Immunglobuline des Hundehaies zu. Der Hai hat L-Ketten mit einem ungefähren Molekulargewicht von 20000 und H-Ketten mit ungefähr 70000, die sich ebenfalls in ihrer Antigenität nicht unterscheiden. Die Wanderung in der Elektrophorese, der Kohlenwasserstoffanteil und das Molekulargewicht von H-Ketten des Haies sind offenbar ähnlich wie die µ-Ketten von Säugetieren. Die Ketten seiner Immunglobuline werden durch Disulfidbrücken verbunden, ebenso wie die Immunglobuline von Amphibien. Diese Immunglobuline zeigen aber bereits Unterschiede in der Antigenität zwischen den 7S und 19S Molekülen.

Da bei den primitiven Lebewesen keine Bence-Jones-Proteine oder andere Myelomproteine gefunden wurden, waren Aminosäuresequenzanalysen nicht möglich. Bei Säugetieren lassen sich Sequenzanalysen und Peptidkarten relativ leicht erstellen, und es ergeben sich einige interessante Fakten über die Evolution der Immunglobuline. Vergleicht man Bence-Jones-Proteine vom Menschen und der Maus, so findet man größere Ähnlichkeiten zwischen den $\varkappa$-Ketten der Maus und des Menschen als zwischen den $\varkappa$-Ketten und den λ-Ketten des Menschen. Die Homologie zwischen den verschiedenen Klassen von L-Ketten innerhalb einer Spezies ist also nicht so groß wie die Homologie zwischen den Ketten derselben Klasse von Immunglobulinen von verschiedenen Spezies. $\varkappa$-Ketten von verschiedenen Spezies zeigen größere Homologie in der Aminosäuresequenz als $\varkappa$-Ketten und λ-Ketten derselben Spezies.

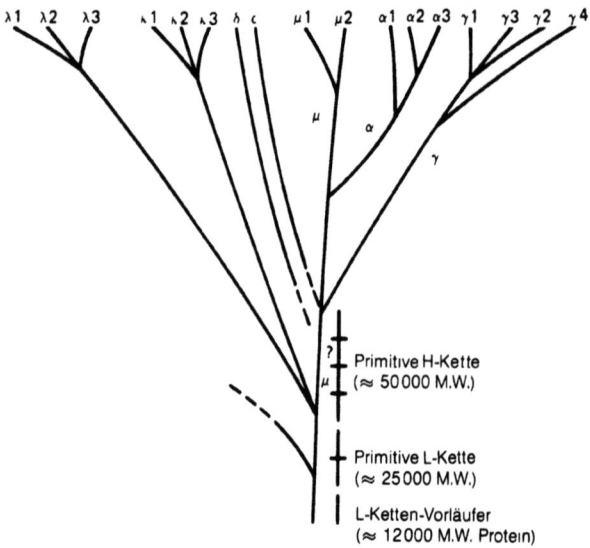

Abb. 16.3. Die Evolution der Immunglobulin-Gene. (Aus Grey (1969). *Adv. Immunol.* 10, 51)

Aus der Analyse der verfügbaren Daten über Homologien von Struktur und Sequenz der Immunglobuline erhält man einen Stammbaum, der in Abbildung 16.3 dargestellt ist. Man sieht, daß die primitive H-Kette (die wahrscheinlich µ-ähnlich war) durch Verdopplung aus der primitiven L-Kette hervorgegangen ist. Dies geschah vor ungefähr 400 Millionen Jahren, als sich die Vertebraten entwickelten. Vor 200 Millionen Jahren, als sich die Amphibien entwickelten, entstanden die Immunglobulinklassen. Die Unterklassen sind wahrscheinlich erst in jüngerer Zeit durch Duplikation und Deletion entstanden.

Zusammenfassung

1. IgG ist das Immunglobulin mit der höchsten Konzentration im Serum. IgG ist ein Monomer.
2. IgM ist ein Pentamer. Die Untereinheiten werden durch das J-Protein verbunden. IgM ist sehr wirksam bei der Komplementierung und der Agglutination. Antikörperreaktionen durch IgM-Moleküle sind empfindlich gegen Mercaptoäthanol-Behandlung.
3. IgA ist ein sekretorisches Immunglobulin. Das sekretorische Stück ist verantwortlich für die Sekretion des Moleküls von epithelialem Gewebe.

4. IgD findet man in extrem niedriger Konzentration im Serum. Außerdem findet sich IgD auf der Oberfläche von B-Zellen und hat hier evtl. eine Bedeutung als Antigenrezeptor.
5. IgE ist der mit Allergie assoziierte Antikörper. IgE hat die Eigenschaft, an Gewebe zu binden, so daß es nach seiner Reaktion mit Antigen (Allergen) die Freisetzung von vaso-aktiven Bestandteilen aus der Zelle verursacht.

Literatur

Übersichtsarbeiten

Green, N. M. (1969). Electron microscopy of the immunglobulins. *Adv. Immunol.* 11, 1

Metzger, H. (1970). Structure an function of γM macroglobulins. *Adv. Immunol.* 12, 57

Bennich, H., and Johansson, S. G. O. (1971). Structure and function of human immunglobulin E. *Adv. Immunol.* 13, 1

Spiegelberg, H. L. (1974). Biological activities of immunglobulins of different classes and subclasses. *Adv. Immunol.* 19, 259

Lamm, M. E. (1976). Cellular aspects of immunglobulin A. *Adv. Immunol.* 22, 223

Koshland, M. E. (1975). Structure and function of the J chain. *Adv. Immunol.* 20, 41

17. Die Entstehung der Vielfalt

Übersicht

Man schätzt die Anzahl der Antikörperspezifitäten, die ein Lebewesen bilden kann, auf ungefähr 10^6. Die große Zahl verschiedener Antikörpermoleküle, von denen jedes spezifisch mit einem Antigen reagiert, stellt eine erstaunliche Leistung des Immunsystems dar. Im folgenden wollen wir nun Mechanismen darstellen, die diese Vielfalt ermöglichen. Gleichzeitig werden wir diskutieren, wie trotz dieser Vielfalt eine so weitgehende strukturelle Übereinstimmung zwischen den einzelnen Antikörpermolekülen möglich ist.

Das Antikörpermolekül hat einen variablen und einen konstanten Teil. Mit molekularbiologischen Methoden konnte man nachweisen, daß der variable und der konstante Teil eines Antikörpermoleküls Produkte von zwei Genen sind, die jeweils eine Polypeptidkette kodieren. Von großer Bedeutung für die Entwicklungsbiologie war außerdem der Nachweis, daß die Gene für die Antikörpermoleküle während der Differenzierung ihre Position wechseln.

Zur Erklärung für die enorme Vielfalt der Immunantwort bieten sich Theorien an, die von gleichzeitigen Gen-Rekombinationen in Keimzellen und somatischen Zellen ausgehen.

Strukturelle Basis der Spezifität

Die Spezifität der Antigenbindung liegt in der Primärstruktur (der linearen Anordnung von Aminosäuren) des Antikörpermoleküls begründet. Sekundär- und Tertiärstruktur ergeben sich aus der Primärstruktur, da die Faltung und die Form von Eiweißmolekülen von der Aminosäuresequenz abhängen. Unterwirft man Antikörpermoleküle einer Behandlung, die alle nicht-kovalenten Bindungen und die Disulfidbrücken aufbricht, so geht die Fähigkeit der Antigenbindung verloren. Läßt man die Antikörpermoleküle nach einer solchen Behandlung wieder spontan ihre ursprüngliche Konfiguration einnehmen, so gewinnen sie auch ihre Fähigkeit wieder, Antigen zu binden. Die Konfiguration, die die Antikörpermoleküle wieder einnehmen, hängt von der Primärstruktur ab. Daraus folgt, daß die Spezifität der Antigenbindung von der Spezifität der Aminosäuresequenz abhängt.

Wir haben bereits beschrieben, daß die funktionelle Domäne, die das Antigen bindet, sich in der Fab-Region des Immunglobulinmoleküls befindet, und daß die theoretisch möglichen Aminosäuresequenzen in der V-Region über 10^6 Spezifitäten ermöglichen. Hierin liegt die strukturelle Basis der Vielfalt. Da die Primärstruktur eines Proteins eine Funktion der linearen Anordnung der Nukleotide in der DNS ist, folgt daraus, daß es für 10^6 unterschiedliche Aminosäuresequenzen 10^6 DNS-Sequenzen geben muß, die die Aminosäuresequenzen kodieren. Da eine individuelle Zelle nur eine einzige Antikörperspezifität produzieren kann, stellt sich die Frage, wie die genetische Information bei einem Lebewesen, das Antikörper mit 10^6 verschiedenen Spezifitäten produzieren kann, auf die einzelnen Antikörperproduzierenden Zellen verteilt wird. Grundsätzlich führt das zu der Frage, ob jede einzelne Zelle die Möglichkeit hat, Antikörper mit allen Spezifitäten zu produzieren, sich aber auf die Produktion von nur einer Spezifität beschränkt oder, ob die genetische Information so verteilt wird, daß eine einzelne Zelle nur die Information für eine einzige Spezifität erhält.

Genetischer Code der Immunglobulinmoleküle

Es ist von großer Bedeutung, ob die Information für alle Immunantworten, die ein Lebewesen machen kann, über die Keimzelle vererbt wird, oder ob nur ein paar wenige Gene für Antikörper mit Hauptspezifitäten vererbt werden, und das Lebewesen dann aus diesen wenigen Genen den gesamten Umfang der genetischen Information in den somatischen Zellen entwickelt. Die Beantwortung dieser grundsätzlichen Frage erwies sich als sehr schwierig. Wichtige Aufschlüsse erhoffte man sich aus dem Vergleich von Aminosäuresequenzen verschiedener Immunglobuline. Die Anzahl definierter struktureller Eigenschaften in Immunglobulinmolekülen, die in allen Mitgliedern einer Spezies gefunden werden, entspricht der Mindestanzahl von Genen, die nötig sind zur Kodierung von Immunglobulinen, die die Mitglieder der Spezies bilden können. Jede dieser Strukturen kann Varianten haben, und diese gelten als Maß für die Anzahl der Allele in einem bestimmten Gen. Zuerst werden wir besprechen, wie man die Mindestanzahl von Genen für die V- und C-Regionen der H- und L-Ketten schätzen kann. Danach werden wir Theorien über die Verteilung der Gene für die Antikörperspezifitäten besprechen.

C-Region-Gene

Die Klasse und die Subklasse von Immunglobulinen werden durch strukturelle Komponenten in der C-Region der H-Ketten bestimmt. Wie bereits erwähnt, findet sich beim Menschen auf der C_H-Kette der Gm-Allotyp, der als genetischer Marker für Untersuchungen an dieser Kette verwendet werden kann. Da sich die Mindestzahl der Gene aus der Anzahl diskreter struktureller Einheiten ergibt, kann man die Anzahl von Subklassen eines Immunglobulins dazu benutzen, die Mindestanzahl von C_H-Region-Genen zu bestimmen.

Ein normales Individuum produziert alle Klassen und Subklassen von Immunglobulinen. Da es beim Menschen vier Subklassen von IgG (Ig1, 2, 3, 4), zwei von IgA, zwei von IgM und jeweils eine von IgG und IgE gibt, muß jeder normale Mensch ein Minimum von 10 Genen haben, die die C_H-Region kodieren. Da es bei den L-Ketten (C_L) eine Subklasse für Kappa und zwei für Lambda gibt, gilt hier entsprechend eine Mindestanzahl von drei C_L-Genen.

V-Region-Gene

Die Analyse der Aminosäuresequenzen führte zu einer Einteilung der Immunglobuline in *Familien* aufgrund struktureller Ähnlichkeiten. Beim Menschen gibt es drei Kappa-Familien und vier Lambda-Familien in der V-Region. Für die Kappa-Kette gibt es drei Gene, die die Vϰ-Region kodieren (VϰI, VϰII und VϰIII) aber nur ein Gen für die Cϰ-Region (Cϰ). Das bedeutet, daß sich jedes der drei Vϰ-Gene mit einem einzigen strukturellen C-Gen assoziieren kann. Menschliche λ-Ketten haben vier V-Gene (VλI, VλII, VλIII und VλIV), und diese können sich mit den zwei C-Genen assoziieren.

Stammbaum der L-Ketten

Ein hypothetischer Stammbaum der menschlichen V_L-Familien ist in Abbildung 17.1 dargestellt. Dieser Stammbaum zeigt die hypothetische Mindestzahl von genetischen Ereignissen (Basensubstitutionen, -insertionen oder -deletionen und Genduplikationen), die nötig wären, um ein V_L-Urgen (Niveau A von Abbildung 17.1) in ein heutiges V-Gen (Niveau F in Abbildung 17.1) umzuwandeln. Die Existenz von Familien mit strukturell verwandten V-Regionen (das heißt Bereichen ähnlicher Struktur) bedeutet, daß man neben individuellen Aminosäuresequenzunterschieden für die Antikörperspezifität auch strukturelle Gemeinsamkeit zwischen unterschiedlichen An-

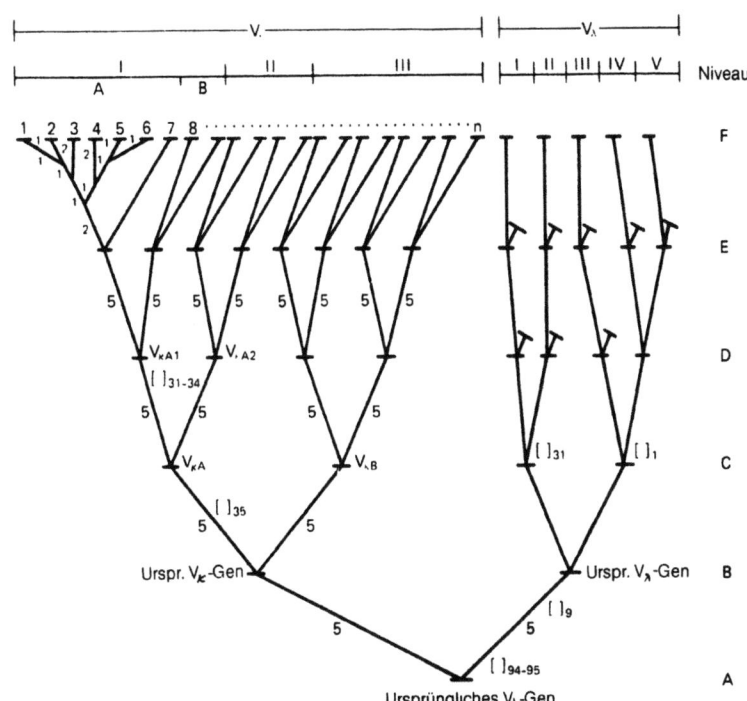

Abb. 17.1. Hypothetischer Stammbaum der menschlichen V_L-Regionen. Der Baum wird konstruiert, indem man von einem Satz von Proteinen ausgeht (Anzahl im Niveau F) und Vorgänger- bzw. nodale Sequenzen bildet (Niveau EDC, usw), wobei man sich auf eine Mindestzahl von Basensubstitutionen, Insertionen oder Deletionen beschränkt. Die genetischen Ereignisse, die für die Entstehung dieses Stammbaums verantwortlich sind, können im Verlauf der somatischen Differenzierung (somatische Entstehungstheorie) oder ausschließlich im Verlauf der Entwicklung der Spezies (Keimzellentheorie) stattfinden. I, II, III stellen unabhängige Zweige (Untergruppen) des Baumes dar. (Aus Hood et al. (1975). *Ann. Rev. Genetics* 9, 301. Copyright 1975 by Annual Reviews, Inc. Alle Rechte vorbehalten)

tikörpermolekülen findet. Es bedarf deshalb einer Theorie, die erklären kann, wie es möglich ist, daß Familienmerkmale (Gemeinsamkeiten) innerhalb einer Familie trotz der Entwicklung der Antikörpervielfalt (Unterschiedlichkeiten) beibehalten werden konnte.

Zwei Gene – eine Polypeptidkette

Da es mehrere Vϰ-Gene (VϰI, VϰII, VϰIII) aber nur ein einziges Cϰ-Gen in der Keimzelle gibt, muß sich jede Vϰ-Region mit dieser einzigen Cϰ assoziieren, um eine vollständige ϰ-Kette zu bilden. Es liegt hier also der besondere

Fall vor, daß zwei Gene eine einzige Polypeptidkette (die vollständige ϰ-Kette) kodieren, und es muß einen Mechanismus geben, der entweder die zwei Gene oder ihre Produkte vereinigt. Als Dreyer und Bennett 1965 die Vorstellung von zwei Genen entwickelten, die eine einzige Polypeptidkette kodieren, trafen sie zunächst auf große Skepsis, weil sie an dem Dogma „ein Gen – ein Enzym" bzw. „ein Gen – eine Polypeptidkette" rüttelten. Zwar schienen die Ergebnisse verschiedener Arbeitsgruppen die zwei-Gene-Hypothese zu unterstützen, aber eine endgültige Klärung der Frage war erst mit molekularbiologischen Methoden möglich. Es war seit vielen Jahren bekannt, daß die mRNS, von der die L-Kette transskribiert wird, ein zusammenhängendes Molekül ist. Geht man also davon aus, daß die mRNS als ein einzelnes Molekül transskribiert wird, so muß man die Frage nach dem Mechanismus stellen, der es ermöglicht, daß die mRNS von zwei einzelnen Genen in der DNS kodiert wird. Lägen diese beiden Gene direkt nebeneinander, so könnten sie als Einzelgen gelesen werden, es wäre aber auch in diesem Falle schwierig, sie als zwei Einzelgene nachzuweisen.

Die Entdeckung, daß V- und C-Regionen durch zwei getrennte Gene kodiert sind, erfolgte durch Tonegawa und Mitarbeiter. Diese Entdeckung wurde zu einer Zeit gemacht, als die Vorstellung über Gene und ihre Definition sich änderten (wobei diese Entdeckung zu den veränderten Vorstellungen beitrug). Durch Untersuchungen von Adenovirus- infizierten Zellen hatte man erkannt, daß eukaryote Gene im Gegensatz zu Bakterien-Genen keine durchlaufende Sequenz kodieren, die direkt zur Aminosäuresequenz von Peptiden korreliert. Die nicht-kodierenden Sequenzen zwischen kodierenden Sequenzen werden *intervenierende Sequenzen* (*Introns*) genannt, die Sequenzen, die ausgeprägt werden, *Exons*.

Ein weiterer Schritt auf dem Weg des experimentellen Nachweises der zwei-Gene-ein-Polypeptid-Hypothese war die Isolierung von mRNS aus einer ϰ-Ketten-produzierenden Myelomzellinie. Die gesamte ϰ-mRNS kodiert sowohl die V- als auch die C-Region. Das 3'-Ende der mRNS enthält jedoch nur die Information für die C-Region (Abb. 17.2). Durch radioaktive Markierung der RNS kann man in Hybridisierungsexperimenten DNS-Fragmente, die zu der RNS komplementäre Sequenzen enthalten, nachweisen und isolieren. Hozumi und Tonegawa behandelten DNS von ganzen BALB/c Embryonen mit der Restriktionsnuklease *Bam*HI und beobachteten, daß zwei der so erhaltenen DNS-Fragmente mit der intakten mRNS hybridisierten. Nur eines dieser Fragmente hybridisierte jedoch mit der 3'-Hälfte der mRNS. Mit *Eco*RI und anderen Restriktionsnukleasen erhielten sie ähnliche Ergebnisse. Man betrachtete diese Ergebnisse als Nachweis für zwei Gene in der Embryo-DNS, die die Fähigkeit hatten, mit der ϰ-mRNS zu reagieren. Eines dieser Fragmente enthält die Gene für die C-Region und eines für die V-Region. Die Voraussage von Dreyer und

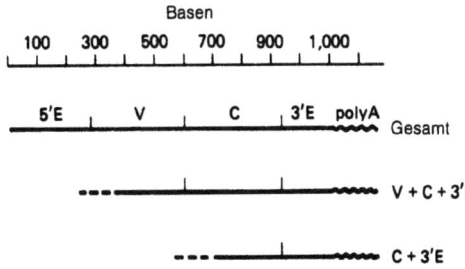

Abb. 17.2. Schematische Darstellung der Leichtketten-mRNA und ihrer spezifischen Fragmente. Die Leichtketten-mRNA ist ungefähr 1250 Nukleotiden lang und besteht aus vier Regionen und der Poly(A)-Sequenz am 3' Ende. Diese Regionen sind mit 5' E (externe Region am 5'Ende), V (variable Region), C (konstante Region) und 3' E externe Region am 3' Ende) bezeichnet. Die relativen Längen der vier Regionen leiten sich von der Größe der V- und C-Regionen in Leichtketten und von den Ergebnissen von Milstein et al. (1974) ab. (Aus Tonegawa, Hozumi, Matthyssens, and Schuller (1976). *Cold Spring Harbor Symp. Quant. Biol.* 41, 877)

Bennett hatte sich also als richtig erwiesen: es gibt zwei getrennte Gene, die eine Kette eines Antikörpermoleküls kodieren.

Translokation von C- und V-Genen während der Differenzierung. Die beschriebenen Ergebnisse beweisen, daß die V- und C-Gene für die $\varkappa$-Kette beim Embryo in unterschiedlichen Fragmenten lokalisiert sind. DNS-Fragmente, die man nach Behandlung mit Restriktionsnukleasen aus Niere, Leber oder Gehirn von erwachsenen BALB/c-Mäusen erhält, ergeben ähnliche Ergebnisse wie Untersuchungen mit der embryonalen DNS. Auch dies weist darauf hin, daß die Keimzellen Gene für die V- und C-Regionen enthalten, die voneinander getrennt sind. Ähnliche Experimente mit einer mRNS aus Myelomzellen brachten jedoch andere Ergebnisse: beide mRNS-Fragmente hybridisierten mit einem einzigen *Bam*HI-Fragment. Das bedeutet, daß die Gene im Embryo voneinander getrennt sind, aber in der differenzierten Zelle näher zueinander rücken. Dieses völlig unerwartete Ergebnis bedeutet, daß die Lokalisation von Genen in differenzierten Zellen anders ist als in der DNS der Keimzelle, und daß die Gene also während der Differenzierung gewandert sein müssen. Diese Vorstellung einer Genbewegung in der DNS während der Differenzierung steht im Gegensatz zu der üblichen Vorstellung, daß im Verlauf der Differenzierung verschiedene Gene zu unterschiedlichen Zeiten exprimiert werden. Falls die Vorstellung einer Genwanderung nicht nur für das Immunsystem zutrifft, beinhaltet sie, daß Differenzierung auch durch genetische Neuanordnung möglich ist.

Intervenierende Sequenzen in der Immunglobulin-DNS. Tonegawa und seine Mitarbeiter klonierten DNS sowohl von Embryonen als auch von Myelomzellen und bestimmten in Zusammenarbeit mit Maxam und Gilbert die Basensequenz der DNS. Der Vergleich der Basensequenzen mit der Aminosäuresequenz der L-Kette ergab, daß das V_x-Gen in zwei Teile geteilt ist (Abb. 17.3): eine nicht-transferierte Leitsequenz (L), eine intervenierende Sequenz (I_1) aus 93 Nukleotiden, gefolgt von der eigentlichen V-Region. Daran schließt sich eine lange intervenierende Sequenz (I_2) mit 1250 Nukleotiden an, die keine Ähnlichkeiten mit Immunglobulinsequenzen zeigt. Auf diese intervenierende Sequenz folgt eine kurze Sequenz, die J genannt wird. Diese *J-(Joining)-Sequenz* kommt in differenzierten Zellen in Kontakt mit der V-Region und kodiert die letzten dreizehn Aminosäuren der V-Region.

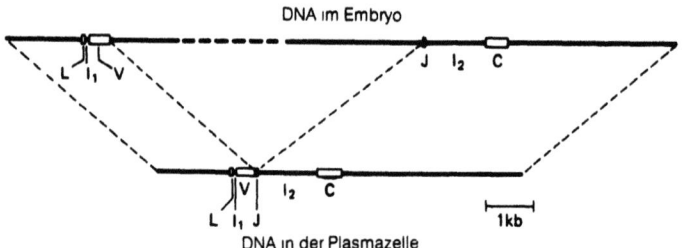

Abb. 17.3. Neuanordnung der Sequenzen des λ-Gens der Maus im Embryo und in den Plasmazellen. (Aus Brach, Hirama, Lenhard-Schuller und Tonegawa (1978). *Cell* 15, 1)

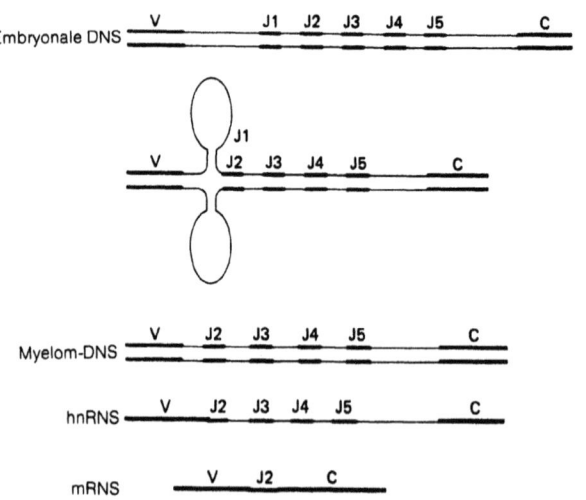

Abb. 17.4. Exzisionsmodell für die Verbindung von V- und J-Sequenzen. (Aus Lewin (1980). *Gene Expression*, Vol. 2, p. 857. New York Wiley)

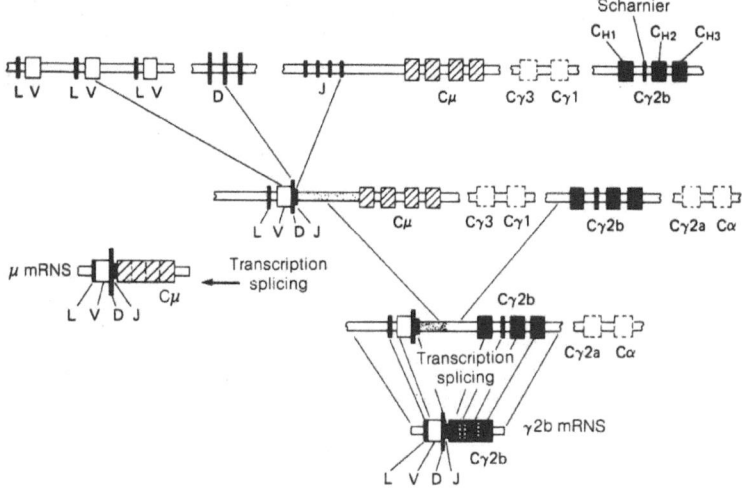

Abb. 17.5. Entstehung einer vollständigen H-Kette durch Neuanordnung und Rekombination von Genen. (Aus Molgaard (1980), *Nature* 286, 657)

J-Region als Quelle der Vielfalt. Leder und seine Mitarbeiter fanden in der DNS der Keimzelle fünf J-Regionen für L-Ketten. Sie postulierten, daß die somatische Zelle die Vielfalt dadurch erzeugen kann, daß eine bestimmte J-Region in engen Kontakt mit der V-Region gebracht wird. Dies ist in Abbildung 17.4 schematisch dargestellt.

D-Region als weitere Quelle der Vielfalt. Nicht alle Unterschiede in der dritten hypervariablen Region der H-Kette lassen sich durch die Vereinigung der J-Region mit der V-Region erklären. Hood und Mitarbeiter postulierten deshalb einen neuen Locus, den D-Locus (*D für diversity*). Man nimmt an, daß das D_H-Segment zwischen V_H und J_H liegt, und daß ein zusätzlicher Grad an Vielfalt erreicht wird, wenn V_H-D_H-J_H zusammengebracht werden. Diese Vorstellung ist in Abbildung 17.5 skizziert, wo die gesamte hypervariable Region schematisch dargestellt ist.

Die Entstehung der Vielfalt

Nach all den Fortschritten, die in den letzten Jahren bei der Aufklärung der Ig-Gene gemacht wurden, ist es heute klar, daß beide ursprünglich aufgestellten Theorien zur Erklärung des Mechanismus der Entstehung der Vielfalt, die *Keimzellentheorie* und die somatische *Rekombinationstheorie* jeweils nur teilweise richtig und teilweise falsch waren. Die Keimzellentheorie ging davon aus, daß alle Spezifitäten, die eine Spezies hatte, von den Eltern auf die Nachkommen in den Keimzellen (Spermium und Ei) vererbt werden. Die somatische Rekombinationstheorie führte an, daß in den Keimzellen nur eine begrenzte Anzahl von Antikörperspezifitäten kodiert wird, und daß die Vielfalt der Immunantworten (ca. 10^6) erst in den somatischen Zellen erzeugt wird. Wir wissen heute, daß es eine große Anzahl von Keimzellenspezifitäten gibt, aber diese reichen nicht aus, um die Existenz von 10^3 V_H und 10^3 V_L zu erklären. Mit den zusätzlichen kombinatorischen Möglichkeiten der J- und D-Region ergibt sich ein somatischer Mechanismus zur Erklärung der Vielfalt. Erst unter Berücksichtigung des in der Keimzelle angelegten genetischen Potentials und der Rekombination in den somatischen Zellen können wir die Vielfalt der Antikörper-Antworten erklären.

Zusammenfassung

1. Die strukturelle Basis der Antikörperspezifität liegt in der Aminosäuresequenz der Antigenbindungsstelle der hypervariablen Region begründet.
2. Durch Berechnung der Anzahl von Regionen, Subregionen und allotypischen Determinanten einer Ig-Kette läßt sich die Mindestzahl von Genen berechnen, die zur Kodierung dieser Kette nötig ist.
3. Aufgrund von Ähnlichkeiten der Aminosäuresequenz lassen sich variable Regionen in Familien einteilen. Durch Einordnung dieser Familien kann man einen hypothetischen Stammbaum konstruieren, der vom Ur-V_L-Gen zur heutigen Vielfalt führt.
4. Obwohl die Ig-Kette von mehr als einem Gen kodiert wird, stellt sie eine einzige Polypeptidkette dar. Dies führt zur Vorstellung von zwei Genen, die ein Polypeptid kodieren („Zwei-Gene-eine-Polypeptidkette").
5. Hybridisierungsexperimente mit Fragmenten von vollständiger embryonaler DNS, die durch Behandlung mit Restriktionsnukleasen gewonnen wurden, mit mRNS von $\varkappa$-Ketten zeigten, daß die V- und C-Gene auf verschiedenen Fragmenten lokalisiert sind, womit der Nachweis für die „Zwei-Gene-ein-Polypeptid-Hypothese" erbracht war.
6. C-Region-Gene sind von den V-Region-Genen im Embryo getrennt, aber wandern in der differenzierten Antikörper-produzierenden Zelle näher zueinander.
7. Die Vielfalt entsteht durch Verbindung der J-Region-DNS mit der V-Region-DNS. Zu weiterer Vielfältigkeit trägt die D-Region (D = diversity) bei.

Literatur

Tonegawa, S., Hozumi, N., Matthyssens, G., and Schuller, R. (1976). Somatic changes in the content and context of immunoglobulin genes, *Cold Spring Harbor Symp. Quant.* Biol. 41, 877

Sakano, H., Maki, R., Kurosawa, Y., Roeder, W., and Tonegawa, S. (1980). Two types of somatic recombination are necessary for the generation of complete immunoglobulin heavy chain genes, *Nature* 286, 676

Hodd, L., Huang, H. V., and Dreyer, W. J. (1977). The area code hypothesis: The immune system provides clues to understanding the genetic and molecular basis of cell recognition during development, *J. Supramolec. Structure* 7, 531

Lewin, B. (1980). Gene Expression. Vol. 2. Eucaryotic Chromosomes, p. 847, Diversity of Immunoglobulin Genes, New York, Wiley. (Diese Übersichtsarbeiten besprechen Hinweise für die Existenz von zwei Genen für das Immunglobulinmolekül und ihre Bedeutung bei der Entstehung der Vielfalt)

Hodd, L., Campbeil, J. H., and Elgin, S. C. A. (1975). The organization expression and evolution of antibody genes and other multigene families, *Ann. Rev. Gen.* 9, 305

Weigert, M., Cesari, I. M., Yonkovich, S. J., and Cohn, M. (1970). Variability in the lambda chain sequences of mouse antibody, *Nature* 228, 1045. (Argumente für die Keimzellentheorie und die somatische Rekombination bei der Entstehung der Vielfalt)

Dreyer, W. J., and Bennet, J. C. (1965). The molecular basis of antibody formation: A paradox, *Proc. Natl. Sci. USA* 54, 864

Hozumi, N., and Tonegawa, S. (1976). Evidence for somatic rearrangement of immunglobulin genes coding for variable and constant regions, *Proc. Natl. Acad. Sci. USA* 71, 3659. (Die zwei klassischen Arbeiten über die Antikörpervielfalt)

IV. Regulation der Immunantwort

Die Vorstellung, daß Lymphozyten mit Antigen über Antigen-spezifische Rezeptoren auf der Zelloberfläche reagieren, wurde bereits ausführlich erläutert. Damit diese Wechselwirkung zwischen Antigen und Lymphozyt zu einer Zell- oder Antikörper-vermittelten Immunantwort führt, müssen Helfer- und Effektorzellen zusammenarbeiten. Eine zentrale These der klonalen Selektionstheorie geht davon aus, daß in der normalen Lymphozytenpopulation eine kleine Zahl von Zellen vorprogrammiert ist, mit einem bestimmten Antigen spezifisch zu reagieren. Durch die Reaktion mit dem Antigen wird eine kleine Zahl von Vorläuferzellen veranlaßt, zu proliferieren und in funktionelle Effektorzellen zu differenzieren; dadurch bildet sich innerhalb kurzer Zeit eine große Zahl von Effektorzellen. In diesem Abschnitt werden wir eine Reihe von Experimenten besprechen, mit denen nachgewiesen werden konnte, wie es zu einer Antigen-induzierten klonalen Vermehrung von Effektorzellen kommt. Die spezifische Wechselwirkung mit dem Antigen führt zu einer Proliferation spezifischer Zellen, aber auch zu einer Veränderung der Antikörperpopulation, was man als Reifung der Immunantwort bezeichnet. Mit dem Begriff Reifung (maturation) bezeichnet man Veränderungen der Eigenschaften einer Zelle, die sie während einer Immunantwort durchmacht. Der Antikörper, der die frühe Immunantwort charakterisiert, ist vom IgM-Typ. Später werden hauptsächlich Antikörper vom IgG-Typ gebildet; darüber hinaus ist die „reife Immunantwort" durch das Vorhandensein von „Memory-Zellen" gekennzeichnet.

Bestimmte T-Zellen können eine Immunantwort unterdrücken; man nennt diese Zellen Suppressor-T-Zellen (Ts). Diese Zellen können sowohl Antigen-spezifisch als auch -unspezifisch sein. Einige Suppressorzellen supprimieren durch Zellkontakt, andere durch Freisetzung von löslichen Faktoren. Suppressorzellen spielen eine sehr wichtige Rolle bei der Regulation der Immunantwort.

Die Zellen des Immunsystems erkennen sich untereinander aufgrund von Zelloberflächenrezeptoren, die gegen Idiotypen gerichtet sind. Autoanti-idiotypischen Antworten (das sind Reaktionen gegen die V-Regionen autologer Immunglobuline) kommt bei der Regulation der Immunantwort wahrscheinlich ebenfalls eine Bedeutung zu. Jerne hat die These aufgestellt, daß eine Antigenstimulierung zu einem ganzen Netzwerk von antiidiotypischen Antworten führt.

Die Fähigkeit, auf bestimmte Antigene zu reagieren, wird genetisch kontrolliert. Dies war zwar erwartet worden, jedoch war die Entdeckung, daß viele der Gene, die die Immunantworten kontrollieren, im Haupthistokompatibilitätskomplex (*MHC*) lokalisiert sind, eine Überraschung. Diese Entdeckung hat auch viel zu unserem besseren Verständnis der Immunantwort beigetragen.

Es ist möglich, experimentell Immunantworten spezifisch zu unterdrücken. Man nimmt an, daß ähnliche Mechanismen zur Toleranz gegen eigene und gegen Fremdantigene führen. Möglicherweise entsteht Toleranz durch die Elimination von spezifischen Klonen, es ist aber auch denkbar, daß diese Klone lediglich ihre Funktionsfähigkeit verlieren. Autoreaktive Zellen werden wahrscheinlich durch Suppressor-T-Zellen gesteuert.

18. Proliferation und Reifung

Übersicht

Das Wesen der Immunantwort besteht darin, daß eine kleine Zahl von Vorläuferzellen aktiviert wird, die sich zu einer Population von funktionellen Effektorzellen vermehren. In diesem Kapitel beschreiben wir, wie Antigen die Proliferation von den Zellen induziert, die dazu bestimmt sind, auf dieses Antigen spezifisch zu reagieren. Im Verlauf einer Immunantwort kommt es also zu einer klonalen Vermehrung von Zellen mit einer bestimmten spezifischen Antigenreaktivität. Die Eigenschaften der von den B-Zellen gebildeten Antikörper verändern sich ebenfalls im Verlauf einer Immunantwort. Während der Primärantwort werden zuerst IgM-Antikörper gebildet, aber im weiteren Verlauf der Primärantwort kommt es zu einem Wechsel („shift") zu IgG. In der Sekundärantwort werden fast ausschließlich IgG-Antikörper produziert. Außerdem kommt es innerhalb der 7S-Antikörper-Moleküle auch zu einer Änderung der Bindungsaffinität. Dies ist darauf zurückzuführen, daß das Antigen zu einer Selektion von Zellen führt, die Antikörper mit hoher Affinität produzieren. Diese Zellen reagieren bevorzugt mit dem Antigen, das deshalb bevorzugt bei ihnen eine Proliferation induziert. Auf diese Art selektioniert das Antigen also die Proliferation von Zellen mit spezifischen Antigen-Bindungsrezeptoren. Innerhalb der Zellen mit spezifischen Antigen-Bindungsrezeptoren besteht ein Selektionsvorteil für die Zellen, die Rezeptoren mit hoher Affinität haben.

Proliferation bei der Immunantwort

Primär- und Sekundärantwort. Kontakt mit Antigen führt sowohl *in vivo* als auch *in vitro* zur Antikörperbildung mit einer typischen Kinetik, wie sie in Abbildung 18.1 dargestellt ist. Während einer kurzen Zeit nach Antigenkontakt, der *Latenzphase*[1], ist keine Antikörperproduktion nachweisbar.

---

[1] Die Kinetik der Antikörperbildung hat soviel Ähnlichkeit mit der Wachstumskinetik von Bakterien, daß die einzelnen Phasen die gleichen Namen erhielten

Nach der Latenzphase kommt es zu einem exponentiellen Anstieg der Antikörperbildung. Diese Periode wird die *Log-Phase* genannt. Nach der Log-Phase kommt es zu einer Phase des Gleichgewichts ohne netto Zu- oder Abnahme der Antikörper-Synthese, die auch als *Plateau-Phase* bezeichnet wird. Danach geht die Antikörperbildung zurück, was als *Rückbildungsphase* bezeichnet wird.

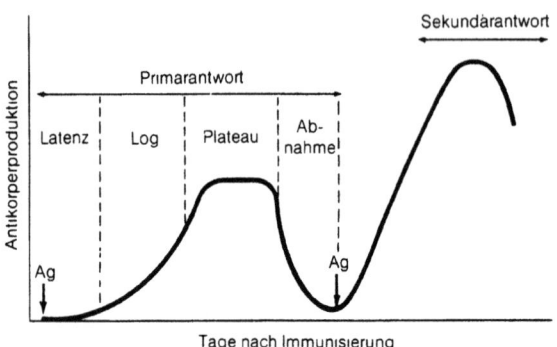

Abb. 18.1. Kinetik der Primärantwort und Sekundärantwort bei der Antikörperbildung

Der erste Teil der Kurve in Abbildung 18.1 stellt die Antikörperantwort eines Individuums dar, das zum erstenmal mit einem Antigen in Kontakt gekommen ist. Man nennt diese Reaktion die *Primärantwort*. Kommt es zu einem erneuten Kontakt mit demselben Antigen, so führt dieser Kontakt zu einer *Sekundärantwort*, deren Kinetik auf dem rechten Teil der Kurve in Abbildung 18.1 dargestellt ist. Bei der Sekundärantwort ist die Latenzphase wesentlich kürzer und die Stärke der Antwort (die Zahl der gebildeten Antikörper, bzw. die Anzahl der Antikörper-produzierenden Zellen) nimmt wesentlich zu. Weiter unten werden wir zeigen, daß sich auch die Klasse der Immunglobuline bei der Primär- und Sekundärantwort ändert.

Antigen-induzierte Proliferation von Effektorzellen. Die exponentielle Zunahme der Antikörperbildung nach Antigenkontakt deutet daraufhin, daß Effektorzellen oder ihre Vorläufer proliferieren. Dies läßt sich relativ einfach beweisen: Markiert man eine Zellkultur mit radioaktiven Nukleotiden, so läßt sich durch Autoradiographie nachweisen, daß die Radioaktivität in der DNS der Antikörper-bildenden Zelle erscheint. Das Wesen der klonalen Expansion besteht darin, daß Antigen auf eine bestimmte Weise eine spezifische Zelle dazu bringt, zu einem Zellklon zu proliferieren. Vieles spricht dafür, daß die Vorläuferzelle der Antikörper-produzierenden Zelle *erst dann* proliferiert, wenn es zu Kontakt mit Antigen gekommen ist. Hierfür sprechen die Ergebnisse von Experimenten, die mit mitosehemmenden Substanzen oder mit ^{3}H-Suizid arbeiteten. Vinblastin (ein Zytostatikum, das u. a. zur Behandlung von malignen Lymphomen benutzt wird) führt zu einer irreversiblen Hemmung der Proliferation von Zellen, die in Mitose sind. Vinblastin-Injektionen mehrere Tage *vor Antigenkontakt* hat keinen Effekt auf die Zahl der Antikörper-produzierenden Zellen. Injektion von Vinblastin einige Tage *nach Antigenkontakt* verhindert jedoch die Vermehrung von Antikörper-produzierenden Zellen. Da Vinblastin nur auf Zellen wirkt, die sich in Mitose befinden, und keine Wirkung zeigt, wenn es mehrere Tage vor Antigenkontakt gegeben wird, kann man annehmen, daß die Vorläuferzellen der Antikörper-bildenden Zellen sich vor Kontakt mit dem Antigen nicht in Mitose befinden. Da jedoch Behandlungen mit Vinblastin nach Antigenkontakt die Immunantwort unterdrückt, spricht dies dafür, daß das Antigen die Proliferation der Effektorzelle induziert. Bei dem zweiten experimentellen Ansatz zur Beantwortung derselben Frage wurde Tritium-Thymidin mit hoher spezifischer Aktivität benutzt. Wird ^{3}H-markiertes Thymidin mit sehr hoher spezifischer Aktivität in die DNS einer Zelle eingebaut, wird die DNS soweit zerstört, daß die Proliferationsfähigkeit der Zelle irreversibel geschädigt wird. Dieses Phänomen bezeichnet man als „^{3}H-Suizid". ^{3}H-Suizid-Experimente mit Kulturen von Milzzellen vor und nach Antigenkontakt haben nur dann einen Einfluß auf die Antikörperbildung, wenn das ^{3}H-Thymidin erst nach Zugabe des Antigens zu den Kulturen hinzugefügt wird. Beide Experimente sind in Abbildung 18.2 skizziert.

Die Antigen-induzierte Proliferation ist spezifisch. Man erhält eine normale Antwort gegen Antigen X, wenn Antigen Y zu einer Kultur gegeben wird, und die Kultur dann mit ^{3}H-Thymidin mit hoher spezifischer Aktivität behandelt wird, bevor Antigen X hinzugegeben wird. Da ^{3}H-Thymidin vor Zugabe von Antigen keine Wirkung hat, zeigt dieses Experiment, daß Antigen eine Proliferation nur in der spezifischen Vorläuferzelle induziert.

Antigen-induzierte Proliferation von Helferzellen. Pflanzt man Mäusen, die neonatal thymektomiert wurden, ein Transplantat eines Thymuslappens unter die Nierenkapsel, so kann man auf diese Weise das Immunsystem dieser Mäuse wiederherstellen. Stammt der Thymus von einer Maus, die einen Marker, wie z.B. das T6T6-Chromosom hat, so ist es möglich, zu einem späteren Zeitpunkt diese Zellen in der Milz und den Lymphknoten des Empfängertieres zu identifizieren und ihre Zahl zu bestimmen. Auf diese Weie kann man nachweisen, daß es nach Antigenstimulation zu einer vorübergehenden, aber deutlichen Zunahme dieser Zellen kommt. Außerdem nehmen T-Zellen nach Antigenkontakt vermehrt exogen zugeführtes ^{3}H-Thymidin auf, und die Zahl von Helferzellen in einer Zellpopulation nimmt nach Antigenstimulation deutlich zu. Wir haben in Kapitel 8 gesehen, daß

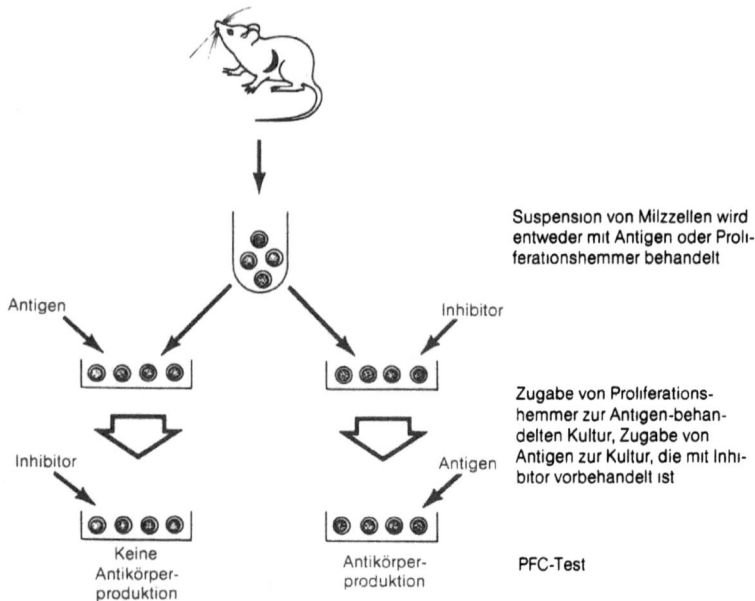

Abb. 18.2. Hemmung der Proliferation nach Antigenstimulierung hemmt die Antikörperbildung (Nach Syekloche et al. (1966). *J. Immunol.* 96, 472; und Dutton und Mishell (1967). *Cold Spring Harbor Symp. Quant. Biol.* 32, 407)

die Helferzelle bei zellvermittelten Immunreaktionen wahrscheinlich die Zelle ist, die in der MLR reagiert. Insgesamt deuten diese Ergebnisse darauf hin, daß Antigen eine Proliferation von Helferzellen induziert. Man weiß jedoch nicht, ob ein Zusammenhang zwischen Proliferation und der Art, wie sie ihre Helferfunktion ausüben, besteht. Es ist jedoch erwiesen, daß die Helferpopulation nach Antigenkontakt vermehrt ist.

Reifung der Antikörperantwort

Im Verlauf der Antikörperantwort ändern sich sowohl die *Klasse* als auch die *Affinität* der Antikörper. Diese Veränderung nennt man die *Reifung* der Antikörperantwort.

Wechsel der Immunglobulinklasse. Eine der bemerkenswertesten Veränderungen während einer Antikörperantwort ist der Wechsel der Antikörperklasse. Während der Primärantwort gegen die Mehrzahl von Antigenen überwiegen zunächst IgM-Antikörper; im weiteren Verlauf der Reaktion kommt es zu einem Wechsel zu der später vorherrschenden IgG-Produktion. Abbildung 18.3 zeigt einen typischen Kurvenverlauf der Gesamtmenge an Antikörper, der 19 S- und der 7 S-Antikörper während einer Primär- und Sekundärantwort.

Methoden zum Nachweis von IgM- und IgG-Antikörpern. In Kapitel 16 haben wir besprochen, daß IgM als Pentamer wirksamer lysiert und agglutiniert als IgG. Deshalb zeigen Assays, die Hämolyse oder Agglutination messen, bei gleicher Zahl von IgM- und IgG-Molekülen eine höhere Aktivität von IgM-Molekülen an. Die monomeren Untereinheiten des IgM-Pentamers, die durch Disulfidbrücken verbunden sind, lassen sich durch reduzierende Substanzen, wie z. B. Mercaptoäthanol (ME) erhalten. Die Monomere haben eine Aktivität, die ungefähr der von IgG-Molekülen entspricht. Vergleicht man also den Titer eines Serums, das IgM-Antikörper enthält, vor und nach Reduktion mit ME, so ist der Titer nach der ME-Behandlung wesentlich niedriger. Da IgG jedoch bereits als Monomer vorliegt, hat die ME-Behandlung keinen Einfluß auf den Titer eines Serums, das IgG enthält.

Wegen des Titerabfalls von IgM nach ME-Behandlung bezieht man sich häufig auf Mercaptoäthanol-empfindliche (sensitive = MES) oder -resistente (MER) Antikörpertiter. MES-Antikörper werden mit 19 S (IgM) und MER mit 7 S (IgG) gleichgesetzt. Um festzustellen, ob eine Plaque-bildende Zelle IgM oder IgG produziert, benutzt man den sogenannten *indirekten Plaque-Assay* (Abb. 18.4). Produziert die Antikörper-bildende Zelle IgG, das diffundiert und mit Erythrozyten im Medium reagiert, führt Zugabe von Komplement nicht zur Bildung eines Plaques, da IgG nur geringe lytische

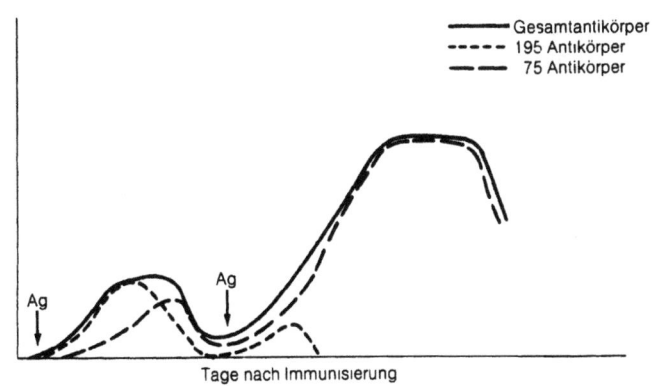

Abb. 18.3. Wechsel der Ig-Klasse des Antikörpers während der Primär- und Sekundärantwort

Aktivität besitzt. Gibt man jedoch einen Antikörper gegen das IgG-Molekül hinzu, so reagiert das anti-IgG mit dem IgG auf dem Erythrozyten und in der Gegenwart von Komplement kommt es zu einer Lyse.

Die zellulären Grundlagen des Wechsels von 19S zu 7S. Die zellulären Mechanismen des Wechsels von 19S zu 7S sind nicht bekannt. Er könnte darauf zurückzuführen sein, daß zwei B-Zell-Populationen, die jeweils nur eine Klasse von Antikörpern synthetisieren und sezernieren, zu verschiedener Zeit nach der Antigenstimulation in Erscheinung treten. Es ist aber auch möglich, daß eine einzige Zellinie zunächst 19S produziert und dann auf 7S-Antikörper umschaltet. Diese zweite Möglichkeit bedeutet im Hinblick auf die Struktur der Bindungsstelle auf dem Immunglobulinmolekül, daß

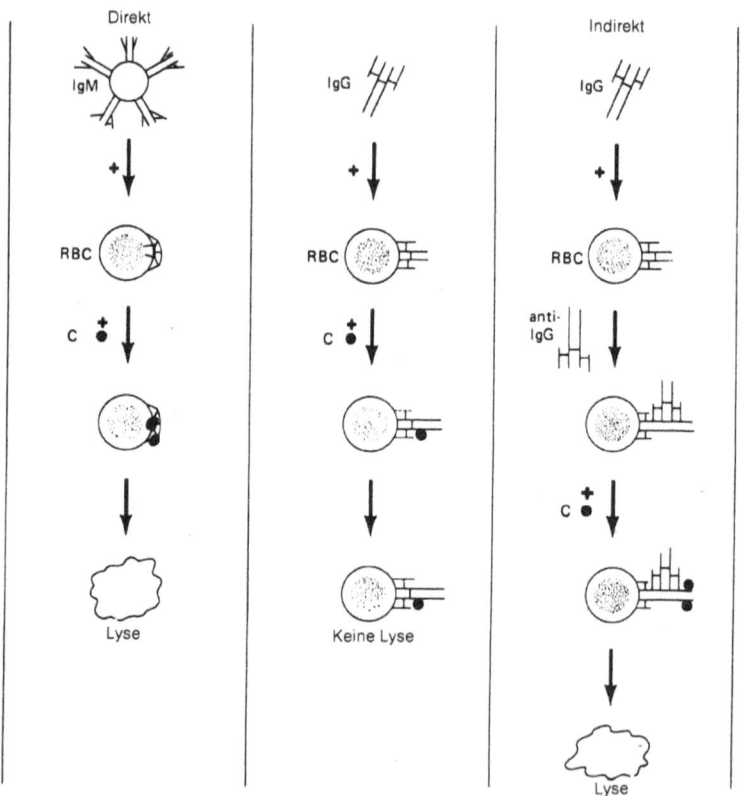

Abb. 18.4. Nachweis von IgM- und IgG-Antikörpern durch direkte und indirekte Hämolyse

ein Satz von V_H- und V_L-Genen sich zuerst mit Genen assoziiert, die die µ-Ketten kodieren, und danach mit den Genen, die die γ-Ketten kodieren. Um zu überprüfen, ob eine Zelle mehr als eine Klasse von Immunglobulin produzieren kann, entwickelten Nossal und seine Mitarbeiter eine Mikrotropfentechnik. Mit ihr ist es möglich, die Immunglobulinklasse des von einer Einzelzelle produzierten Antikörpers zu bestimmen. Nossal kultivierte Einzellymphozyten, die Antikörper gegen *Salmonella* produzierten, in individuellen Tropfen. Die Flüssigkeit von jedem Tropfen wurde auf 2 Tropfen aufgeteilt, und zu einem der beiden Tropfen wurde Mercaptoäthanol gegeben. Danach bestimmte Nossal die Fähigkeit der Antikörper in beiden Tropfen, bakterielle Antigene zu agglutinieren. In 17 von 123 Tropfen (fast 14%) waren Zellen nachweisbar, die sowohl MES- als auch MER-Antikörper produzierten. Die gleichen Experimente mit anti-µ- oder anti-γ-Antikörpern anstatt von ME ergaben, daß 14 von 900 (nur 1,5%) Tropfen beider Antikörperklassen enthielten. Da diese Methode sehr empfindlich ist, könnten die 2% Zellen, bei denen man die Produktion von beiden Ig-Klassen nachweisen kann, die Zellen sein, die gerade den Wechsel der Immunglobulinklassen durchführen. Dies spräche dafür, daß eine einzige Zelle beide Antikörperklassen produzieren kann.

Einen überzeugenden Beweis dafür, daß eine einzige Zelle die molekularen Mechanismen besitzt, sowohl IgG als auch IgM zu produzieren, stammt von einem menschlichen Myelom, das sowohl µ- als auch γ-Ketten produziert. Mit idiotypischen Markern konnte man zeigen, daß dieselbe Zelle beide Klassen von Immunglobulin produziert. Die Bestimmung der Aminosäuresequenzen der V-Regionen ergab, daß die V-Regionen des IgG und des IgM identisch waren. Es müssen also identische V-Regionen mit verschiedenen C-Regionen kombiniert worden sein, was einen molekularen Mechanismus für die entsprechende Kombination der Gene voraussetzt.

Änderung der Antikörperaffinität nach Immunisierung

Neben dem Wechsel der Antikörperklasse kommt es auch zu einer *Zunahme der Affinität* im Verlauf der Reifung der Immunantwort. Das Antigen reagiert spezifisch mit Antikörper und bildet Antigen-Antikörper-Komplexe. Ebenso wie andere chemische Reaktionen kann man auch die Antigen-Antikörper-Reaktion mit thermodynamischen Gleichungen beschreiben. Die *Affinität* ist ein Maß für die Stärke der Bindung zwischen zwei Reaktionsteilnehmern. Zur Trennung eines Komplexes aus einem Antikörper mit hoher Affinität und Antigen braucht man mehr Energie als zur Trennung eines Komplexes aus Antigen und Antikörper mit niedriger Affinität. Die Stärke der Bindung wird gewöhnlich als Gleichgewichtskonstante (K) in

Einheiten von mol/l angegeben. Ein hoher K-Wert bedeutet eine hohe Affinität. Da K umgekehrt proportional zur freiwerdenden Energie (ΔF^0) ist, hat eine Bindung mit einem hohen K ein niedriges ΔF^0. *Avidität* ist ein weniger genau definierter, nicht thermodynamischer Begriff, der ebenfalls die Bindungsstärke zwischen Antigen und Antikörper beschreibt. Avidität wird gewöhnlich biologisch und nicht chemisch gemessen.

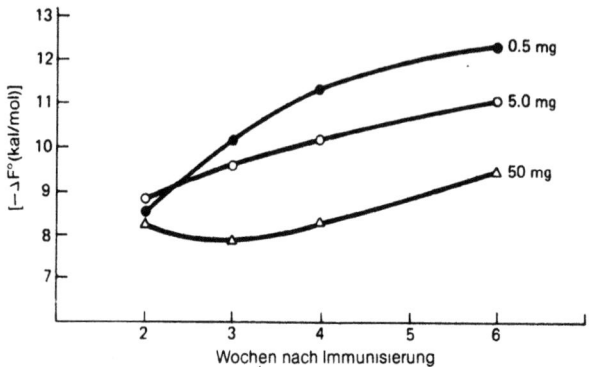

Abb. 18.5. Veränderung der Affinität des Antikörpers nach Immunisierung mit unterschiedlichen Mengen von Antigen. (Modifiziert nach Siskind et al. (1968). *J. Exp. Med.* 127, 55)

Untersucht man die Antikörper im Serum eines Tieres zu bestimmten Zeiten nach wiederholtem Antigenkontakt, so findet man eine *heterogene Bindungsaffinität*. Durch Zugabe von kleinen Mengen Antigen kann man das Antiserum fraktionieren, das Präzipitat sammeln und die Bindungskonstante der präzipitierten Fraktion bestimmen. Man kann diesen Vorgang wiederholen und feststellen, daß bis zu 1000fache Unterschiede in der Affinität zwischen den einzelnen Präzipitatfraktionen bestehen. Die Bindungskonstante des unfraktionierten Serums stellt einen Durchschnittswert aller Affinitäten dar. Die durchschnittliche Affinität des Serums nimmt im Verlauf der Immunisierung zu. Durch Gleichgewichtsdialyse kann man zeigen, daß die durchschnittliche intrinsische Assoziationskonstante (K_0) des Antikörpers mit der Zeit nach der Immunisierung zunimmt, wenn man niedrige oder mäßige Mengen Antigen zur Immunisierung benutzt. Typische Ergebnisse eines solchen Experimentes sind in Abbildung 18.5 dargestellt. Mit großen Antigenmengen kann man keine Änderung der Affinität beobachten. Wir werden darauf später noch einmal zurückkommen, wenn wir eine Theorie besprechen, die die Reifung der Immunantwort erklärt.

Ähnliche Ergebnisse erhält man, wenn man die Reifung der Immunantwort mit Proteinantigenen untersucht. So nimmt z.B. die Avidität von anti-RSA mit RSA während der Immunisierung kontinuierlich zu. Man mißt dabei die Avidität des RSA-anti-RSA-Komplexes durch den Grad der Dissoziation des Komplexes in Anwesenheit von überschüssiger RSA zu unterschiedlichen Zeiten nach der Immunisierung.

Untersuchungen mit Toxin-Antitoxin-Systemen und mit unlöslichen Antigenen, wie z. B. Bakteriophagen oder heterologen Erythrozyten ergaben am Ende der Immunantwort ebenfalls eine größere Avidität als zu Beginn. Es gibt jedoch auch einige Ausnahmen. Der Antikörper gegen das Pneumokokken-Polysaccharid-Antigen ändert seine Avidität beim Kaninchen im Verlauf der Immunantwort nicht. Die Struktur des Antigens oder die Art, wie es vom Tier verstoffwechselt wird, kann eine Bedeutung bei der Reifung der Immunantwort haben. Als Faustregel gilt, daß Thymusunabhängige Antigene im Gegensatz zu Thymus-abhängigen Antigenen nur geringe Änderungen der Affinität und Avidität zeigen. Diese Antigene führen auch weniger zur Bildung von IgG, der Klasse, bei der die größte Zunahme der Affinität zu beobachten ist.

Unterschiede in der Affinität findet man vor allem in der IgG-Immunglobulin-Klasse. Die meisten Untersuchungen der Affinität von IgM ergaben, daß die Affinität von IgM im Verlauf der Immunisierung konstant bleibt. Allerdings spielen bei diesen Experimenten die Verwendung unterschiedlicher Antigene und methodische Probleme bei der Bestimmung der Affinität oder Avidität eine Rolle. IgA zeigt offenbar keine Änderung der Affinität. Beim Meerschweinchen findet der Wechsel in der Affinität sowohl in der γ_1- als auch in der γ_2-Subklasse von IgG statt.

Der klonale Ursprung der Affinitätszunahme. Grundsätzlich kann man die Zunahme der Affinität bei der Antikörper-vermittelten Reaktion auf Änderungen im Molekül, das von einer Zelle produziert wird, oder aber auf Änderungen in der Zellpopulation zurückführen. Da eine Zelle wahrscheinlich von der IgM- auf die IgG-Synthese umschalten kann, ist es auch denkbar, daß eine Zelle auch die Affinität des von ihr produzierten Antikörpers ändern kann. Man könnte sich aber auch vorstellen, daß eine Zelle einen Antikörper mit nur einer Affinität produziert, und daß erst die Zellen, die den Antikörper mit der höchsten Affinität produzieren, im Verlauf der Immunantwort an Zahl zunehmen. Dies würde bedeuten, daß die Affinität eines Antikörpers, der von einer Zelle produziert wird, klonal ist.

Um diese Möglichkeiten zu testen, entwickelte Klinman einen modifizierten *in vitro* Focus-Forming-Assay (Kapitel 13). Das Experiment ist in Abbildung 18.6 dargestellt. Bestrahlte Mäuse erhalten eine geringe Zahl von Milzzellen von immunisierten Mäusen. Ein Tag später wird ihre Milz entfernt, in kleine Teile geschnitten, und jedes Stück wird in Gegenwart von Antigen kultiviert. Das Kulturmedium wird regelmäßig gewechselt und man

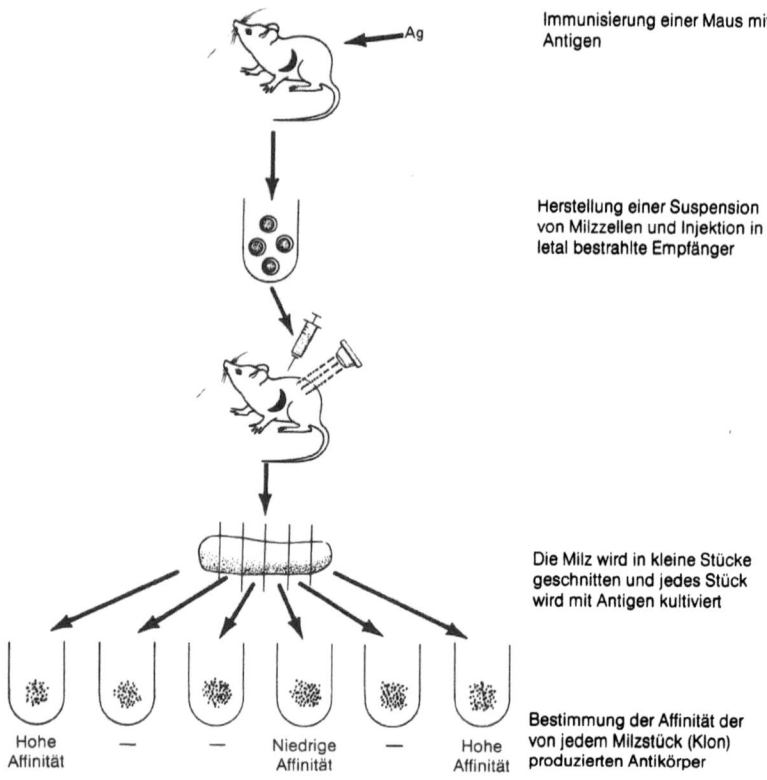

Abb. 18.6. Klonaler Ursprung der Affinität von Antikörper-bildenden Zellen. (Aus Klinman (1969). *Immunochemistry* 6, 757)

bestimmt jeweils die Affinität der Antikörper in den einzelnen und die durchschnittliche Affinität in allen Antikörper-produzierenden Fragmenten. Einige Fragmente produzieren Antikörper von niedriger Affinität, andere von hoher Affinität. Man kann davon ausgehen, daß die Zellen, die sich in einem Milzfragment finden, von einer einzigen Zelle abstammen. Der Antikörper, der im Kulturüberstand eines Milzstücks nach Antigenzugabe nachgewiesen werden kann, wird also von Zellen produziert, die von einer einzigen Zelle abstammen. Der entstandene Antikörper ist also klonal, und es kommt zu einer Änderung der Gesamtaffinität, weil die Klone, die Antikörper mit höherer Affinität produzieren, stärker expandieren. Die Klone mit hoher Affinität haben also einen proliferativen Vorteil.

Antigen-Selektions-Hypothese. Siskind und Benacerraf entwickelten eine Theorie, die die Veränderung der Affinität der Antikörper erklärt. Die *Antigen-Selektions-Hypothese* geht davon aus, daß die Bindungseigenschaften des Antikörpermoleküls, das eine Zelle synthetisiert, eine Abbildung der Bindungseigenschaften der Membran-assoziierten Rezeptormoleküle dieser Zelle darstellen. Eine Zelle, die Antikörper mit hoher Affinität synthetisiert, hat demnach Rezeptoren mit hoher Affinität, eine Zelle mit Rezeptoren niedriger Affinität produziert demnach Antikörper mit niedriger Affinität. Kommt es zu einem Wettbewerb der B-Zellen um das verfügbare Antigen, so haben die B-Zellen mit einem Antigenrezeptor von höherer Affinität einen Vorteil. Dadurch kommt es zu einer Selektion, da die Zelle mit der höchsten Affinität die größte Wahrscheinlichkeit besitzt, mit dem Antigen zu reagieren und zur Proliferation angeregt zu werden. Aufgrund dieser Proliferation kommt es zu einer starken Vermehrung dieser Zellen, die dann einen größeren Anteil an der Gesamtpopulation der Antikörper-bildenden Zellen ausmachen. Ein bestimmtes Antigen reagiert spezifisch mit den Zellen, die spezifische Rezeptoren haben. Unter den Zellen mit Rezeptoren der richtigen Spezifität haben die mit höherer Affinität eine größere Chance, mit dem Antigen zu reagieren. Im Gegensatz zu den Zellen mit Rezeptoren niedriger Affinität wird bei diesen Zellen mit hoher Affinität vorzugsweise eine Proliferation induziert. Die Zellen mit hoher Affinität stellen nach kurzer Zeit die Mehrheit in der Zellpopulation, und der Antikörper, den sie produzieren, macht bald einen großen Teil der Serumantikörpermoleküle aus. Dadurch kommt es auch zu einer Änderung der Gesamtaffinität der Serumantikörper. Benutzt man zur Immunisierung jedoch große Mengen von Antigen, läßt sich diese Änderung in der Affinität nicht beobachten. In diesem Falle befindet sich so viel Antigen im System, daß es zu keinem Wettbewerb um die Bindungsstellen zwischen den Zellen mit hoher und niedriger Affinität kommt, so daß Zellen mit unterschiedlicher Affinität im selben Maße stimuliert werden.

Zusammenfassung

1. Antigen induziert die Proliferation von Helfer- und Effektorzellen bei der Antikörperproduktion und wahrscheinlich auch bei zellvermittelten Antworten.
2. Die Proliferation wird spezifisch in den Zellen induziert, die Antigenrezeptoren für das spezifische Antigen exprimieren.
3. Im Verlauf der Antikörperantwort kommt es zu einem Wechsel sowohl in der Ig-Klasse als auch in der Affinität des Antikörpers. Dies wird als Reifung der Antikörperantwort bezeichnet.

4. Zu Beginn der Primärantwort wird IgM produziert. Erst im weiteren Verlauf der Primärantwort und während der gesamten Sekundärantwort entsteht IgG. IgM ist Mercaptoäthanol-empfindlich, IgG ist Mercaptoäthanol-resistent.
5. Es ist heute klar, daß eine einzelne Effektorzelle von der IgM- zur IgG-Produktion umschalten kann.
6. Die Affinität der Antikörper ändert sich während der Sekundärantwort und nimmt im Verlauf der Immunantwort zu.
7. Die Zunahme der Affinität beruht wahrscheinlich auf der Selektion von Effektorzellen mit Rezeptoren hoher Affinität. Dafür spricht auch die Tatsache, daß die Affinität klonal exprimiert wird. Klone von Effektorzellen, die Antikörper mit höherer Affinität produzieren, haben einen proliferativen Vorteil gegenüber den Zellen, die Antikörper mit niedriger Affinität produzieren.

Literatur

Übersichtsarbeiten

Makinodan, T., and Albright, J. F. (1967). Proliferative and differentiative manifestations of cellular immune potential. *Prog. Allergy*, 10, 1

Uhr, J. W., and Finkelstein, M. S. (1967). The kinetics of antibody formation. *Prog. Allergy*, 10, 37. (Diese beiden Übersichtsarbeiten beschäftigen sich mit Proliferation und Reifung der Immunantwort in vivo)

Dutton, R. W., and Mishell, R. I. (1967). Cellular events in the immune response. The in vitro response of normal spleen cells to erythrocyte antigens. *Cold Spring Harbor Symp. Quant. Biol.* 32, 407. (Eine der ersten Untersuchungen der Proliferation in vitro)

Siskind, G. W., and Benacerraf, B. (1969). Cell selection by antigen in the immune response. *Adv. Immunol.* 10, 1. (Eine Übersicht über den Wechsel der Affinität und die Entwicklung der Selektionshypothese)

19. Regulation durch Suppressor-T-Zellen

Übersicht

Bei der Immunantwort spielen drei Subpopulationen von T-Zellen eine wichtige Rolle: Helferzellen, Effektorzellen und Suppressorzellen. Es gibt Antigen-spezifische und Idiotyp-spezifische Suppressorzellen. In diesem Kapitel werden wir beschreiben, wie man Suppressor-T-Zellen induzieren kann. Außerdem werden wir Hinweise für die Existenz eines Rückkopplungsmechanismus diskutieren, an dem die Suppressorzellen beteiligt sind.

Suppressor-T-Zellen

In einer inzwischen klassisch gewordenen Arbeit konnte Richard Gershon als erster eine von T-Zellen vermittelte Suppression nachweisen. Erwachsene Mäuse wurden thymektomiert, letal bestrahlt und mit syngenem Knochenmark rekonstituiert. Danach erhielt ein Teil der Mäuse Injektionen mit Thymuszellen, ein anderer nicht. Gershon versuchte dann, durch wiederholte Gaben hoher Konzentrationen von SRBC Toleranz gegen SRBC zu erzeugen. Nach mehrwöchiger Behandlung erhielten dann beide Gruppen eine Injektion von Thymuszellen als Quelle von Helferzellen zusammen mit einer erneuten Injektion von SRBC. Als bei beiden Gruppen die Antwort gegen SRBC gemessen wurde, stellte sich heraus, daß die Mäuse, die zum Zeitpunkt der Knochenmarkrekonstitution Thymuszellen erhalten hatten, keine Antikörper gegen SRBC bildeten. Gershon interpretierte dieses unerwartete Ergebnis auf geniale Weise: er schloß aus diesen Experimenten, daß die Gegenwart von Thymuszellen während der Immunisierung mit SRBC die Bildung einer Antikörperantwort unterdrückte. Seine Interpretation traf aber zunächst fast überall auf Ablehnung. Inzwischen wird die Vorstellung der Existenz von Suppressorzellen aber allgemein akzeptiert, und es gibt viele immunologische Phänomene, die sich nur mit der Wirkung von Suppressorzellen erklären lassen. Hinweise für eine mögliche regulatorische Funktion von T-Zellen stammen unter anderem von Experimenten, in denen Mäuse mit Pneumokokken-Polysaccharid, einem Thymus-abhängigen Antigen, immunisiert werden. Werden Mäuse mit *anti-Lymphozytenserum (ALS)* behandelt, führt dies vorwiegend zu einer Inaktivierung von T-Zellen. Bei so vorbehandelten Mäusen läßt sich eine stärkere Antwort gegen Pneumokokken-Polysaccharid beobachten als bei unbehandelten Mäusen. Diese Beobachtung läßt sich am einfachsten dadurch erklären, daß das ALS Suppressor-T-Zellen inaktiviert hat, wodurch eine stärkere Immunantwort gegen das Antigen möglich wird. Die regulatorische Funktion der T-Zelle besteht in diesem Fall darin, die Bildung des Antikörpers gegen Pneumokokken-Polysaccharid zu begrenzen. Ähnliche Ergebnisse erhält man mit Lipopolysaccharid, einem anderen Thymus-unabhängigen Antigen.

Induktion von unspezifischen Suppressor-T-Zellen durch ConA. Bei Untersuchungen über die Wirkung des T-Zell-Mitogens Con-A auf die Antikörper-Antwort *in vitro* fanden Rich und Pierce, daß es zu einer Unterdrückung der Antikörperantwort kam, wenn sie den Kulturen submitogene Dosen von ConA hinzufügten. Um nachzuweisen, daß hierbei Suppressorzellen wirksam werden, führten sie ein Experiment durch, das heute üblicherweise zum Nachweis für die Suppression einer Antikörperantwort Anwendung findet (Abb. 19.1). ConA wird zu Kulturen von Milzzellen gegeben. Nach 48 Stunden werden diese Kulturen gewaschen und die Zellen zu einer frischen Kultur normaler Milzzellen gegeben. Danach wird Antigen (SRBC) hinzugefügt, und die Zahl von Plaque-bildenden Zellen (Plaque-forming cells = PFC) wird zu bestimmten Zeiten gemessen. Sind Suppressorzellen in den ConA-behandelten Kulturen vorhanden, so werden die normalen Milzzellen keine Antikörper produzieren, das heißt, sie sind supprimiert. Aus Abbildung 19.1 geht hervor, daß in den Kulturen von normalen Zellen, denen ConA-behandelte Zellen hinzugegeben worden sind, nur wenig PFC nachweisbar sind. Die ConA-behandelten Zellen halten also die normalen Zellen davon ab, Antikörper zu produzieren. Fügt man den ConA-behandelten Kulturen vor oder nach Zugabe von ConA Antiserum gegen Thy1 hinzu, so verschwindet die Suppressor-Aktivität. Dies ist der Beweis dafür, daß die für die Suppression verantwortliche Zelle eine T-Zelle ist.

Aus dem zellfreien Überstand der ConA-behandelten Zellen kann man einen Faktor isolieren, der auch in Abwesenheit der ConA-behandelten Zellen eine Suppression ausübt. Dieser lösliche Faktor ist ein Eiweiß, das nicht mit Antigen reagiert und weder ein Immunglobulin noch ein H-2 Molekül darstellt.

Die ConA-induzierte Suppressor-T-Zelle ist unspezifisch. Das heißt, daß es entweder *unspezifische* Suppressorzellen gibt, die durch ConA aktiviert werden, oder daß die ConA-Stimulation zur Expansion Antigen-spezifischer Klone von natürlich vorkommenden Suppressor-Zellen führt.

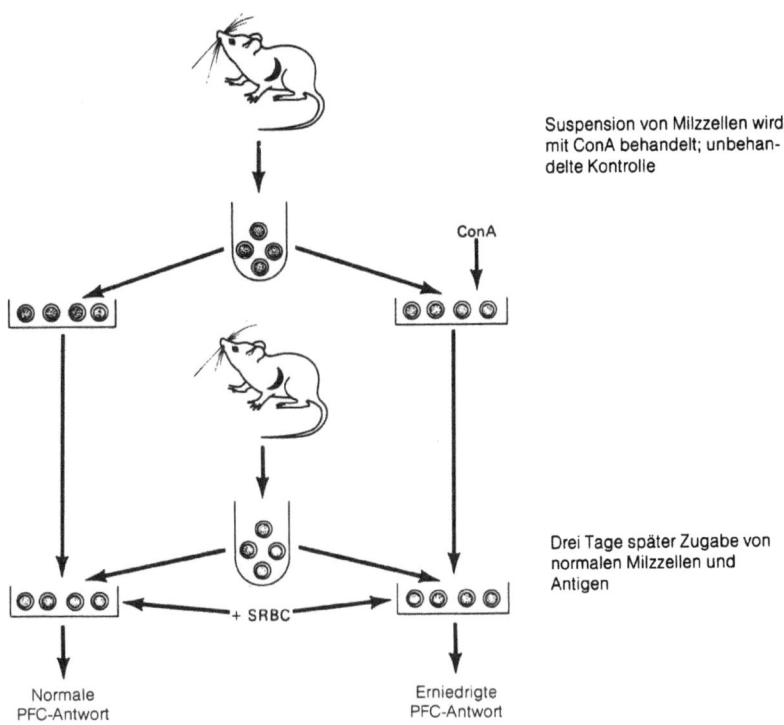

Abb. 19.1. Induktion von Suppressor-T-Zellen mit ConA. (Nach Rich und Pierce (1970). *J. Exp. Med.* 137, 205)

Antigen-spezifische Suppressor-T-Zellen. Antigen-spezifische Suppressorzellen konnten Tada und seine Mitarbeiter mit den in Abbildung 19.2 skizzierten Experimenten nachweisen. Mäuse werden mit einer großen Dosis von Carrier sensibilisiert, und die Thymozyten oder Milzzellen dieser Mäuse werden dann auf syngene, nicht bestrahlte Empfängermäuse übertragen. Diese Empfängermäuse erhalten dann eine erneute Injektion von Hapten und Carrier. Unter diesen Umständen kommt es zu einer Suppression der Immunantwort der Empfängermäuse gegen das Hapten.

Werden die sensibilisierten Zellen mit Antiserum gegen Thy1 und Komplement behandelt, bevor sie auf die nicht-bestrahlten Empfängermäuse übertragen werden, so läßt sich keine Suppression nachweisen. Dies spricht dafür, daß in der sensibilisierten Population eine T-Zelle als Suppressorzelle fungiert. Werden nun die Spender mit Carrier A vorbehandelt, und die Empfängermäuse mit Hapten auf dem Carrier B stimuliert, so kommt es zu

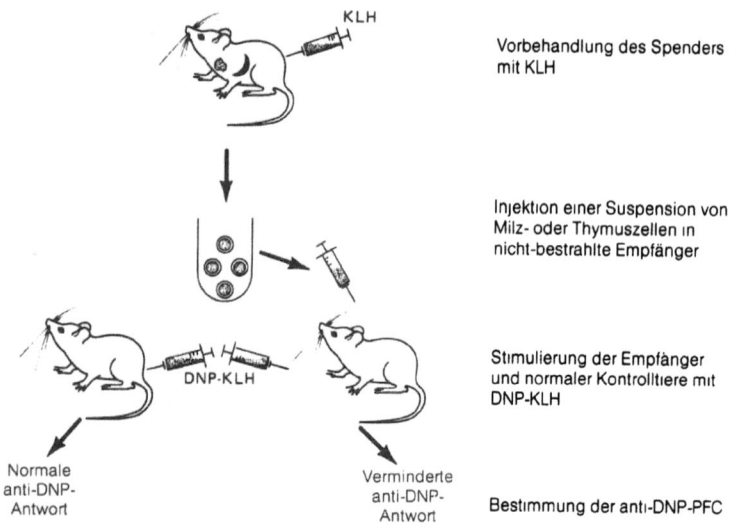

Abb. 19.2. Entstehung von Antigen-spezifischen Suppressor-T-Zellen. (Nach Tada et al. (1974). *J. Exp. Med.* 140, 239)

keiner Suppression. Diese Suppression ist also *Antigen-spezifisch*. In den Kapiteln über Helfer-Effektor-Zell-Interaktionen hatten wir gesehen, daß eine mögliche Art der Zusammenarbeit zwischen B-Zellen und T-Zellen bei der Erzeugung einer Antikörperantwort darin besteht, daß die T-Zelle durch die spezifische Interaktion mit Antigen lösliche Produkte bildet. Sind diese Faktoren erst einmal freigesetzt, so wirken manche dieser Faktoren spezifisch auf andere Zellen, manche wirken jedoch nur auf spezifische Zellen. Um zu untersuchen, ob Suppressorfaktoren Antigen-spezifisch oder Antigen-unspezifisch wirken, kann man Mäuse mit Carrier A sensibilisieren und die Thymozyten dann auf nicht-bestrahlte Empfängermäuse übertragen. Die Empfängermäuse werden dann mit Hapten, das an Carrier B gebunden ist, und freiem Carrier A stimuliert. Geht man davon aus, daß Antigen mit Suppressorzellen reagiert und dadurch ein unspezifischer Faktor gebildet wird, so müßte die Reaktion von Antigen A und den gegen A sensibilisierten Zellen ausreichen, um den Faktor freizusetzen. Wirkt dieser Faktor nach seiner Freisetzung unspezifisch, so müßte die Antwort von den Mäusen gegen das mit dem Carrier B verbundene Hapten supprimiert werden. Die Ergebnisse des Experimentes zeigen jedoch, daß die Antwort gegen ein mit Carrier B verbundenes Hapten *nicht* supprimiert ist.

Dies spricht dafür, daß die spezifische Interaktion von Antigen und Zelle nicht zur Freisetzung eines löslichen Faktors führt, der unspezifisch wirkt.

Obwohl man durch die spezifische Interaktion mit Antigen *in vivo* keinen löslichen Faktor erhält, der unspezifisch wirkt, läßt sich ein solcher Faktor *in vitro* aus Suppressorzellen gewinnen, wenn man die sensibilisierte Population von T-Zellen durch Ultraschallbehandlung aufbricht. Injiziert man das erhaltene Produkt in die Empfängermäuse, so kann man eine Antigenspezifische Suppression beobachten. Das verantwortliche Molekül ist ein Eiweiß mit einem Molekulargewicht von 35 000 bis 60 000. Das auf diese Weise gewonnene Suppressormolekül läßt sich an eine anti-H-2-Säule adsorbieren, nicht jedoch an eine anti-Immunglobulin-Säule. Eine Beschikkung der Säule mit Antiserum gegen die *I*-Region führt zu einer stärkeren Abnahme des Faktors als eine Beschickung der Säule mit anti-K oder anti-D-Antiseren. Der Suppressorfaktor reagiert mit Antigen und kann auf die Oberfläche von Zellen adsorbiert werden, die supprimiert sind. Nur Thy1^+ Zellen binden den Faktor, was darauf hinweist, daß er möglicherweise auf Helfer-T-Zellen wirkt. Besonders interessant ist die Beobachtung, daß Zellen von B10-Mäusen durch den Faktor nicht supprimiert werden können, weil diesen Zellen ein Akzeptor auf der Zelloberfläche fehlt. Dennoch können die B10-Mäuse diesen Faktor produzieren. Dagegen haben Mäuse vom Stamm A den Rezeptor für den Suppressorfaktor, können den Faktor aber nicht produzieren. F_1 von (B10.A × A), die Tochtergeneration aus einem Non-Akzeptor und einem Non-Producer, kann den Faktor sowohl produzieren als auch von ihm supprimiert werden. Dabei darf man jedoch nicht vergessen, daß die Suppression *in vivo* nicht durch lösliche Produkte ausgeübt wird, und daß der Suppressorfaktor durch Ultraschallbehandlung der Zellen freigesetzt wird. Dies spricht dafür, daß das Suppressormolekül physiologische Bedeutung hat, daß es aber über eine Membraninteraktion zwischen Akzeptor und Suppressor-Molekülen wirkt. *In vivo* kommt es demnach nur dann zu einer Suppression, wenn Kontakt zwischen Zellen stattfindet. Zellkontakt ist auch bei den beiden nächsten Suppressorsystemen nötig, die wir jetzt näher beschreiben wollen.

Suppression durch spontane T-Zell-Leukämien. Es ist seit langer Zeit bekannt, daß Mäuse, die an bösartigen Tumoren erkrankt sind, oft gestörte Immunantworten zeigen. Dies trifft auch für AKR-Mäuse zu, einem Stamm mit hoher Leukämierate. AKR-Mäuse entwickeln spontan eine Thymusleukämie im Alter von ungefähr 6 Monaten. Erkrankte AKR-Mäuse sind nicht mehr fähig, Immunantworten zu erzeugen. Mischt man diese malignen leukämischen Zellen mit normalen AKR-Zellen, so wirken sie als Suppressor-Zellen. Roman und Golub konnten nachweisen, daß die Suppression durch die AKR-Leukämie-Zellen nicht durch lösliche Faktoren vermittelt wird, sondern wahrscheinlich über *Zellkontakt*. Sie konnten zeigen, daß die Kulturüberstände von leukämischen Zellen keine Suppressoraktivität auf Kulturen von normalen Zellen ausübten. Auch wenn die normalen und leukämischen Zellen in Kammern kultiviert werden, die durch eine Membran getrennt sind, die Kulturflüssigkeit zwischen den zwei Zelltypen also ständig ausgetauscht wird, kommt es zu keiner Suppression der normalen Zellen. Eine weitere wichtige Beobachtung war außerdem, daß fast alle Spontantumoren nur die Zellen von AKR-Mäusen, aber nicht von allogenen Stämmen supprimieren (Abb. 19.3). Man nimmt an, daß ein Faktor, der bei allogener Interaktion erzeugt wird, die Suppression durchbricht. Die Leukämiezellen, die nur AKR supprimieren, und bei denen die Suppression durch allogene Zellen und Überstände durchbrochen wird, werden *Suppressorzellen mit Restriktion* genannt; unter *Suppressorzellen ohne Restriktion* versteht man solche, die alle Stämme unterdrücken. Suppressorzellen ohne Restriktion bleiben von allogenen Zellen und Überständen unbeeinflußt. Die Ursachen hierfür sind unbekannt, aber die Tatsache, daß Zellkontakt nötig ist, weist darauf hin, daß Membran-assoziierte Moleküle hierbei eine Rolle spielen.

Suppressor-T-Zellen in neugeborenen Mäusen. Neugeborene Lebewesen haben im allgemeinen ungenügende Immunfunktionen. Man nimmt heute an, daß das zumindest teilweise auf Suppressor-T-Zellen im Thymus und der Milz zurückzuführen ist. Johnson und Mosier konnten als erste nachweisen, daß Zellen von Mäusen im Alter von einer Woche zu normalen Immunantworten gegen Thymus-unabhängige Antigene fähig sind, nicht aber gegen Thymus-abhängige Antigene. Fügt man neugeborenen Mäusen Zellen von erwachsenen Mäusen zu, so wird die Antwort der Zellen der erwachsenen Mäuse gegen ein Thymus-abhängiges Antigen unterdrückt. Diese Suppression wird von einer T-Zelle ausgeübt, die je nach Mäusestamm von Geburt bis zum Alter von mehreren Wochen nachweisbar ist.

Allotyp-Suppression. Auch im System der Allotyp-Suppression werden Suppressor-T-Zellen wirksam. Kommt ein neugeborenes Tier in Kontakt mit Antikörper gegen sein eigenes Immunglobulin, so wird die Produktion der eigenen Immunglobuline unterdrückt[1]. Ein Lebewesen, das heterozygot für die Allotypen *a* und *b* ist, hat die Gene für die Immunglobulin-Allotypen a und b. Es produziert demnach einige Ig-Moleküle vom Allotyp a und einige vom Allotyp b (siehe Überblick über Allotypen im Kapitel 14). Erhält jedoch ein neugeborenes Tier eine Injektion mit Antikörper gegen Allotyp

---

[1] Ig-Moleküle nur eines elterlichen Allotyps werden durch individuelle Zellen in einem F_1-Tier sezerniert. Dieses Phänomen nennt man *allele Exklusion.* Bei der allelen Exklusion produzieren Lymphozyten eines heterozygoten F_1-Tieres Ig-Moleküle eines elterlichen Typs, und bestimmte andere Lymphozyten produzieren die Moleküle des anderen elterlichen Typs, obwohl in allen Zellen die Gene für die Ig-Moleküle beider elterlichen Typen vorhanden sind

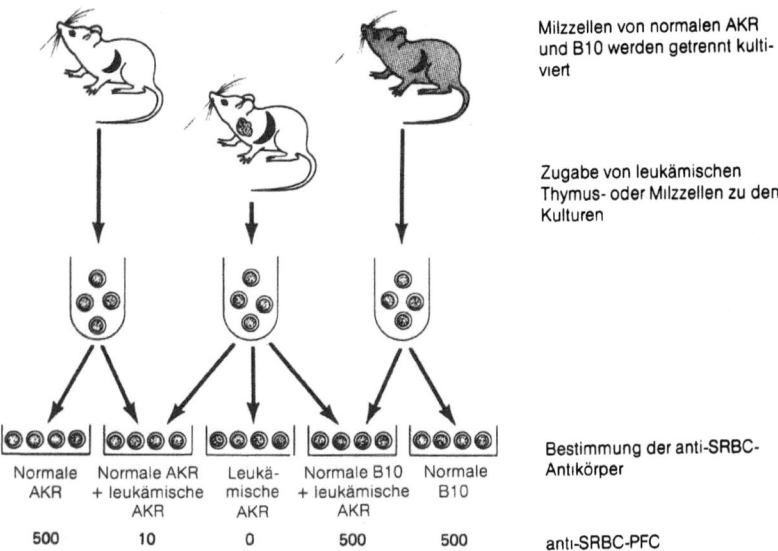

Abb. 19.3. Leukämische AKR-Suppressorzellen supprimieren Antikörperantworten von normalen AKR-Zellen, aber nicht von allogenen Zellen. (Nach Roman und Golub (1976). *J. Exp. Med.* 143, 482)

a, wird es später nur Allotyp b synthetisieren, das heißt Zellen, die Allotyp a produzieren, stellen ihre Produktion ein. Mage und Dray injizierten neugeborenen Kaninchen, die heterozygot für die Allotypen $b_4 b_5$ waren, anti-b_4-Antiserum. Noch ein Jahr nach dieser Behandlung bildeten diese Tiere keine b_4-Ig-Moleküle. Dagegen hatten alle unbehandelten Tiere aus demselben Wurf normale Spiegel von b_4 und b_5-Immunglobulin. Bei der Maus gibt es ein ähnliches Phänomen, aber mit einer Ausnahme hält die Suppression bei allen Mäusestämmen nur kurzzeitig an. Die Herzenbergs beobachteten, daß heterozygote Nachkommen, deren Mütter gegen den väterlichen Allotyp immunisiert waren, erst nach 15 Wochen normale Konzentrationen von Immunglobulin des supprimierten Allotyps erreichten, während bei Normaltieren bereits nach 8 Wochen die Immunglobulinwerte im Serum ihr Maximum erreichen. Die Kreuzung, die chronische *Allotyp-Suppression* zeigt, ist (SJL × BALB/c) F_1. BALB/c haben Ig-Moleküle vom Allotyp a und SJL vom Allotyp b. Werden BALB/c-Weibchen gegen Ig^b immunisiert und mit SJL-Männchen gekreuzt, so haben 50% der Nachkommen stark erniedrigte Werte von Ig^b. Diese Suppression dauert bis zum 6. Lebensmonat. Es muß erwähnt werden, daß viele andere Stämme diese chronische Suppression nicht zeigen, wenn sie mit immunisierten BALB/c-Weibchen gekreuzt werden, und daß man diese chronische Suppression auch nur bei der Hälfte der (SJL × BALB/c)-Mäuse beobachten kann. Man weiß von den SJL-Mäusen, daß sie Anomalien im Immunsystem haben, und die chronische Allotyp-Suppression bei dieser Kreuzung evtl. ein Ergebnis dieser Anomalien ist. Unabhängig von der Bedeutung dieses Phänomens bleibt festzuhalten, daß die Allotyp-Suppression durch Suppressor-T-Zellen vermittelt wird, wie das folgende Experiment zeigt: bestrahlte BALB/c-Mäuse, die mit Zellen von normalen (BALB × SJL) F_1-Zellen rekonstituiert werden, produzieren sowohl Ig^a als auch Ig^b. Rekonstitution mit Milzzellen von suprimierten (BALB × SJL) F_1 führt dagegen zu ausschließlicher Ig^a-Produktion. Mischungen von Milzzellen von chronisch suprimierten (SJL × BALB) F_1 und normalen (SJL × BALB) F_1 führen zu ausschließlicher Ig^a-Produktion, wenn sie bestrahlten BALB-Empfängern injiziert werden.

Dies ist der Beweis dafür, daß die Ig^b-Produktion des Empfängers suprimiert ist. Offenbar werden die normalen (SJL × BALB) F_1-Zellen von den Ig^b-suprimierten Milzzellen an der Produktion von Ig^b gehindert.

Behandelt man die suprimierten Milzzellen vor der Übertragung mit Antiserum gegen Thy1, so verlieren sie ihre Suppressoraktivität. Das ist ein Hinweis dafür, daß die suprimierenden Zellen bei der Allotyp-Suppression T-Zellen sind.

Idiotyp-spezifische Supressorzellen. Anti-idiotypische Antikörper können eine Immunantwort sowohl verstärken als auch suprimieren (Kapitel 20). Fraktioniert man auto-anti-idiotypische Antikörper vom Meerschweinchen (anti-anti-Streptokokken-Kohlenhydrat) in IgG_1 und IgG_2, so kann man zeigen, daß die Antikörper der IgG_1-Klasse die Immunantwort verstärken, und diejenigen der IgG_2-Klasse zu einer Suppression führen. Die Suppression erfolgt durch Aktivierung von Idiotyp-spezifischen Suppressorzellen. Ein Beispiel ist in Abbildung 19.4 dargestellt. Mäuse werden zunächst mit anti-Idiotyp-Antikörper oder zur Kontrolle mit physiologischer Kochsalzlösung vorbehandelt. Danach werden die Mäuse 10, 70 oder 310 Tage später mit dem Antigen stimuliert, und man bestimmt die Gesamtmenge der produzierten Antikörper und des spezifischen Antikörpers mit dem Idiotyp gegen Streptokokken-Kohlenhydrat. Wie aus Abbildung 19.4 hervorgeht, führt die Vorbehandlung mit anti-Idiotyp-Antikörpern zu einer deutlichen Verminderung der Produktion des Antikörpers mit dem Idiotyp, während die Gesamtmenge an produzierten Antikörpern bei den so vorbehandelten Mäusen nur unwesentlich abnimmt. Dies ist darauf zurückzuführen, daß der anti-Idiotyp-Antikörper nur mit den Zellen reagiert und folglich auch nur die Zellen suprimiert, die Rezeptoren für diesen bestimmten Idiotyp haben. Der anti-Idiotyp-Antikörper reagiert jedoch nicht mit all den anderen Zellen, die Rezeptoren für anti-Streptokokken-Kohlenhydrat haben,

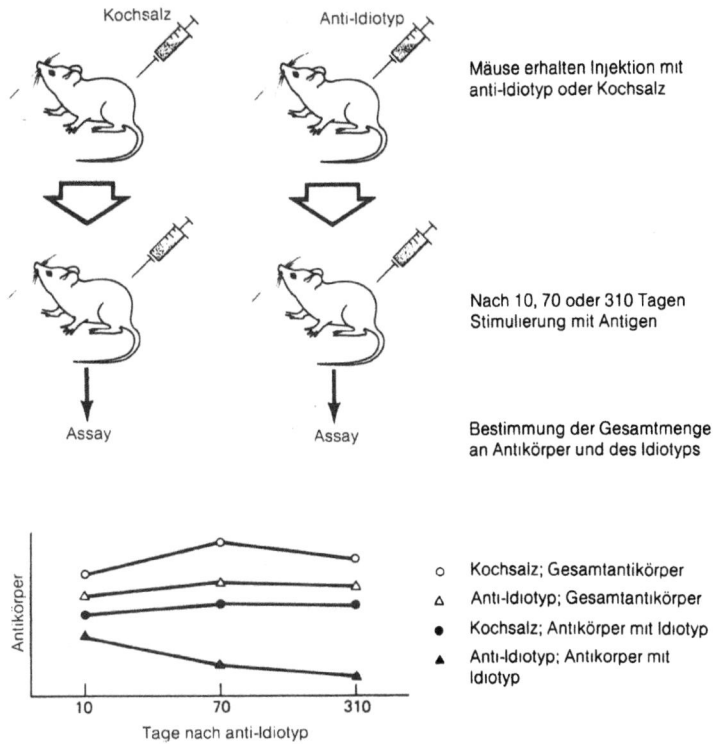

Abb. 19.4. Entstehung von Idiotyp-spezifischen Suppressor-Zellen. (Nach Eichmann (1975). *Europ. J. Immunol.* 5, 511)

wenn sie nicht die Rezeptoren für diesen Idiotyp haben. Diese Zellen werden folglich auch nicht supprimiert.

Mehrere Wissenschaftler konnten inzwischen nachweisen, daß man mit Lymphozyten die Suppression auf normale Tiere übertragen kann. Die für die Suppression verantwortlichen Zellen sind Thy1^+, und es ist möglich, durch Rosettenbildung die Idiotyp-spezifische Suppressorzelle zu isolieren.

MHC-Restriktion der Suppression durch Hapten-modifizierte Zellen. Koppelt man ein Hapten, wie z. B. DNP, an eine Zelle und injiziert es einem Tier, so führt eine erneute Stimulation mit DNP, das an einen anderen Carrier gebunden ist, nicht zu einer Produktion von Antikörpern gegen DNP. Battisto und seine Mitarbeiter entdeckten 1966, daß man auf diese Weise spezifische Reaktionsunfähigkeit induzieren kann. Claman und seine Mitarbeiter wiesen nach, daß die Reaktionsunfähigkeit gegen das Hapten teilweise auf die Gegenwart von Suppressor-T-Zellen zurückzuführen ist, und daß die Induktion dieser Suppressorzellen *MHC*-Restriktion zeigt. Injiziert man BALB/c-Mäusen DNP-modifizierte BALB/c-Zellen, so kann man eine spezifische Reaktionsunfähigkeit übertragen, wenn man die Lymphknotenzellen von diesen BALB/c-Mäusen in BALB/c oder CBA-Mäuse injiziert. Injiziert man die DNP-modifizierten Zellen jedoch Stämmen, die sich in *H-2-* oder Hintergrund-Genen unterscheiden, und überträgt man die Lymphknotenzellen auf BALB/c-Mäuse, so lassen sich Suppressorzellen nur in den Stämmen mit gleicher *D*-Region von *H-2* induzieren. Dies deutet darauf hin, daß es ähnlich wie bei der Entstehung von Helfer- und zytotoxischen Zellen auch bei der Entstehung von T-Suppressorzellen eine *MHC*-Beschränkung gibt.

Oberflächenantigene auf Suppressorzellen. In Abschnitt I haben wir gezeigt, daß die Helferzellen der Antikörper- und der zellvermittelten Reaktionen Thy1^+ und Ly1^+ sind. Die Effektorzellen in der CTL-Antwort sind Th1^+ und exprimieren Ly2, 3. Um den Ly-Phänotyp von Suppressorzellen zu bestimmen, kann man unspezifische (ConA) und spezifische Suppressoren (gegen SRBC) erzeugen und mit Antiserum gegen Ly1 oder gegen Ly2 und 3 behandeln. Dabei zeigt sich, daß die Supressor-T-Zelle in beiden Fällen Ly2^+, 3^+ und Ly1^- ist. Die Suppressor-T-Zelle hat dasselbe Ly-Profil wie die zytotoxische Zelle. Es könnte also sein, daß die Suppressorzelle eine Sonderform der zytotoxischen Effektorzelle darstellt, die gegen Helferzellen gerichtet ist. Geht man dieser Frage jedoch experimentell nach, stellt sich heraus, daß die Suppressorzellen und die zytotoxischen Zellen *verschiedene* Zellen sind. Erzeugt man nämlich Suppressorzellen und zytotoxische Zellen und behandelt sie anschließend mit anti-Thy1, anti-Ly und anti-Ia-Antiseren und Komplement, so zeigt sich (Tab. 1), daß sowohl Suppressorzellen als auch zytotoxische Zellen Thy1^+, Ly1^-, und Ly2^+, 3^+ sind. Zytoto-

Tabelle 19.1. Behandlung von Suppressor- und zytotoxischen T-Zellen mit Alloantiseren weist nach, daß sie unterschiedliche Zellpopulationen darstellen

Behandlung mit	Einfluß auf die Funktion von	
	Suppressorzellen	zytotoxischen Zellen
anti-Thy1 + C	aufgehoben	aufgehoben
anti-Ly1 + C	kein Effekt	kein Effekt
anti-Ly2, 3 + C	aufgehoben	aufgehoben
anti-Ia + C	aufgehoben	kein Effekt

Ergebnisse von Janchinski et al. (1976). *J. Exp. Med.* 143, 1382; Cantor et al. (1976). *J. Exp. Med.* 143, 1391; Huber et al. (1976). *J. Exp. Med.* 143, 1534

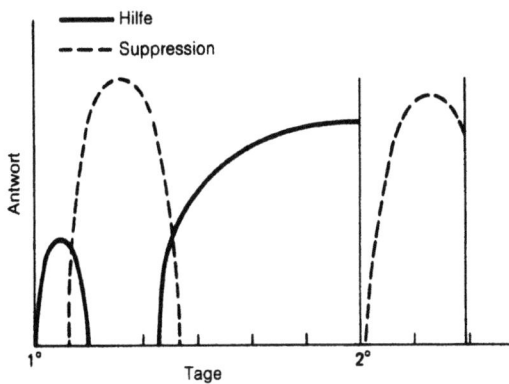

Abb. 19.5. Abwechselndes Erscheinen von Helfer- und Suppressorphasen im Verlauf der Antwort gegen β-Galaktosidase. (Nach Sercarz et al. (1978). *Immunol. Rev.* 39, 108)

xische Zellen sind aber Ia⁻, Suppressor-T-Zellen dagegen Ia⁺. Die beiden funktionell unterschiedlichen Zelltypen haben also zumindest einen nachweisbaren Unterschied in der Expression ihrer Oberflächenantigene. Dies spricht dafür, daß sie Populationen von verschiedenen Zellen darstellen.

Die *I*-Region-Antigene, die auf Suppressorzellen exprimiert werden, gehören der Subregion *IJ* an, die zwischen *IA* und *IE* liegt (s. Kapitel 6).

Suppressive Antigendeterminanten. Als Secarz und Mitarbeiter die suppressiven Effekte des Antigens β-Galaktosidase (GZ) untersuchten, konnten sie nachweisen, daß es im Verlauf der Primärantwort gegen GZ zu mehreren Wellen von Hilfe und Suppression kommt (Abb. 19.5). Untersuchungen von zyanogenen Bromidpeptiden der GZ mit bekannter Aminosäuresequenz ergaben, daß eine Fraktion (Aminosäuren 3-92) als intaktes Molekül suppressiv wirkt (Abb. 19.6). Das Peptid macht 9% des GZ-Moleküls aus, aber es kann Suppression für jede beliebige Determinante des ganzen Moleküls induzieren. Auf diese Weise hebt die *suppressive Determinante* die Aktivität sowohl der Helfer- als auch der Haptendeterminante im Rest des Moleküls auf.

Daraus folgt, daß Antigene nicht nur Helferdeterminanten (Carrier- und *I*-Region-Determinanten) und Effektordeterminanten (Hapten- und K/D-Determinanten) enthalten, sondern daß sie ebenfalls Regulator-, bzw. Suppressordeterminanten besitzen. Da es Idiotyp-spezifische Suppressor-T-Zellen gibt (s. weiter oben), kann man sich vorstellen, daß es auch T-Zellen mit Rezeptoren für diese suppressiven Determinanten des Antigenmoleküls (Abb. 19.7) gibt.

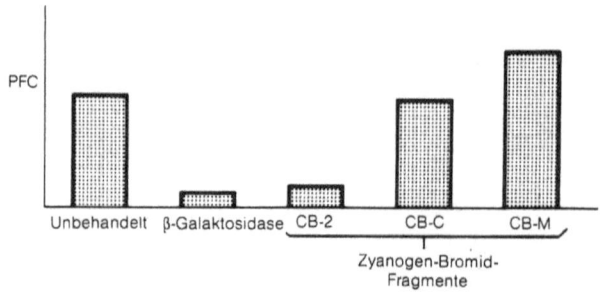

Abb. 19.6. Ein Fragment der β-Galaktosidase induziert eine ebenso starke Suppression wie das Gesamtmolekül. (Nach Turkin und Sercarz (1977). *Proc. Natl. Acad. Sci. USA* **74**, 3984)

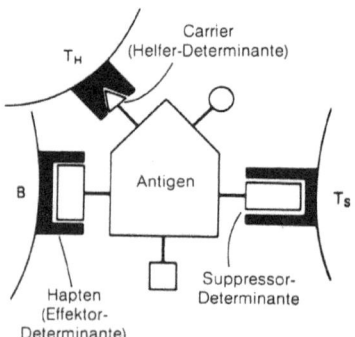

Abb. 19.7. Suppressor-, Helfer- und Effektor-Determinanten auf dem Antigenmolekül

T-Zell-Regelkreise

Wirkung von $Ly1^+$-Zellen auf $Ly1^+, 2^+, 3^+$-Zellen. Der Nachweis von Suppressor-T-Zellen und die Möglichkeit, Subpopulationen von T-Zellen aufgrund ihres Ly-Phänotyps zu identifizieren, stellen einen wichtigen Fortschritt in der zellulären Immunologie dar. Gershon und Cantor untersuchten die Wirkung von Lymphozytensubpopulationen mit einem bestimmten Ly-Phänotyp auf Suppressorzellen und fanden, daß es regelkreisähnliche regulatorische Interaktionen zwischen den einzelnen Lymphozytensubpopulationen gibt. Eines ihrer Experimente ist in Abbildung 19.8 skizziert. Behandelt man normale Milzzellen mit anti-Thy1 und Komplement und kultiviert sie mit Antigen-sensibilisierten $Ly1^+$-Zellen, so enthält diese Kultur B-Zellen, T-Helferzellen und Makrophagen, und nach Zugabe von Antigen kommt es zu einer guten PFC-Antwort. Gibt man dieser Kultur $Ly2^+, 3^+$-Zellen hinzu, so ist weder ein verstärkender noch ein supprimierender Effekt zu beobachten. Gibt man jedoch Ly$1^+, 2^+, 3^+$ *und* Ly$2^+, 3^+$-Zellen hinzu, so kommt es zu einer deutlichen Suppression der Antwort. Diese Ergebnisse lassen sich so deuten, daß die Ly1^+-Zelle sowohl als Helfer für B-Zellen als auch als Induktor von Suppressorzellen wirken kann. Suppression kann also offenbar nur durch Zwischenschaltung von Ly$1^+, 2^+, 3^+$-Zellen entstehen. Dies geschieht entweder dadurch, daß die Ly$1^+, 2^+, 3^+$-Zelle sich zu einer Ly$2^+, 3^+$-Zelle umwandelt, oder daß die Ly$1^+, 2^+, 3^+$-Zelle Ly$2^+, 3^+$-Zellen aktiviert, die dann zu funktionellen Suppressoren werden. Da man mit der extrem empfindlichen Methode des Zellsorters auf allen T-Zellen Ly1 nachweisen kann, könnte der Übergang von Ly$1^+, 2^+, 3^+$ zu Ly$2^+, 3^+$ einen quantitativen Unterschied in der Stärke der Ly1-Expression darstellen. Es ist allerdings auch denkbar, daß ein lösliches Produkt von Ly$1^+, 2^+, 3^+$-Zellen auf Ly$2^+, 3^+$-Zellen wirkt und diese zu funktionellen Suppressoren aktiviert.

Zwei Arten von Helferzellen. Aus Abbildung 19.8 wird deutlich, daß die Ly1^+-Zelle sowohl bei der Induktion der B-Zelle als auch bei der Induktion der Suppression als Helfer fungiert. Aufgrund der Anwesenheit von Qa-Antigen[2] auf der Oberfläche von Ly1^+-Zellen kann man zwei Ly1^+-Subpopulationen unterscheiden. Bei der B-Zell-Induktion wirken Ly1^+, Qa$^+$ und Ly1^+, Qa$^-$ zusammen. An der Induktion der Suppression ist nur die Ly1^+ Qa$^+$-Zelle beteiligt. Der relative Anteil von Qa$^+$- und Qa$^-$-Zellen bei der Induktion der B-Zellen ist unbekannt.

Regelkreise bei der Suppression. Der einfachste Regelkreis, der sich aus den oben beschriebenen Ergebnissen ergibt, ist in Abbildung 19.9 dargestellt. Es wird deutlich, daß die Immunantwort wahrscheinlich dadurch auf einem niedrigen Niveau gehalten wird, daß das Helfersignal von den T-Helfer-Zellen an die B-Zellen supprimiert wird (siehe Kapitel 12). Vor kurzem entdeckte die Arbeitsgruppe um Gershon eine *Kontra-Suppressor-Zelle*, die wahrscheinlich das Signal von der Helferzelle zur Ly$1^+, 2^+, 3^+$-Zelle oder von der Ly$1^+, 2^+, 3^+$-Zelle zur Ly$2^+, 3^+$-Zelle reguliert. Damit ein solches System unter physiologischen Bedingungen brauchbar ist, muß es die Antwort gegen ein Antigen spezifisch hinunterregulieren, ohne die Antwort gegen ein anderes Antigen zu vermindern (allerdings wird an dem Phänomen der antigenen Kompetition, das in Kapitel 22 besprochen wird, deutlich, daß die Spezifität der Regulierung alles andere als absolut ist). Die Untersuchung des Verhältnisses zwischen Induktor- und Akzeptor-Zelle

---

2 Qa ist ein serologisch definiertes Antigen, das mit einem Antiserum von (B6 × HaTla^b) gegen A nachgewiesen wird (der Stamm A hat den Genotyp Tla^a, den Phänotyp TL.1, 2, 3)

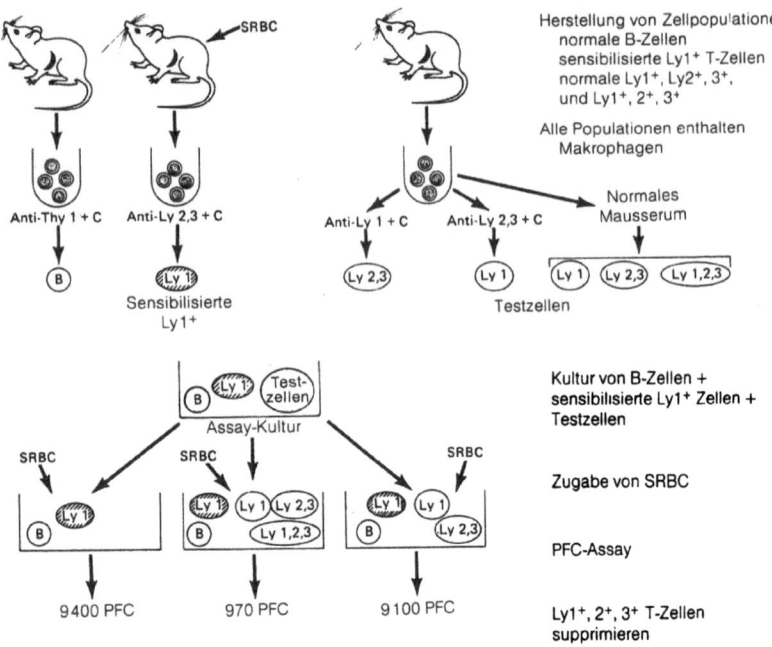

Abb. 19.8. Die Ly 1^+ Zelle induziert Suppression über die Ly $1^+, 2^+, 3^+$ Zelle. (Nach Eardley et al. (1978). *J. Exp. Med.* 147, 1106)

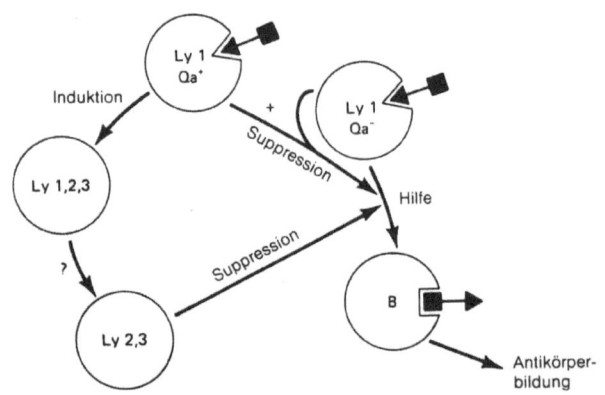

Abb. 19.9. Feedback-Mechanismus der Regulierung der Antikörperbildung. Ly1^+, Qa$^+$ und Ly1^+, Qa$^-$ Zellen vermitteln B-Zellen nach Reaktion mit Antigen Hilfe. Die Ly1^+, Qa$^+$ induziert die Umwandlung der Ly$1^+, 2^+, 3^+$-Zelle in eine Ly$2^+, 3^+$ Suppressorzelle, die die Helferfunktion der Ly1^+, Qa$^-$ Zelle unterdrückt. (Nach Cantor und Gershon (1979). *Fed. Proc.* 38, 2058)

und zwischen der $Ly1^+$- und der $Ly1^+, 2^+, 3^+$-Zelle ergab, daß diese Zellen gemeinsame Gene haben müssen, die mit dem Ig-Locus assoziiert sind. Die genauen Eigenschaften dieser Genprodukte sind nicht bekannt, aber man vermutet, daß es sich hierbei um V_H-Genprodukte handelt. Dadurch wird eine Verbindung der Regelkreise mit dem Netzwerk der idiotypischen Regulation (siehe Kapitel 20) vorstellbar, was zur Zeit Gegenstand intensiver Forschung ist.

Zusammenfassung

1. Eine Untergruppe von T-Zellen kann die Immunantwort supprimieren. Sie werden Suppressor-T-Zellen genannt.
2. Suppressor-T-Zellen lassen sich induzieren, indem man Milzzellen mit niedrigen Dosen von ConA behandelt. Diese Suppressorzellen sind unspezifisch. Antigen-spezifische Suppressor-T-Zellen kann man erzeugen, indem man Tiere mit hohen Dosen von Carrier immunisiert. Nach Transfer auf unbestrahlte Empfängertiere ist die anti-Hapten-Antwort des Empfängertieres gegen das Hapten, das mit dem Carrier verbunden ist, unterdrückt. Idiotyp-spezifische Suppressorzellen können durch Injektion von anti-Idiotyp-Antikörper induziert werden.
3. ConA-induzierte Suppressor-T-Zellen produzieren einen löslichen Faktor, der supprimierend wirkt. Aus Antigen-spezifischen Suppressorzellen läßt sich ein Faktor isolieren, der die Suppression unterhält.
4. Unspezifische Suppressorzellen, die über Zellkontakt wirken, findet man in der spontanen AKR-Leukämie und normalen neugeborenen Mäusen.
5. Suppressor-T-Zellen exprimieren $Ly2, 3$ auf ihrer Oberfläche; sie unterscheiden sich von zytotoxischen Zellen, die zwar auch $Ly2, 3$ exprimieren, dadurch, daß sie im Gegensatz zu diesen Zellen Ia^+ sind.
6. Antigenmoleküle, die Suppressor-T-Zellen induzieren, haben wahrscheinlich ganz bestimmte suppressive Determinanten.
7. Es konnte ein Regelkreis nachgewiesen werden, in dem $Ly1^+$-Helferzellen auf $Ly1^+, 2^+, 3^+$-Zellen einwirken, die dann $Ly2^+, 3^+$-Suppressorzellen erzeugen.

Literatur

Übersichtsarbeiten

Gershon, R. K. (1974). T-Cell control of antibody production. *Contemp. Top. Immunobiol.* 3, 1. (Eine hervorragende Übersicht über die Entdeckung der Suppressor-T-Zelle)

Sercarz, E. E., Yowell, R. L., Turkin, D., Miller, A., Aranco, B. A., and Adorni, L. (1978). Different functional specificity repertoires for suppressor and helper T-cells. *Immunol. Rev.* 39, 108

Cantor, H., and Gershon, R. K. (1979). Immunological circuits: Cellular composition. *Fed. Proc.* 38, 2058

Benacerraf B., and Dorf, M. E. (1976). Genetic control of specific immune responses and immune suppression by I-Region genes. *Cold Spring Harbor Symp. Quant. Biol.* 41, 465

20. Regulation durch ein Netzwerk von anti-Idiotyp-Antworten

Übersicht

Eine Theorie über die Regulation der Immunantwort geht von einem Netzwerk von auto-anti-idiotypischen Antworten aus. Diese Theorie wurde 1974 von Jerne entwickelt und besagt, daß ein Tier gegen seine eigenen Idiotypen (Antigen-Bindungsstellen auf Immunglobulinmolekülen) reagieren kann, und daß diese Antwort zu einer Regulation des Gesamtsystems führt. Im Kapitel 13 haben wir besprochen, daß sowohl T- als auch B-Zellen Rezeptoren mit gemeinsamen Idiotypen haben. Im folgenden Kapitel werden wir sehen, daß der B-Zell-Rezeptor denselben Idiotyp hat wie das Immunglobulin, das von dieser Zelle sezerniert wird. Wir werden weiter zeigen, daß ein Tier die Fähigkeit hat, Antworten gegen diese Idiotypen zu erzeugen, d.h. auto-anti-Idiotyp-Antworten auszuführen. Durch ein Netzwerk von solchen auto-anti-Idiotyp-Antworten könnte ein Mechanismus der Regulation der Immunantwort aufrecht erhalten werden. Wir haben bereits besprochen, daß Antigene gegen „Selbst" eine Rolle beim Start der Immunantwort spielen. In diesem Kapitel werden wir nun sehen, daß Antworten gegen Selbst möglicherweise auch eine Bedeutung bei der Regulation der Immunantwort haben.

Modulation der Immunantworten durch anti-Idiotypen

Idiotypische Heterogenität von Antikörpern. Ein Tier kann gegen eine enorm große Zahl von Antigenen reagieren. Die klonale Selektionstheorie geht davon aus, daß die Zahl von Lymphozyten, die jeweils gegen ein bestimmtes Antigen reagieren, zunächst sehr klein ist. Untersucht man die Antikörper, die nach Stimulation mit Antigen produziert werden, so findet man, daß jede Antigen-reaktive Zelle einen etwas anderen Antikörper produziert, obwohl alle Antigen-reaktiven Zellen auf dasselbe Antigen reagieren. Die feinen Unterschiede zwischen den Antikörpern kann man durch isoelektrische Fokusierung oder durch die Analyse ihrer Idiotypen bestimmen. Alle Antikörper, die gegen das Antigen X produziert werden, haben die

Eigenschaft, sich mit Antigen X zu verbinden, aber die einzelnen Moleküle unterscheiden sich geringfügig. Handelt es sich bei diesen Unterschieden zwischen den Molekülen um antigene Unterschiede, so kann man von verschiedenen Idiotypen dieser Moleküle sprechen. Im Kapitel 14 wurde ein Idiotyp als die antigene Struktur der tatsächlichen Antigen-Bindungsstelle für Antigen X definiert. Man kann die Definition jedoch auch weiter fassen und antigene Unterschiede des Rahmenwerks miteinschließen.

Im allgemeinen resultiert die Immunantwort von Tieren gegen die meisten Antigene in der Produktion von vielen idiotypischen Spezifitäten; das heißt, daß viele Klone von Antigen-reaktiven Zellen durch das Antigen X stimuliert wurden. Diesbezügliche Untersuchungen werden dadurch erleichtert, daß bestimmte Antigene bei bestimmten Mausstämmen zur Expansion von nur wenigen Klonen und somit auch zu nur wenigen Idiotypen führen. Aus Untersuchungen mit diesen dominanten Idiotypen stammen wichtige Erkenntnisse über die Regulation der Idiotypen.

Hemmung der Plaque-Bildung durch Antikörper und anti-Idiotyp. TEPC 15 ist ein IgA-produzierendes Myelom von BALB/c-Mäusen. TEPC 15 produziert einen anti-Phosphorylcholin (PC) Antikörper, d.h. sein Immunglobulin reagiert spezifisch mit PC. Durch Immunisierung anderer Mausstämme mit TEPC 15 Immunglobulin kann man Antikörper gegen die Bindungsstelle für PC auf dem Myelom-Protein erzeugen. Auf diese Weise erhält man einen *Antikörper gegen anti-PC*, der definitionsgemäß einen anti-Idiotyp darstellt. Durch Zugabe dieses anti-Idiotyp oder durch Zugabe von PC kann man die Fähigkeit von anti-PC-Plaque-bildenden Zellen hemmen, PC-beschichtete Zielzellen in einem Plaque-Assay zu lysieren. Bei Zugabe von PC kommt es zu einer Hemmung, weil der Antikörper gegen PC, den die Antikörper-bildende Myelomzelle produziert, sich mit dem freien PC verbindet und nicht mehr mit dem PC auf den Zielzellen reagieren kann. Bei Zugabe von anti-Idiotyp wird die Lyse der Zielzellen gehemmt, weil der von der Myelomzelle produzierte Antikörper gegen PC mit dem Antikörper gegen die Bindungsstelle reagiert. Auf diese Weise wird die Bindungsstelle für PC besetzt und kann nicht mehr mit den Antigen-beschichteten Zielzellen im PFC-Assay reagieren. Abbildung 20.1 skizziert den experimentellen Ansatz: BALB/c-Mäuse werden mit Pneumokokkenbakterien immunisiert, die PC enthalten und als wirksames Immunogen für PC wirken. Vor der Durchführung des Plaque-Assays werden die Milzzellen entweder mit PC (dem Antigen), anti-Idiotyp (dem anti-Antikörper) oder normalem Serum (als Kontrolle) inkubiert. Da sowohl Antigen als auch anti-Idiotyp die PFC-Bildung hemmen, beweist dies, daß die Antigenbindungsstelle eines Antikörpermoleküls sich sowohl mit Antigen verbinden kann sowie auch mit einem Antikörper, der gegen die Bindungsstelle gerichtet ist. In dem

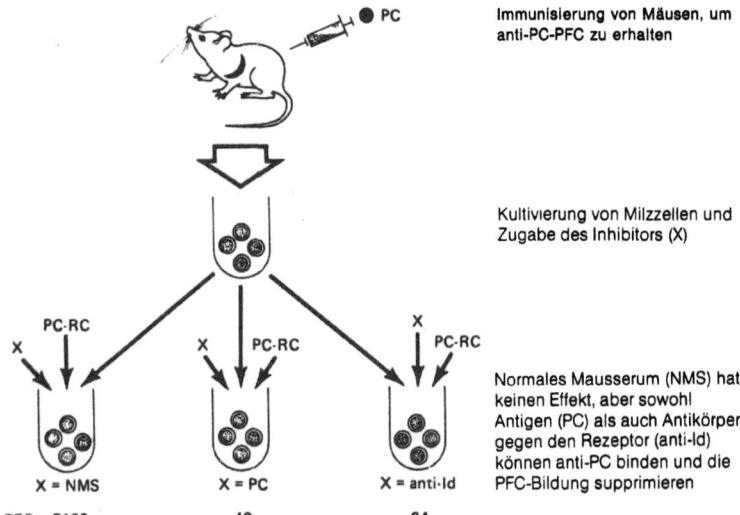

Abb. 20.1. Sowohl anti-Idiotyp und Antigen hemmen die Bildung von PFC durch immunisierte Milzzellen. (Nach Cosenza und Kohler (1972). *Science* 176, 1029)

einen Fall fungiert das Immunglobulinmolekül als Antikörper, weil es sich mit Antigen verbindet, und im zweiten Fall wirkt es als Antigen, weil es sich mit einem Antikörper verbindet. Dies ist in Abbildung 20.2 schematisch dargestellt.

Suppression einer spezifischen Immunantwort durch anti-Idiotyp. Da der B-Zell-Rezeptor den Idiotyp enthält (Kapitel 13), unterdrückt die Behandlung einer Population von Vorläuferzellen mit anti-Idiotyp-Antikörper vor Zugabe des Antigens eine Antwort gegen das spezifische Antigen, denn die Rezeptoren für das Antigen sind in diesem Falle durch den anti-Idiotyp-Antikörper (d.h. den anti-Rezeptor-Antikörper) besetzt und nicht für das Antigen verfügbar. Dies läßt sich nachweisen, indem man Milzzellen von BALB/c-Mäusen *in vitro* mit Pneumokokken immunisiert und zu einem Teil der Kulturen Antiserum gegen TEPC 15 hinzufügt. Dadurch kommt es, wie in Abbildung 20.3 dargestellt, zu einer spezifischen Unterdrückung der Produktion von anti-PC-Antikörper, während die Immunantwort gegen ein anderes Antigen (SRBC) unbeeinflußt bleibt. Führt man ein ähnliches Experiment *in vivo* durch, so erhält man ähnliche Ergebnisse. Außerdem haben wir bereits im Kapitel 13 gesehen, daß ein anti-Idiotyp, d.h. ein anti-Rezeptor-Antikörper auch einen spezifisch supprimierenden Effekt auf die

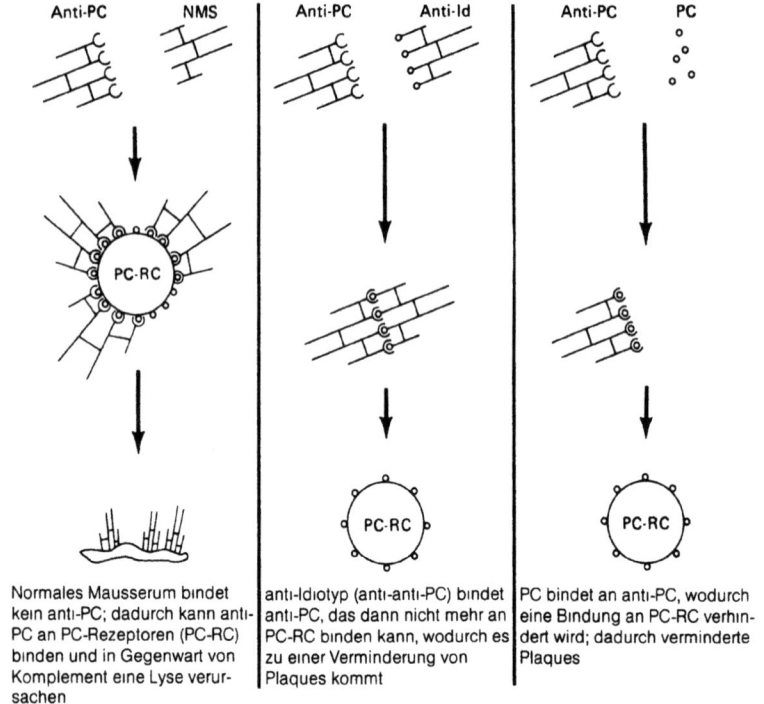

Abb. 20.2. Idiotyp kann sowohl als Antigen als auch als Antikörper wirken

zellvermittelte Immunantwort hat. Alle diese Experimente belegen, daß anti-Idiotyp-Antikörper die Entwicklung von Immunantworten spezifisch inhibieren können.

Verstärkung der spezifischen Immunantwort durch anti-Idiotyp-Antikörper. Das Experiment in Abbildung 20.3 zeigt, daß Antikörper gegen einen spezifischen Rezeptor die Fähigkeit unterdrücken kann, eine Immunantwort gegen ein spezifisches Antigen zu entwickeln. Umgekehrt kann man jedoch auch mit einem anti-Idiotyp-Antikörper eine spezifische Immunantwort verstärken. Eichmann und Rajewski behandelten Mäuse mit einer IgG_1-Fraktion eines Meerschweinchen-anti-Idiotyp-Antikörpers, der gegen den Rezeptor für das Antigen von Streptokokken der Gruppe A in A/J-Mäusen gerichtet ist. Dadurch kam es nicht zu einer Suppression der Immunantwort nach Stimulation mit Streptokokken, vielmehr hatte diese Behandlung einen sensibilisierenden Effekt, denn die Mäuse, die mit anti-Idiotyp vorbehandelt waren, zeigten bereits beim ersten Kontakt mit dem Antigen eine Sekundärantwort. Daran wird klar, daß die Interaktion des Lymphozyten-Rezeptors

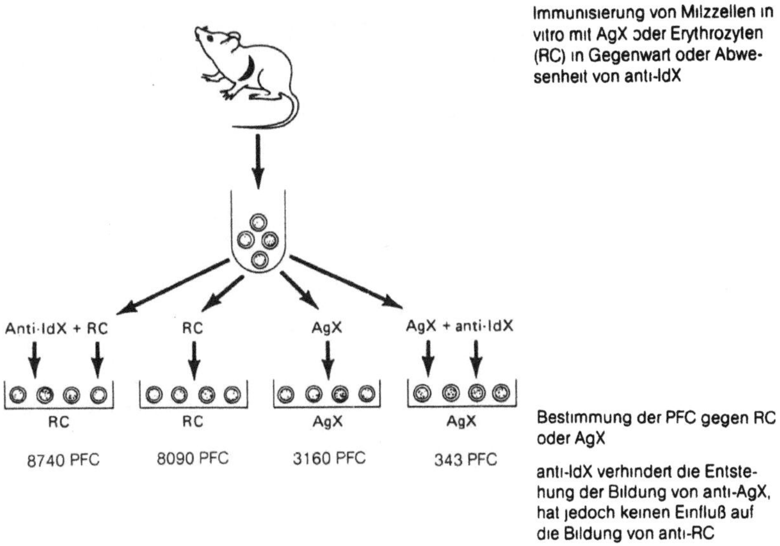

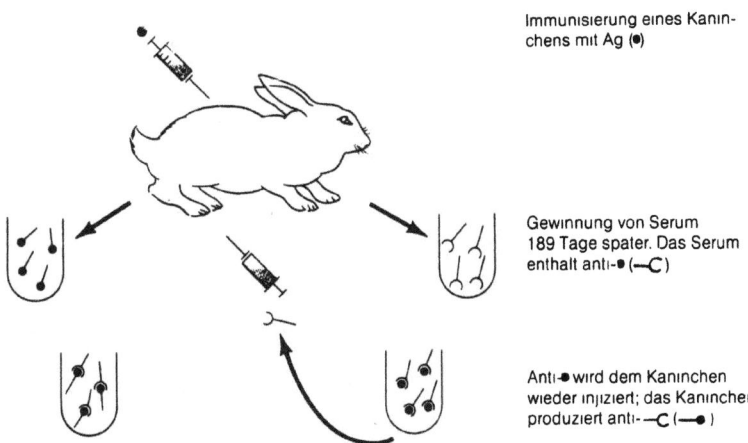

Abb. 20.3. Anti-Idiotyp hemmt spezifisch die Bildung von Antikörpern (Nach Cosenza und Kohler (1972). *Proc. Natl. Acad. Sci. USA* 69, 2701 (*in vitro*); und Hart et al. *J. Exp. Med.* 135, 1293 (*in vivo*))

Abb. 20.4. Produktion von auto-anti-Idiotyp-Antikörper. (Nach Rodkey (1974). *J. Exp. Med.* 139, 712)

mit anti-Idiotyp-Antikörper sowohl zu einer Verstärkung als auch zu einer Suppression einer spezifischen Immunantwort führen kann. Zu einer Verstärkung kann es kommen, wenn der anti-Idiotyp-Antikörper mit dem Rezeptor eine ähnliche Bindung eingeht wie das Antigen und auf diese Weise die Zelle aktiviert. Zu einer Suppression der Immunantwort kommt es wahrscheinlich durch Aktivierung von Suppressorzellen. Wichtig hierbei ist, daß manche Subklassen heterologer anti-Idiotyp-Antikörper supprimierend, und andere Subklassen verstärkend wirken. Die Zellen des Immunsystems können durch einen anti-Idiotyp also „eingeschaltet" oder „ausgeschaltet" werden. Ob und welche Bedeutung diesen *in vitro* gemachten Beobachtungen unter physiologischen Bedingungen *in vivo* zukommt, soll im folgenden diskutiert werden.

Produktion von Auto-anti-Idiotyp-Antikörpern. Anti-Idiotyp-Antikörper können die Immunantwort sowohl verstärken als auch supprimieren. Eine physiologische Bedeutung kann man anti-Idiotyp-Antikörpern jedoch nur beimessen, wenn bewiesen ist, daß ein Tier fähig ist, anti-idiotypische Antworten gegen seine eigenen Idiotypen zu erzeugen, d.h. eine *Auto*-anti-Idiotyp-Antwort zu entwickeln.

Einer der ersten experimentellen Nachweise hierfür ist in Abbildung 20.4 dargestellt. Man kann Kaninchen mit Hapten-Carrier-Konjugaten immunisieren und sechs Monate später in ihrem Serum anti-Hapten-Antikörper nachweisen. Diese anti-Hapten-Antikörper kann man durch Polymerisation stärker immunogen machen und in *dasselbe* Kaninchen zurückinjizieren. Innerhalb kurzer Zeit beginnen diese Tiere dann Antikörper zu produzieren, die mit ihrem eigenen anti-Hapten-Antikörper reagieren, jedoch mit keinem anderen Immunglobulinmolekül.

Ein ähnliches Ergebnis erhält man, wenn man die durch „Shedding" im Urin erscheinenden Moleküle von Rezeptoren von T-Zellen oder B-Zellen, die gegen fremde MHC-Antigene sensibilisiert sind, polymerisiert und in Ratten desselben Stammes injiziert. Diese Tiere entwickeln dann Antikörper-Antworten gegen die Rezeptoren auf den eigenen Lymphozyten, die gegen fremdes MHC gerichtet sind. Dadurch verlieren die immunreaktiven Zellen diese Rezeptoren, und das Tier kann keine Immunantwort gegen die fremden MHC-Antigene entwickeln. Diese Beobachtung könnte einmal enorme klinische Bedeutung erlangen, weil hiermit eine Möglichkeit eröffnet wird, spezifisch Lymphozyten zu eliminieren, die mit bestimmten Antigenen reagieren (d.h. immunologische Toleranz zu erzeugen; siehe Kapitel 22).

Die Netzwerk-Hypothese. 1974 entwickelte Jerne die Vorstellung, daß das Immunsystem sich selbst durch Interaktionen von Idiotyp- und anti-Idiotyp-Antworten reguliert. Ein Immunglobulin kann sowohl als Antikör-

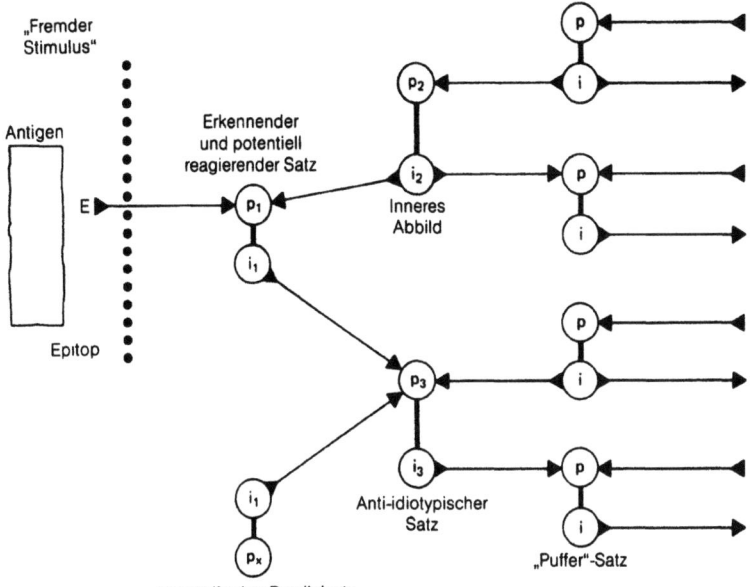

Abb. 20.5. Die Netzwerk-Hypothese. Das Immunsystem enthält einen Satz p_1 von Bindungsstellen (Paratope) auf Ig-Molekülen und auf Zellrezeptoren, die ein bestimmtes Epitop (E) auf einem Antigen erkennen. Zu diesem Erkennungsmechanismus gehören die Lymphozyten, die potentiell auf das Antigen reagieren. Die Moleküle auf den p_1 haben auch einen Satz von Idiotypen (i_1) ausgebildet. p_1 erkennt nicht nur das fremde Epitop, sondern auch i_2, einen Satz von Idiotypen. i_2 stellt sozusagen das innere Abbild von E dar, i_2 ist mit p_2 molekular assoziiert (auf einem Molekül). Entsprechend wird i_1 innerhalb des Immunsystems von p_3 erkannt, einem Satz von Paratopen. Parallel zu $p_1 i_1$ gibt es einen Satz $p_x i_1$ von Immunglobulinen und Zellrezeptoren, die die Idiotope i_1 in molekularer Assoziation mit Bindungsstellen exprimieren, die nicht zum fremdem Epitop passen. Die Pfeile bedeuten Stimulation, wenn Paratope auf Zellrezeptoren Idiotope erkennen, die Pfeile bedeuten Suppression, wenn Paratope Idiotope auf Zellrezeptoren erkennen. Aufeinanderfolgende Gruppen von immer größer werdenden Sätzen bilden schließlich das gesamte Netzwerk des Immunsystems. (Aus Jerne (1974). *Ann. Immunol.* 125, 373)

per, als auch als Antigen (d.h. als anti-Idiotyp oder Idiotyp) fungieren. Da zudem die Rezeptoren Idiotypen sind, stellte Jerne die Hypothese auf, daß diese in einem Netzwerk von Interaktionen wirken. Jerne führte dabei den Begriff *Epitop*[1] anstelle von Antigen-Determinante und *Paratop* anstelle der Antikörper-Bindungsstelle ein. Mit *Idiotop* bezeichnete er ein idiotypisches Epitop.

---

[1] Diese Begriffe werden zwar noch nicht allgemein gebraucht, finden aber häufig Verwendung bei der Diskussion von Netzwerken

Die wesentlichen Punkte dieser Theorie sind in Abbildung 20.5 zu sehen. Untersucht man den Paratop oder die Bindungsstelle mit dem Antigen X, so kann man nachweisen, daß Lymphozyten diesen Paratop (p_1) auf ihren Oberflächen-Rezeptoren exprimieren. Da die Bindungsstellen zugleich auch Antigene sind (Paratope besitzen Idiotope) exprimieren die Zellen mit p_1 auch den Idiotop i_1. Der Rezeptor p_1 erkennt und reagiert mit dem Antigen oder Epitop E. p_1 erkennt nun nicht nur E, sondern auch eine Reihe von Idiotypen i_2 auf anderen Lymphozyten. Dies wurde von Jerne als das „internal image" des fremden Epitops bezeichnet. Der Idiotyp i_1 wird durch den Satz von Paratopen p_3 erkannt, die anti-Idiotyp-Antikörper darstellen. Auf diese Weise kann sich ein Netzwerk von Immunantworten bilden, die durch die Antigen-induzierte Expansion der Klone initiiert wird, die p_1 i_1 tragen. Obwohl die Netzwerktheorie noch relativ jung ist, gewinnt sie doch rasch an Bedeutung und ist Gegenstand intensiver experimenteller Forschung[2].

Zusammenfassung

1. Die Injektion eines Antigens führt zur Produktion von Antikörpern mit gleicher Spezifität, aber verschiedenen Idiotypen.
2. Anti-Idiotyp-Antikörper können die PFC-Bildung hemmen und die Entwicklung von Antikörper- oder zellvermittelten Reaktionen supprimieren. Einige Klassen von anti-Idiotyp-Antikörpern können Immunantworten verstärken.
3. Suppression und Verstärkung werden durch die Bindung des anti-Idiotyp-Antikörpers mit Antigen-spezifischen Oberflächenrezeptoren, den Idiotypen vermittelt. Der Idiotyp kann also als Antikörper fungieren, wenn er sich mit dem Antigen verbindet, oder aber als Antigen, wenn er sich mit dem anti-Idiotyp verbindet.
4. Autologe anti-Idiotyp-Antworten (Auto-anti-Idiotyp-Antworten) sind möglich und spielen wahrscheinlich eine wichtige Rolle bei der Regulation der Immunantwort.
5. Die Netzwerkhypothese erklärt die Regulation der Immunantwort durch Interaktion von Idiotypen und anti-Idiotypen.

---

2 Diese kurze Beschreibung des Netzwerkes mag sehr kompliziert erscheinen. Es ist mir klar, daß dieser Abschnitt das hat, was Tony Davis „Das Autoritätsgebaren und die hervorragende Unverständlichkeit" nennt, „die für einen Großteil der heutigen zellulären Immunologie zutrifft". Obwohl dieser Satz freundschaftlich an einen anderen Immunologen gerichtet war, mag er doch einen Spiegel des „external image" der Hypothese darstellen. Ich kann es dem sorgfältigen Leser nur ans Herz legen, Text und Abbildung gründlich durchzugehen und daran zu glauben, daß es keiner göttlichen Führung bedarf, um die Netzwerktheorie verstehen zu können

Literatur

Übersichtsarbeiten

Jerne, N. K. (1974). Towards a network theory of the immune system. *Ann. Immunol.* 125:C, 373

Jerne, N. K. (1974–75). The immune system: A web of V-domains. *Harvey Lecture* 70:93. (Die ursprüngliche Netzwerkhypothese und eine Ergänzung)

Rajewsky, K. (1978). Diversity and interactions in the immune system. *Behring Inst. Mitt.* 61, 1

Kohler, H. (1980). Idiotypic network interactions. *Immunol. Today* 1, 18

Golub, E. S. (1980). Idiotypes and networks: An introduction, *Cell*, 22, 641. (Drei kurze Übersichten mit Betonung verschiedener Aspekte der Netzwerkhypothese)

21. Genetik der Immunantwort

Übersicht

Verschiedene Tiere einer Spezies zeigen unterschiedlich starke Immunantworten. Ein Teil dieser Unterschiede ist genetisch bedingt. Innerhalb eines Inzuchtstammes ist die Immunantwort gegen ein bestimmtes Antigen jedoch von größerer Uniformität. Gegen bestimmte Antigene zeigen manche Inzuchtstämme wesentlich stärkere Immunantworten als andere Inzuchtstämme. Die genetische Kontrolle der Immunantwort ist in der *I*-Region des *H-2*-Komplexes lokalisiert. Es erscheint gesichert, daß die für die Immunantwort verantwortlichen Gene (*immune response* genes = *Ir*-Gene) zum großen Teil für die *MHC*-Beschränkung bei der Zusammenarbeit der Zellen bei der Immunantwort verantwortlich sind.

High-Responder und Low-Responder

Es ist möglich, Mäuse zu selektionieren, die eine gute oder schlechte Immunantwort auf ein bestimmtes Antigen geben. Kreuzt man Mäuse, die eine starke Immunantwort gegen bestimmte Antigene zeigen, so erhält man nach einigen Generationen eine Linie von Mäusen mit einer starken Immunantwort. In der Praxis geht man wie in Abbildung 21.1 dargestellt vor. Man immunisiert Mäuse mit SRBC und bestimmt den Antikörpertiter gegen SRBC im Serum. Tiere mit einem hohen Antikörpertiter werden mit Tieren gepaart, die ebenfalls einen hohen Titer zeigen; Tiere mit niedrigem Antikör-

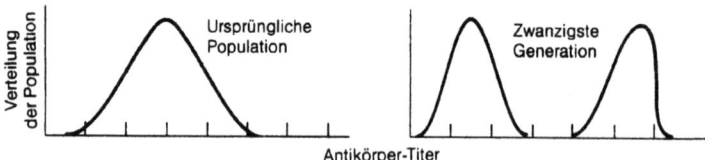

Abb. 21.1. High- und Low-Responder-Mäuse gegen SRBC. Verteilung der Populationen mit einer bestimmten Stärke der Antikörper-Antwort. (Nach Biozzi (1971). *Prog. Immunol.* 1, 529)

per werden ebenfalls miteinander gepaart. Diese Selektion wird in jeder Generation wiederholt, bis man eine Divergenz zwischen zwei Populationen feststellen kann. Mit einem solchen Experiment weist man nach, daß die Fähigkeit zu einer starken oder schwachen Antwort gegen ein bestimmtes Antigen genetisch kontrolliert wird.

PLL-Gen

Genetische Kontrolle der Immunantwort gegen PLL. Auf dem Gebiet der genetischen Kontrolle der Immunantwort leisteten Benacerraf und seine Mitarbeiter mit ihren Untersuchungen des *PLL*-Gens des Meerschweinchens Pionierarbeit. Sie koppelten das Hapten DNP an den Carrier Poly-L-Lysin (PLL) und injizierten es als Emulsion mit Freundschem kompletten Adjuvans in frei gezüchtete Hartley-Meerschweinchen. Dabei beobachteten sie bei 30% der Tiere eine Immunantwort gegen das DNP-Hapten, während 70% der Tiere keine Antwort zeigten. In einer inzuchtfreien Population zeigen also manche Tiere eine Immunantwort gegen PLL, andere aber nicht. Um festzustellen, ob die Fähigkeit bzw. Unfähigkeit, eine Immunantwort gegen PLL zu erzeugen, genetischer Kontrolle unterliegt, paarten Benacerraf und seine Mitarbeiter Responder-Meerschweinchen mit anderen Respondern. 80% der aus dieser Kreuzung hervorgegangenen Tiere erwiesen sich als Responder. Die Kreuzung von einem Non-Responder mit einem Non-Responder ergab 100% Non-Responder. Es gilt also:

Responder × Responder = Responder (80%) + Non-Responder (20%).
Non-Responder × Non-Responder = Non-Responder (100%).

Ein homozygoter Responder ist ein Tier, dessen Eltern beide Responder sind. Ein heterozygoter Responder ist ein Tier, das selbst ein Responder ist, dessen einer Elternteil jedoch ein Non-Responder ist.

Homozygoter Responder: RR
Heterozygoter Responder: Rr
Non-Responder: rr.

Um zu überprüfen, ob die Kontrolle der Immunantwort einem einzigen Gen unterliegt, kann man heterozygote Responder Rr mit Non-Responder rr rückkreuzen. Geht man von einem einzigen dominanten Gen aus, so würde man bei einer solchen Kreuzung 50% Responder und 50% Non-Responder erwarten:

$Rr \times rr = 2\,Rr + 2\,rr$.

Tatsächlich wurde beobachtet:

45,3% Responder + 54,7% Non-Responder.

Dieses Ergebnis paßt zu der Annahme, daß die Kontrolle der Immunantwort gegen DNP-PLL einem einzigen dominanten Gen unterliegt. Die Antwort ist nicht geschlechtsgebunden, d.h. das Gen ist autosomal.

Antikörper- und zellvermittelte Antworten gegen DNP-PLL. Die Responder-Tiere zeigen sowohl Antikörper- als auch zellvermittelte Antworten (Reaktionen vom verzögerten Typ gegen in die Haut gespritztes Antigen) gegen DNP-PLL. Die Non-Respondertiere sind Non-Responder sowohl im Hinblick auf Antikörperbildung als auch auf zellvermittelte Antworten. Prüft man jedoch die Immunantwort von Respondern und Non-Respondern gegen DNP, das an einen anderen Carrier gekoppelt ist, so zeigen sowohl Responder als auch Non-Responder normale Antworten gegen das an einen anderen Carrier gekoppelte DNP. Daraus folgt, daß sich die genetische Kontrolle nicht auf das DNP, sondern auf den Carrier PLL bezieht. Immunisiert man Meerschweinchen gegen andere Haptene, die mit PLL gekoppelt sind, so bilden die Responder sowohl Antikörper- als auch zellvermittelte Antworten gegen jedes beliebige Hapten auf dem PLL-Carrier. Die Non-Responder dagegen sind unfähig, Antikörper oder zellvermittelte Antworten gegen Haptene, die mit PLL gekoppelt sind, zu bilden. Diese Befunde deuten darauf hin, daß ein Gen die Antwort gegen PLL kontrolliert. Dieses Gen wurde deshalb *PLL-Gen* genannt.

Unfähigkeit, PLL zu erkennen. Um zu prüfen, ob die Unfähigkeit, gegen PLL zu reagieren, in einer Unfähigkeit liegt, PLL zu erkennen, kann man Komplexe aus DNP-PLL und einem dritten Molekül bilden, das dann als Carrier wirksam werden kann. Hierzu kann man elektrostatisch Komplexe aus DNP-PLL und acetyliertem RSA bilden und es Non-Respondern injizieren. Diese Non-Responder zeigen dann eine Antwort gegen DNP, obwohl das DNP an PLL gekoppelt ist, weil das PLL mit RSA einen Komplex bildet. Die Non-Responder benutzen Helferzellen gegen RSA in der anti-DNP-Antwort. Untersucht man die zellvermittelte Antwort der Tiere, die mit DNP-PLL-RSA immunisiert sind, so zeigen die Non-Responder keine zellvermittelte Antwort gegen PLL. Das zeigt, daß die Non-Responder Effektorzellen für die Antikörperbildung gegen DNP haben und hierbei RSA-Helferzellen verwenden können, daß sie aber keine PLL-Helferzellen und auch keine PLL-Effektorzellen für die zellvermittelte Antwort haben. Diese Ergebnisse sind in Tabelle 21.1 zusammengefaßt. Weitere Hinweise dafür, daß der Defekt der Non-Responder in einer Unfähigkeit ihrer Lymphozyten liegt, das Carrier-Molekül zu erkennen, stammen aus Experimenten, in denen Non-Responder spezifisch tolerant gegen RSA gemacht werden (Details in Kapitel 22). Ein tolerantes Tier kann keine Antwort gegen das spezifische Antigen entwickeln, gegen das es tolerant ist, aber es kann eine normale Antwort gegen andere Antigene liefern. Injiziert man DNP-PLL-RSA-Komplexe in RSA-tolerante Non-Responder, so sind diese unfähig, RSA als Carrier bei der Antikörperbildung gegen DNP zu verwenden, da

Tabelle 21.1. Reaktionen von Non-Responder-Meerschweinchen gegen DNP-PLL und gegen DNP-PLL-RSA

Immunisierung d. Non-Responders mit	anti-DNP Antwort	Überempfindlichkeit vom verzögerten Typ
DNP-PLL	–	–
DNP-PLL-RSA	+	–

Nach Benacerraf et al. (1976). *Cold Spring Harbor Symp. Quant. Biol.* 32, 569

die RSA-Helferzellen in einem RSA-toleranten Tier nicht wirksam werden. Die toleranten Non-Responder können also keine anti-DNP-Antikörper nach Stimulation mit DNP-PLL-RSA-Komplexen bilden. Zusammenfassend ergibt sich aus dieser Serie von eleganten Experimenten, daß sowohl Responder als auch Non-Responder-Meerschweinchen die genetische Information besitzen, Antikörper gegen DNP (d. h. Effektor-B-Zellen) zu produzieren, daß aber die *Non-Responder unfähig sind, gegen den Carrier zu reagieren.* Die Non-Responder haben also keine Helfer-T-Zellen für den Carrier. Ebensowenig haben sie Effektorzellen für zellvermittelte Immunantworten, was darauf hinweist, daß der Defekt bei den Non-Responder-Meerschweinchen auf dem Niveau der T-Zell-Erkennung liegt [1].

Ähnliche Untersuchungen wurden auch mit zwei Inzuchtstämmen von Meerschweinchen, Stamm 2 und Stamm 13 durchgeführt. Meerschweinchen vom Stamm 2 sind Responder, Meerschweinchen vom Stamm 13 sind Non-Responder. Im nächsten Abschnitt werden wir sehen, daß die *Ir*-Gene weitgehend mit den *MHC*-Loci assoziiert sind. Eines dieser *Ir*-Gene (*Ir-1*) der Maus soll im folgenden eingehender besprochen werden.

Ir-1 Gen

Untersuchungen mit Polypeptid-Antigenen. Die Genetik der Immunantwort bei Mäusen wurde mit Hilfe von Kopolymeren von Aminosäuren unter-

---

[1] Bemerkenswert an diesen Experimenten ist, daß sie zu einer Zeit durchgeführt wurden, als die klare Abgrenzung von Helfer- und Carrierfunktion von Antigen und Lymphozyten noch nicht bekannt war

sucht. Injiziert man *Zufalls-Kopolymere* von Glutaminsäure, Alanin und Thyrosin (GAT) oder Glutaminsäure, Lysin und Alanin (GLA) in verschiedene Mäusestämme, so erweisen sich manche Stämme als gute Responder, während andere schlechte Responder sind. Durch entsprechende Kreuzung und Rückkreuzung kann man nachweisen, daß die Stärke dieser Immunantwort von einem einzigen dominanten Gen kontrolliert wird.

Eine zweite Gruppe von synthetischen Polypeptid-Antigenen, mit denen die Genetik der Immunantwort untersucht wurde, sind *verzweigte vielkettige Aminosäure-Kopolymere*. Diese Kopolymere haben ein Gerüst aus Polylysin und Seitenketten aus Poly-DL-Alanin und verschiedenen Aminosäuren, die an Alanin-Seitenketten gebunden sind. Das Schema eines der am meisten verwendeten Seitenketten-Kopolymere des Thyrosin-Glutaminsäure-Alanin-Lysin (TGAL) ist in Abbildung 21.2 dargestellt. Durch Verwendung von Histidin oder Phenylalanin erhält man HGAL oder PGAL.

Entdeckung des Ir-1-Gens. McDevitt und seine Mitarbeiter konnten zeigen, daß CBA- und C57BL/6-Mäuse ganz unterschiedliche Mengen von Antikörper produzieren, wenn man ihnen TGAL als Immunogen mit Freundschem kompletten Adjuvans injiziert (Abb. 21.3). CBA-Mäuse zeigen eine schwache und C57BL/6 eine starke Antwort. Die (CBA × C57BL/6) F_1 zeigen Antworten, deren Stärke zwischen denen der zwei elterlichen Typen liegt. Um zu überprüfen, ob die Antwort gegen TGAL ebenso wie die Antwort gegen PLL und gegen GAT der Kontrolle eines einzigen Gens unterliegt, kann man die Antworten des High-Responder-Stammes (C57BL/6), des Low-Responder-Stammes (CBA), der F_1 und mit jedem Elternstamm zurückgekreuzten F_1 untersuchen. Die Kreuzung aus einem High-Responder (HH) und einem Low-Responder (LL) ergibt eine F_1-Generation, die eine Antwort von mittlerer Stärke (HL) zeigt (Abb. 21.3). Dies spricht für eine Kontrolle der Immunantwort durch ein einziges Gen, wie sie nach der Formel

HH × LL = HL

erwartet wird. Einen weiteren Beweis für die Kontrolle durch ein einziges Gen liefert die Rückkreuzung der F_1-Tiere mit elterlichen High-Respondern.

HL × HH = HH + HL
HL × LL = LL + HL.

Abbildung 21.3 zeigt, daß entsprechend dieser Erwartung die Kreuzung F_1 × C57BL/6 vorwiegend High-Responder, eine Rückkreuzung von F_1 mit CBA vorwiegend Low-Responder ergibt. Alle diese Beobachtungen unter-

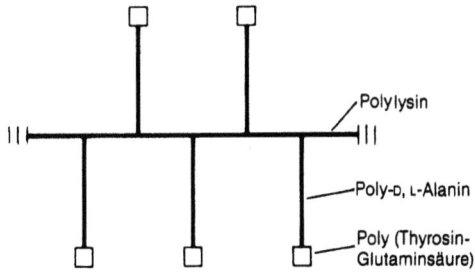

Abb. 21.2. Schematische Darstellung der Struktur von TGAL. (Aus McDevitt und Sela (1965). *J. Exp. Med.* 122, 517)

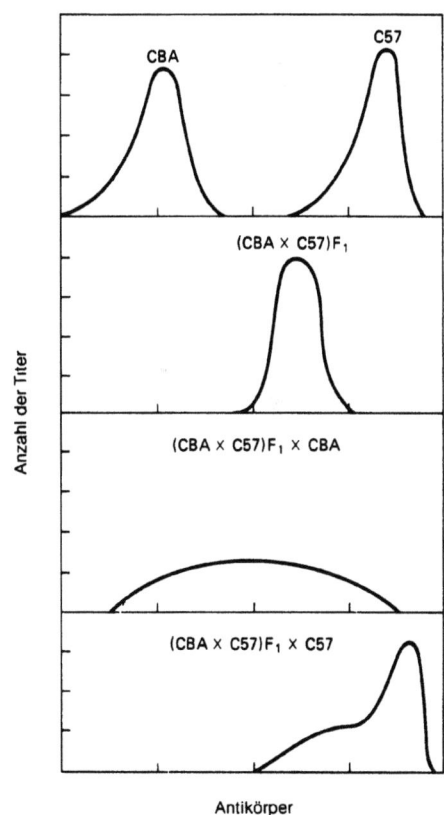

Abb. 21.3. Antikörper-Antworten von CBA, C57 BL/6 und F_1 gegen TGAL. (Nach McDevitt und Sela (1965). *J. Exp. Med.* 122, 517)

stützen die Vorstellung, daß die Antwort gegen TGAL der Kontrolle eines einzigen Gens unterliegt. Auch die Antwort gegen HGAL und PGAL unterliegt diesem Gen, das den Namen „*immune-response-1*" (*Ir-1*) erhielt.

Assoziation des Ir-Gens mit H-2. Viele Mäusestämme wurden darauf untersucht, ob sie High- oder Low-Responder gegen TGAL oder andere Antigene sind. Dabei zeigte sich, daß die Fähigkeit, High-Responder gegen ein bestimmtes Antigen zu sein mit einem bestimmten *H-2*-Haplotyp assoziiert ist. Verschiedene Antigene zeigen unterschiedliche Verteilungsmuster von High- und Low-Respondern, aber Tiere mit demselben Haplotyp zeigen konstante Antworten.

Den endgültigen Beweis, daß die Kontrolle der Reaktionsfähigkeit gegen TGAL durch Gene innerhalb des *H-2*-Komplexes ausgeübt wird, erbrachten Untersuchungen mit *H-2*-kongenen und -rekombinanten Mausstämmen (Kapitel 6). Hierunter versteht man Mäuse mit identischen Hintergrundgenen, aber verschiedenen *H-2*-Genen. So sind z.B. C3H-Mäuse, die das *H-2^k*-Allel besitzen, Low-Responder gegen TGAL, aber C57BL/6-Mäuse, die das *H-2^b*-Allel besitzen, sind High-Responder. Der kongene Stamm C3H.SW, der dieselben Hintergrundgene wie C3H hat, aber den *MHC*-Haplotyp *H-2^b* besitzt, ist ein High-Responder gegen TGAL. Wenn also die Hintergrundgene identisch sind, entscheidet der *H-2*-Haplotyp, ob die Tiere High- oder Low-Responder sind. Ähnlich verhält es sich mit dem Stamm B10, der ein High-Responder gegen TGAL ist und *H-2^b* besitzt. Der kongene Stamm B10.BR hat identische Hintergrundgene wie B10, aber den Haplotyp *H-2^k*. Diese *H-2^k*-Mäuse sind Low-Responder. Dies ist ein weiterer Beweis, daß die Unterschiede im *H-2*-Haplotyp entscheidend für die Kontrolle der Antikörperantwort gegen TGAL sind. Weitere Untersuchungen mit *H-2*-rekombinanten Mäusen ermöglichten es, die *genaue Position des Gens* innerhalb des *H-2*-Komplexes zu bestimmen. Man kann Rekombinanten mit bekannten Unterschieden in den *H-2*-Genen immunisieren und eine Korrelation zwischen den bekannten Regionen des *H-2*-Komplexes und der Immunantwort herstellen. Wir haben bereits besprochen, daß der *H-2*-Komplex in sechs Regionen eingeteilt wird (z.B. kkkkkk). Als diese Experimente durchgeführt wurden, waren erst die *K*-, *S*- und *D*-Region bekannt. Es stellte sich heraus, daß das Gen, das die Antwort gegen TGAL kontrolliert, eine neue Region darstellt, die zwischen der *K*- und *S*-Region lokalisiert ist. Diese neue Region wurde *I*-Region (I für Immunantwort) genannt. Damit hatte der *H-2*-Komplex 4 Regionen, nämlich *K*, *I*, *S* und *D*. Da mittlerweile mindestens 3 Subregionen von *I* entdeckt sind, lautet die *H-2*-Karte demnach *K*, *IA*, *IJ*, *IE*, *S* und *D*. Mittlerweile konnte nachgewiesen werden, daß die Immunantwort auf mindestens 15 Antigene durch Gene in der *H-2*-Region kontrolliert wird, und ihre Zahl wird immer größer.

Ir-Gene und Zellkooperation. Ein Schwerpunkt der modernen zellulären Immunologie (und auch dieses Buches) liegt in der Beschreibung der Rolle des *MHC* bei der Zellkooperation. In den Kapiteln 9 und 10 sahen wir, daß Wechselwirkungen zwischen Makrophagen und T-Zellen *MHC*-Restriktion zeigen, und daß diese Beschränkung in der *I*-Region lokalisiert ist. Die Immunantwort gegen eine immer größer werdende Zahl von Antigenen wird nachweislich von *I*-Region-Genen kontrolliert. Es hat sich immer wieder gezeigt, daß die genetische Kontrolle der Immunantwort durch die *I*-Region-Gene die Kooperation zwischen Makrophagen und T-Zellen oder B-Zellen und T-Zellen betrifft. Es besteht kein Zweifel mehr, daß die *MHC*-Restriktion, die mit der *I*-Region assoziiert ist, eine Expression des *Ir*-Gens darstellt. Die Mechanismen der Zellinteraktionen können heute nur noch im Zusammenhang mit der Genetik der Immunantwort betrachtet werden.

Immunantwort-Gene beim Menschen

Beim Menschen gibt es eine deutliche Assoziation zwischen *HLA*-Typ und bestimmten Krankheiten. Einige Beispiele hierfür sind in Tabelle 21.2 aufgeführt. Da das *HLA*-System des Menschen dem *H-2*-System der Maus analog ist, ergibt sich aus der Assoziation von bestimmten Krankheiten mit dem *HLA*-Typ eine Analogie mit der *I*-Region. Daß *HLA*-Assoziationen vor allem für bestimmte Krankheiten nachgewiesen werden konnten, beruht auf der Tatsache, daß das Merkmal Krankheit ein augenfälliger Marker ist und Untersuchungen der Immunantwort gegen definierte Antigene (ähnlich wie bei Mäusen z. B. gegen TGAL) beim Menschen aus ethischen Gründen nicht

Tabelle 21.2. Beispiele für HLA-Krankheits-Assoziationen

Krankheit	Assoziiertes Antigen	Krankheit	Assoziiertes Antigen
M. Bechterew	HLA-B27	M. Behçet	HLA-B5
Reiter-Syndrom	HLA-B27	Jugendlicher Diabetes	HLA-D3
Psoriatische Arthritis	HLA-Bw38	Subakute Thyreoiditis	HLA-Bw35
Rheumatische Arthritis	HLA-Dw4	Adrenokrotikale Hyperfunktion	HLA-Bw47
Multiple Sklerose	HLA-DR2	Zöliakie	HLA-D3
Myasthenia gravis	HLA-B8	Autoimmune chronisch aktive Hepatitis	HLA-D3
Psoriasis vulgaris	HLA-B37		
Dermatitis herpetiformis	HLA-Dw3	Kryptogene fibrosierende Alveolitis	HLA-B12

möglich sind. Um die Gene, die mit einer Empfänglichkeit für bestimmte Krankheiten assoziiert sind, im *HLA*-Komplex lokalisieren zu können, muß man ausgedehnte Familienuntersuchungen durchführen.

Zusammenfassung

1. Die Fähigkeit, eine starke oder schwache Immunantwort gegen bestimmte Antigene zu erzeugen, wird genetisch kontrolliert.
2. Bei Meerschweinchen ist das *PLL*-Gen ein einziges autosomales dominantes Gen, das die Erkennung des Carriers PLL durch T-Zellen kontrolliert.
3. Bei Mäusen sind die Gene, die die Immunantwort gegen ein weites Spektrum von Antigenen kontrollieren, mit dem *H-2*-Komplex assoziiert. Diese Gene sind in der *I*-Region des *H-2*-Komplexes lokalisiert und werden *Ir*-Gene genannt.
4. Die Produkte der *Ir*-Gene sind an den Wechselwirkungen zwischen den Zellen des Immunsystems beteiligt.

Literatur

Übersichtsarbeiten

Benacerraf, B., Green, I., and Paul, W. E. (1967). The immune response of guinea pigs to hapten-poly-L-lysine conjugates as an example of genetic control of the recognition of antigenicity. *Cold Spring Harbor Symp. Quant. Biol.* 32, 569. (Eine Übersicht über das PLL-Gen)

McDevitt, H. O., and Benacerraf, B. (1969). Genetic control of specific immune responses. *Adv. Immunol.* 11, 31. (Eine ausgezeichnete Übersicht über die Anfänge der genetischen Untersuchungen der Immunantwort)

Benacerraf, B., and Katz, D. H. (1975). The nature and function of histocompatibility-linked immune response genes, in *Immunogenetics and Immunodeficiency* B. Benacerraf (ed.). London, Medical and Technical Publishing Co. (Diese Übersicht stellt Zusammenhänge zwischen der genetischen Kontrolle und Immunantworten und Wechselwirkungen zwischen Zellen her)

22. Immunologische Toleranz

Übersicht

Ein zentrales Problem der Immunologie ist die Frage, wie der Körper *Selbst* von *nicht-Selbst* unterscheiden kann. Lebewesen können auf eine große Anzahl von Fremdsubstanzen reagieren, zeigen jedoch normalerweise keine Reaktionen gegen eigenes Gewebe. Lebewesen müssen also körpereigenes von körperfremdem Gewebe unterscheiden können. Die Untersuchung der Frage, mit welchen Mechanismen diese Unterscheidung möglich ist, führte zu der Entdeckung, daß man Versuchstiere so manipulieren kann, daß eine Reaktion gegen ein spezifisches Antigen supprimiert oder aufgehoben werden kann. Diese spezifische Suppression nennt man *immunologische Toleranz*. Dieser Begriff besagt, daß die fremde Substanz durch das Immunsystem toleriert wird, als wäre sie körpereigen. Im Verlauf weiterer Untersuchungen über die Mechanismen der Toleranz wurde klar, daß die spezifische Suppression (und in manchen Fällen auch die nicht-spezifische Suppression) der Immunantwort ein integraler Bestandteil der Regulation der Immunantwort ist. Wir möchten nun in diesem Kapitel verschiedene Aspekte der Immunsuppression erörtern, die für das Erkennen körpereigener Substanzen und die Regulation der Immunantwort von Bedeutung sind. Zwar kann man sowohl bei erwachsenen als auch bei neugeborenen Tieren bei B- und T-Zellen eine Toleranz induzieren, der genaue Mechanismus ist allerdings noch nicht aufgeklärt; diskutiert werden der Verlust von Klonen oder die Aktivierung von Suppressorzellen.

Induktion immunologischer Toleranz

Toleranz beim Neugeborenen. 1945 entdeckte R. D. Owen, daß das Blut mancher zweieiiger Zwillingskälber eine Mischung aus eigenem Blut mit dem Blut des Zwillingskalbes darstellt. Bei diesen *dizygoten Zwillingen* war es vor der Geburt zu Verbindungskreisläufen im embryonalen Blutsystem und somit zu einem Austausch des Blutes zwischen beiden Embryonen gekommen. Da solche Tiere eigene Erythrozyten und Erythrozyten ihres

Zwillings bis ins Erwachsenenalter hinein behalten, schloß Owen, daß einige embryonale Vorläuferzellen der Erythrozyten ausgetauscht wurden und bis ins Erwachsenenalter hinein überlebten.

Diese Beobachtung ist ein wesentliches Element in einem Modell der Erkennung des Selbst, das Burnet und Fenner 1949 entwickelten. Sie spekulierten, daß ein Embryo P, der vor der Geburt mit Zellen von Embryo Q in Kontakt kommt, die Zellen von Q später wie körpereigene Zellen behandelt. Sie postulierten, daß ein Tier ein Antigen als körpereigene Substanz betrachtet und keine Reaktion dagegen zeigt, wenn es früh genug mit ihm in Kontakt kommt. P. B. Medawar und seine Kollegen konnten diese These 1953 experimentell belegen. Dieses Experiment, für das Burnet und Medawar 1960 den Nobelpreis erhielten, ist in Abbildung 22.1 dargestellt. Neugeborenen Mäusen des Stammes A werden normale Lymphozyten des Stammes C57BL/6 injiziert. Nach 8 bis 10 Wochen werden erwachsenen unbehandelten und behandelten Tieren vom Stamm A Hauttransplantate vom Stamm A, vom Stamm CBA und vom Stamm C57BL/6 übertragen. Vorbehandelte Tiere stoßen lediglich die Haut vom Stamm CBA ab, die Haut vom Stamm C57BL/6 wird toleriert. Vorbehandelte Mäuse vom Stamm A behandeln also die Haut von C57BL/6 wie körpereigenes Gewebe, das heißt, diese Haut wird „toleriert". Dieses Phänomen nennt man *immunologische Toleranz.*

In seiner Nobelpreisrede sagte Burnet, daß „mit diesem experimentellem Nachweis die neue Immunologie geboren worden" sei.

Toleranz beim Erwachsenen. Dresser und seine Mitarbeiter gehörten zu den ersten Immunologen, denen es gelang, spezifische Toleranz auch bei erwachsenen Tieren zu indizieren. Ihr Experiment ist in Abbildung 22.2 dargestellt. Gammaglobulin vom Rind (Rinder-Gammaglobulin = RGG) wird ultrazentrifugiert, um Moleküllaggregate zu entfernen. Wenn man dieses aggregatfreie RGG einer erwachsenen Maus injiziert, kann man einen Status spezifischer Toleranz erzeugen. Die Toleranz ist spezifisch, da die Maus eine normale Immunantwort gegen Antigene zeigt, mit denen sie nicht vorbehandelt wurde. Das Toleranz-induzierende Antigen wird *Tolerogen* genannt, und das stimulierende Antigen (auf das Kontrolltiere normal reagieren) nennt man *Immunogen*. Toleranz kann man also bei sehr jungen Tieren erzeugen oder bei erwachsenen Tieren, wenn man ein aggregatfreies Antigen benutzt. Im folgenden sollen nun noch weitere Möglichkeiten besprochen werden, in erwachsenen Tieren Toleranz zu erzeugen.

Radiomimetika. Behandelt man ein Tier zur selben Zeit, zu der es Kontakt mit dem Antigen hat, mit Medikamenten, die die Immunantwort beeinflussen, so kann dies zu einem Zustand der Toleranz gegen das Antigen führen.

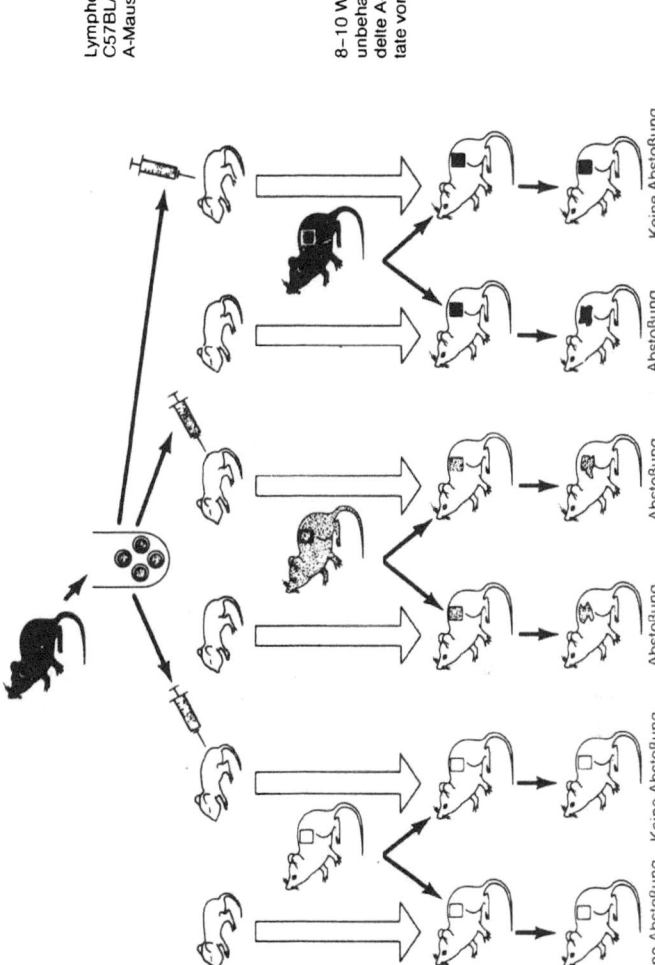

Abb. 22.1. Induktion von Toleranz gegen Hauttransplantate bei neugeborenen Mäusen. (Nach Billingham, Brent und Medawar (1956). *Phil. Trans. Royal. Soc. B.* 239, 257)

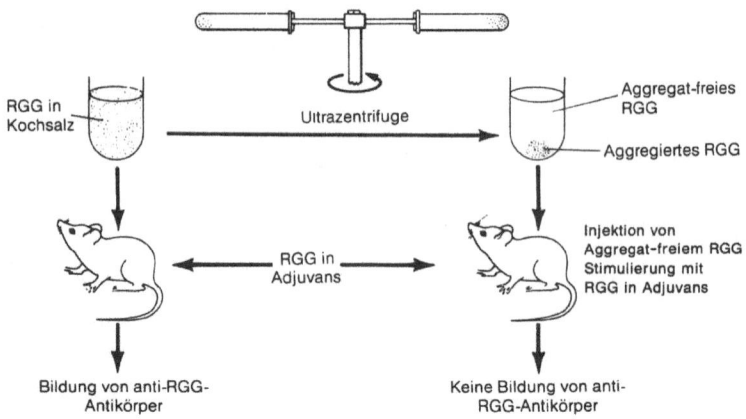

Abb. 22.2. Entfernung von Molekülaggregaten von RGG macht RGG zu einem Tolerogen. (Nach Dresser (1962). *Immunology* 5, 161)

Ein solches Medikament ist die alkylierende Substanz Cyclophosphamid (Abb. 3). Dieses Medikament wirkt auf die DNS-Replikation in ähnlicher Weise wie Bestrahlung und gehört deshalb zur Gruppe der *Radiomimetika*. In dem Experiment in Abbildung 22.3 erhalten Mäuse Cyclophosphamid zu verschiedenen Zeitpunkten vor und nach der Injektion von Schafserythrozyten. Alle Mäuse erhalten 7, 14, 21 und 28 Tage nach der ersten Injektion von SRBC eine erneute Injektion von SRBC, und am Tag 35 wird die Antikörperbildung gegen SRBC bestimmt. Aus der Abbildung geht hervor, daß die Behandlung mit Cyclophosphamid 7 oder 14 Tage vor der ersten Injektion von SRBC keinen Effekt auf die Immunantwort gegen SRBC hat. Nur eine Behandlung im engen Zeitraum zwischen 3 Tagen vor und 3 Tagen nach der ersten Schafserythrozyteninjektion führt zu einem Verlust der Fähigkeit, Antikörper gegen SRBC zu produzieren. Dabei bleibt die Fähigkeit, gegen ein anderes Antigen zu reagieren, unbeeinflußt. Es wird also ein Zustand spezifischer Toleranz gegen SRBC induziert, wenn das radiomimetische Medikament zur selben Zeit wie das Antigen injiziert wird. Ähnliche Ergebnisse kann man mit RSA beim Kaninchen beobachten, und zwar sowohl mit Radiomimetika als auch mit nicht-letalen Dosen von Röntgenstrahlen.

Form des Antigens. Die Form, in der das Antigen injiziert wird, ist ebenfalls von Bedeutung für die Induktion von Immunität oder Toleranz. Benutzt man ein Antigen in einer Form, auf die ein Tier nicht mit Antikörperproduktion oder zellvermittelter Immunantwort reagieren kann, so kann man einen Status der Toleranz etablieren. Als Beispiel haben wir bereits die aggregatfreie Form des Antigens RGG erwähnt. Spezifische Toleranz kann man auch induzieren, wenn man Mäuse mit dem Hapten DNP auf einem Carrier immunisiert, der nicht immunogen ist, z.B. Poly-D-GL. Poly-D-GL ist ein Polymer aus D-Glutaminsäure und D-Lysin in zufälliger Verteilung. Das L-Polymer von Poly-GL ist immunogen, nicht aber das D-Polymer. Behandelt man Mäuse mit DNP-D-GL-Polymer vor und stimuliert die Mäuse mit DNP auf dem immunogenen Carrier KLH (keyhole limpet hemocyanin), so bilden sie keine Antikörper gegen DNP, aber normale Mengen von Antikörper gegen ein nicht verwandtes Antigen. DNP-D-GL wirkt dementsprechend als Tolerogen.

Antigen-Konzentration. Auch wenn man Tiere mit *extremen Antigenkonzentrationen* behandelt, kann man Toleranz induzieren. Dieses Phänomen der *Immunparalyse* wurde 1934 durch Felton entdeckt. Er behandelte Mäuse entweder mit 100 µg oder mit 10 µg Pneumokokkenpolysaccharid (abge-

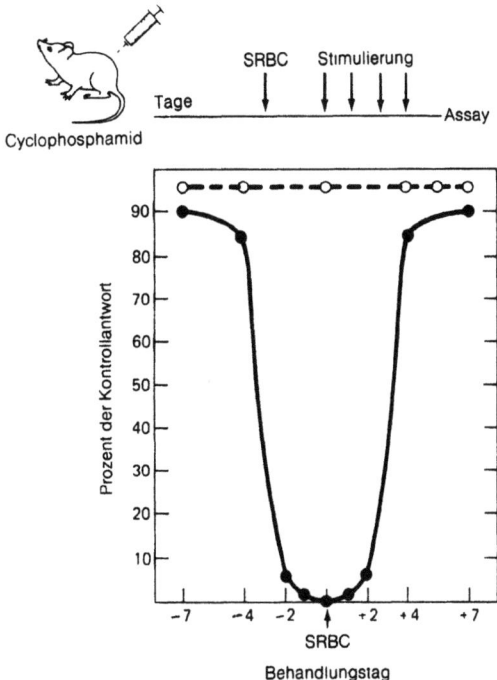

Abb. 22.3. Behandlung von Mäusen mit Cyclophosphamid vor und nach Injektion von Tolerogen (SRBC); mehrmalige Injektion von SRBC und Bestimmung der anti-SRBC-Antwort nach 35 Tagen. Verminderung der anti-SRBC-Antwort, aber normale Antwort gegen nicht-kreuzreagierendes Antigen (Aus Aisenberg (1967). *J. Exp. Med.* 125, 833)

kürzt SIII). Erhalten Mäuse 10 µg SIII, so haben sie einen Impfschutz, wenn sie mit virulenten Pneumokokkenorganismen infiziert werden. Alle mit 100 µg vorbehandelten Mäuse sterben an Pneumonie. In diesem Fall führt also eine niedrige Dosis Antigen zur Immunität, nicht jedoch eine hohe Dosis. Ursprünglich nahm man an, daß die hohe Antigendosis das Immunsystem paralysiert. Heute jedoch glauben wir, daß hierbei eine Toleranz entsteht, d.h., daß Lymphozyten die Fähigkeit verlieren, auf Antigen zu reagieren.

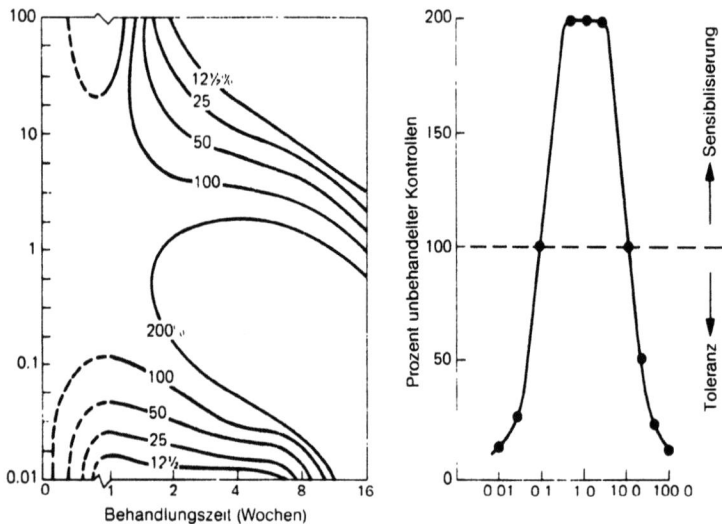

Abb. 22.4. Hoch- und Niedrig-Zonen-Toleranz. „Konturen"-Karte links; Ergebnisse nach 2 Wochen Behandlung rechts; weitere Erläuterungen im Text. (Aus Mitchison (1964). *Proc. Royal Soc. B.* 161, 275)

Mitchison injizierte Mäusen unterschiedliche Dosen von löslichem RSA dreimal pro Woche für eine Dauer bis zu 16 Wochen. Auf diese Weise konnte er den Einfluß von Dosis und Zeit auf die Immunantwort bestimmen. Nach 16 Wochen wurden die Tiere dann mit der immunogenen Form von RSA stimuliert, und die anti-RSA-Antikörper-Titer gemessen. Es zeigte sich, daß hohe Dosen von Antigen (wie erwartet) Toleranz induzierten, daß aber auch sehr niedrige Dosen zu einer Toleranz führten. Lediglich nach der Behandlung mit mittleren Dosen von RSA kam es zu einer starken Antikörperbildung. Das Phänomen, daß niedrige Antigendosen Toleranz induzieren, wird als *Low-Zone-Toleranz* bezeichnet. Es ist mittlerweile bei verschiedenen Antigenen beobachtet worden.

Antikörper-induzierte Toleranz. Auch mit *Antikörpern* kann man Toleranz induzieren. Diese Antikörper-vermittelte Toleranz spielt wahrscheinlich eine wichtige Rolle bei der Regulation der Immunantwort. Sie wurde sowohl *in vivo* als auch *in vitro* untersucht. Abbildung 22.5 zeigt ein Beispiel eines *in vitro* durchgeführten Experimentes. Unterschiedliche Mengen von Antikörper gegen polymerisiertes Flagellin (anti-POL) wird Kulturen normaler Milzzellen hinzugefügt. Diese Kulturen werden dann entweder mit POL oder (zur Kontrolle) mit SRBC immunisiert. Wie man sieht, verhindern zunehmende Konzentrationen von anti-POL in den Kulturen eine Antwort gegen POL, haben aber keinen Effekt auf die Antwort gegen SRBC. Definitionsgemäß handelt es sich bei dieser Suppression um eine spezifische Toleranz. Der Mechanismus, mit dem ein Antikörper eine spezifische Antwort bei der Antikörper-vermittelten Toleranz verhindert, ist noch nicht aufgeklärt. Viele Immunologen nehmen an, daß der Angriffspunkt des Antikörpers im „afferenten" Schenkel der Immunantwort liegt, d.h. daß der Antikörper Antigen bindet und somit verhindert, daß das Antigen mit Rezeptoren auf Lymphozyten reagiert. Manche Ergebnisse sprechen allerdings auch für einen „zentralen" Mechanismus, d.h., daß der Antikörper mit der Antigen-reaktiven Zelle reagiert und sie (auf noch ungeklärte Weise) daran hindert, auf das Antigen zu reagieren.

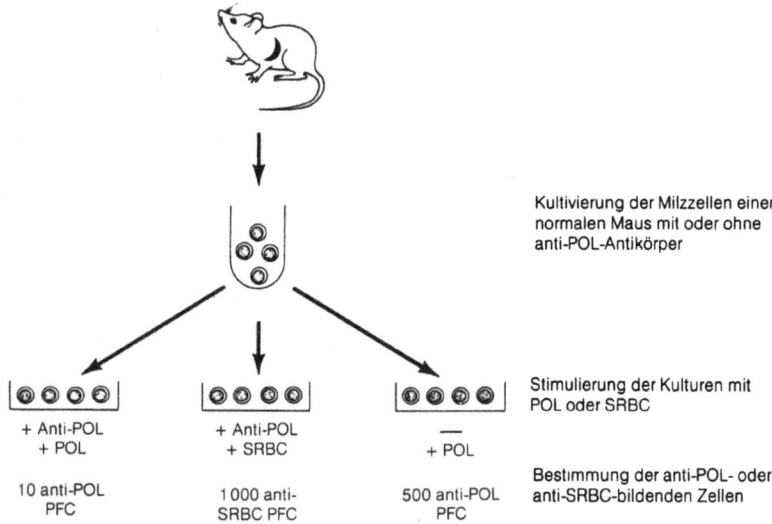

Abb. 22.5. Induktion von Toleranz gegen POL *in vitro* durch Zugabe von anti-POL-Antikörper zu den Kulturen. (Nach Feldmann und Diener (1970). *J. Exp. Med.* 131, 247)

Toleranzinduktion in B- und T-Zellen

Chiller und seine Mitarbeiter konnten zeigen, daß sowohl Helfer-T-Zellen als auch B-Zellen tolerant gemacht werden können (Abb. 22.6). Mäusen wird Aggregat-freies, humanes Gammaglobulin (HGG) injiziert. Zu unterschiedlichen Zeiten nach dieser Behandlung gewinnt man den Thymus und die Knochenmarkzellen dieser Mäuse und injiziert sie bestrahlten Empfängertieren zusammen mit Thymuszellen bzw. Knochenmark von normalen Mäusen. Mäuse, die Thymus- *oder* Knochenmark von behandelten Mäusen erhalten, werden tolerant. Dies ist darauf zurückzuführen, daß im Thymus der toleranten Mäuse keine funktionell wirksamen Helferzellen für HGG und in ihrem Knochenmark keine funktionell wirksamen Effektor-B-Zellen für die Produktion von anti-HGG vorhanden sind.

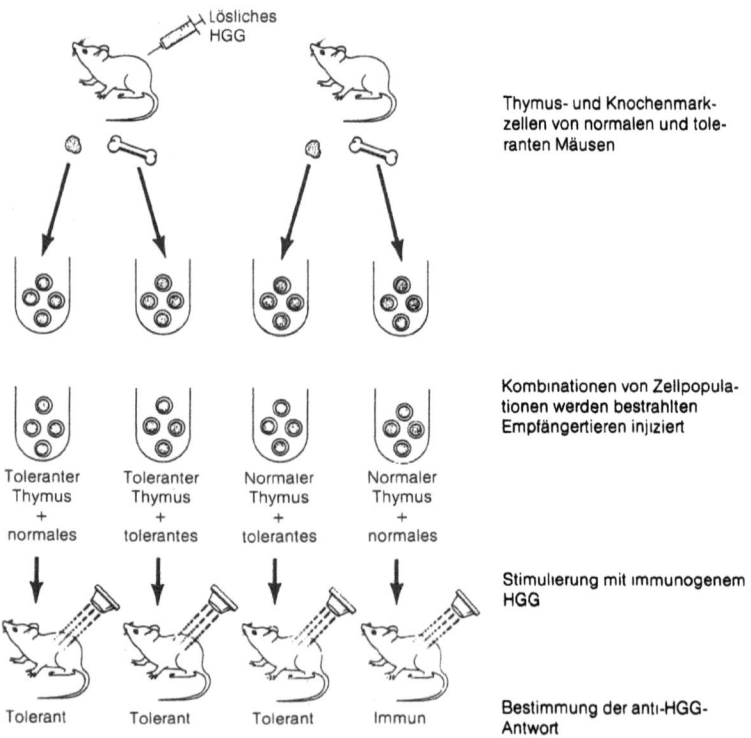

Abb. 22.6. Induktion von Toleranz in Knochenmark- und Thymus-Zellen. (Nach Chiller et al. (1971). *Science* 171, 813)

Kinetik der Toleranz. Chiller und seine Mitarbeiter konnten außerdem nachweisen, daß T-Zellen schneller tolerant gemacht werden können als B-Zellen. Bestrahlte Empfängertiere erhalten Kombinationen von normalen oder toleranten Knochenmarkzellen oder Thymuszellen ähnlich wie in dem Experiment in Abbildung 22.6. Als Spender für tolerante Zellen dienen Mäuse, die zuvor unterschiedlich lange mit Tolerogen behandelt wurden. Wenn man z. B. Thymuszellen von einem Spender mit normalen Knochenmarkzellen kombiniert, kann man die Zeit bestimmen, die Thymuszellen brauchen, um tolerant zu werden. Ähnlich verfährt man auch mit den Knochenmarkzellen von vorbehandelten Spendern. Man kann beobachten, daß Thymuszellen sehr schnell tolerant werden (innerhalb von 2 Tagen), daß Knochenmarkzellen hierfür aber länger brauchen (bis zu 10 Tagen).

Mechanismen der Toleranz

Klonale Deletion. Lange Zeit glaubte man, die Entstehung der Toleranz mit einem einzigen Mechanismus erklären zu können. Heute wissen wir, daß es wahrscheinlich mehrere Mechanismen gibt, mit denen Toleranz induziert wird, weil auch B-Zellen, T-Zellen und Makrophagen über mehr als einen Mechanismus kooperieren. Die *klonale Deletion* war die ursprüngliche Theorie zur Erklärung der Toleranz. Diese Theorie geht davon aus, daß ein Antigen mit einem Oberflächenrezeptor auf einem Lymphozyten reagiert, und daß je nach Form des Antigens und Zustand des Lymphozyten entweder eine Immunantwort oder eine Toleranz induziert wird. Wir wissen heute nicht, ob es bei der Toleranz wirklich zu einem Verlust von spezifischen Antigen-reaktiven Klonen kommt, oder ob diese Klone zwar vorhanden sind, aber ihre Fähigkeit verlieren, auf das immunogene Antigen zu antworten. Es gibt einige experimentelle Hinweise, die Burnets Auffassung stützen, daß lymphoide Zellen zu einem frühen Zeitpunkt ihrer Differenzierung leichter tolerant gemacht und eliminiert werden können als zu einem späteren Zeitpunkt (d. h. bei erwachsenen Tieren). Überträgt man Milzzellen von Eltern, die neonatal thymektomiert wurden, auf F_1-Tiere, so können die Milzzellen dieser Eltern in den bestrahlten F_1 angehen, ohne eine GVH-Reaktion zu erzeugen. In den Empfängertieren kommt es nicht zu einer akuten GVH-Reaktion, weil die Spender keine T-Zellen haben. Es kommt auch nicht zu einer chronischen GVH-Reaktion, weil die Vorläuferzellen des Spenders, die in den Thymus des Empfängers wandern, um dort zu Thymozyten und T-Zellen zu differenzieren, tolerant werden. Man nimmt an, daß die Vorläufer der Spender-T-Zellen, die ihre Differenzierung in F_1-Tieren beginnen, mit Empfänger-Antigen in ihrem neuen Milieu regieren und tolerant werden. Hierbei handelt es sich offensichtlich um einen Mechanismus von Selbst-Toleranz, wir wissen jedoch nicht, ob er durch klonale Deletion bedingt ist. Auch bei Klonierungsexperimenten in vitro läßt sich beobachten, daß Milzzellen von neugeborenen Mäusen wesentlich schneller tolerant werden als Zellen von erwachsenen Mäusen.

Antigen-bindende Zellen in toleranten Tieren. Die klonale Deletion geht davon aus, daß Antigen-reaktive Zellen im Zustand der Toleranz eliminiert werden. Um dies zu überprüfen, kann man untersuchen, ob in einem toleranten Tier noch Zellen vorhanden sind, die das Antigen spezifisch binden können, gegen das das Tier tolerant ist. Viele Untersucher stellten die klonale Deletion als Mechanismus der Toleranz in Frage, weil sie nachweisen konnten, daß im Stadium der Toleranz die Antigen-bindenden Zellen nicht eliminiert sind. Allerdings sind diese Ergebnisse nicht unwidersprochen. Wenn man davon ausgeht, daß die Zahl der Antigen-bindenden Zellen im Stadium der Toleranz nicht vermindert ist, bleibt offen, ob diese Zellen zwar das Antigen binden können, aber nicht zu einer Reaktion auf das Antigen fähig sind. Es ist auch möglich, daß ein Mechanismus der Toleranz darin besteht, daß das tolerogene Antigen die Membran „einfriert", wie dies offenbar für das Tolerogen DNP-D-GL nachgewiesen wurde. Auf diese Weise wäre der Antigen-reaktive Klon zwar vorhanden, aber *funktionell eliminiert.*

Suppressorzellen im Stadium der Toleranz. Im Kapitel 19 haben wir besprochen, wie die Suppressor-T-Zelle die Immunantwort regulieren kann. Welche Rolle die Suppressorzelle bei der Induktion und Aufrechterhaltung der Toleranz spielt, muß erst noch geklärt werden. Es gibt zwar Hinweise dafür, daß Suppressorzellen bei der Toleranz gegen Picrylchlorid und bei der Antikörperbildung gegen RGG und SRBC eine Rolle spielen. Andere Untersucher jedoch konnten im Stadium der Toleranz bei der Antikörperbildung keine Suppressorzellen nachweisen.

Unspezifische Suppression: Antigen-Kompetition

Neben der Antigen-spezifischen Suppression gibt es auch noch eine Antigenunspezifische Suppression, die *antigene Kompetition* genannt wird. Sie ist allerdings noch wenig verstanden. Wird ein Antigen (X) einem Tier kurz vor einem zweiten Antigen (Y) gegeben, so ist die Antwort gegen Y oft signifikant vermindert, wie das Experment in Abbildung 22.7 zeigt. Erhalten Mäuse am Tag 0 eine Injektion mit SRBC und nach unterschiedlichen Zeitabständen Injektionen mit einem zweiten, nicht kreuzreagierenden Antigen (menschliche Erythrozyten, human red blood cells = HRBC) und bestimmt

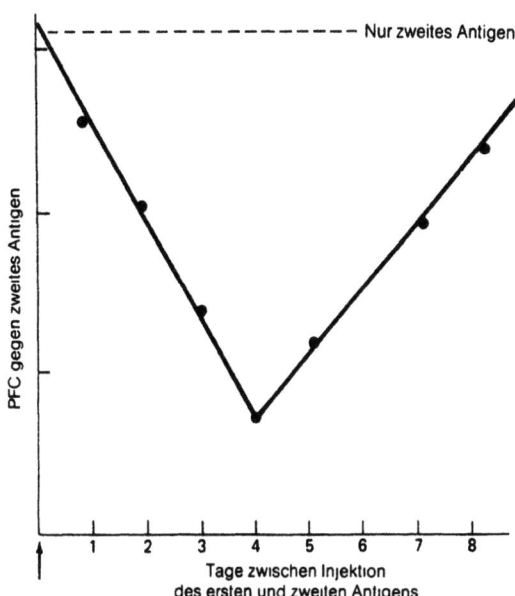

Abb. 22.7. Antigene Kompetition. Die Antwort gegen das zweite Antigen ist vermindert, wenn das zweite Antigen nach dem ersten Antigen gegeben wird = Injektion des ersten Antigen. (Nach Radovitch und Talmadge (1967) *Science* 158, 512)

man die Zahl der Antikörper-bildenden Zellen gegen die menschlichen Erythrozyten, so zeigt sich, daß bei einem Intervall von 4 Tagen zwischen der Injektion von Antigen X und Antigen Y die Antwort gegen Y unterdrückt ist. Diese Form der Suppression ist nicht Antigen-spezifisch, weil die Antwort gegen jedes Antigen, das in diesem Zeitraum injiziert wird, unterdrückt wird. Die spezifische Antwort gegen ein Antigen führt also zu einer unspezifischen Suppression der Antwort gegen andere Antigene.

Dieses Phänomen der Antigen-Kompetition ist bei Impfungen von praktischer Bedeutung. Impft man gleichzeitig gegen mehrere Erreger, so muß man sicherstellen, daß die Antwort gegen ein Antigen nicht durch die Anwesenheit eines zweiten Antigens unterdrückt wird. Das Phänomen der Antigen-Kompetition ist noch nicht hinreichend erklärt. Diskutiert werden humorale Suppressorfaktoren, Kompetition um Nährstoffe oder um einen limitierenden Zelltyp, Produktion von Suppressorzellen und viele andere Mechanismen. Welche Schwierigkeiten sich bei Untersuchungen über die Antigen-Kompetition ergeben, zeigt das Experiment in Abbildung 22.8. Mäuse werden mit SRBC als erstem Antigen immunisiert. Das zweite Antigen, Schweineerythrozyten, wird dann entweder *in vivo* injiziert, oder *in vitro* zu Kulturen von Milzzellen gegeben. Die ausschließlich *in vivo* behandelten

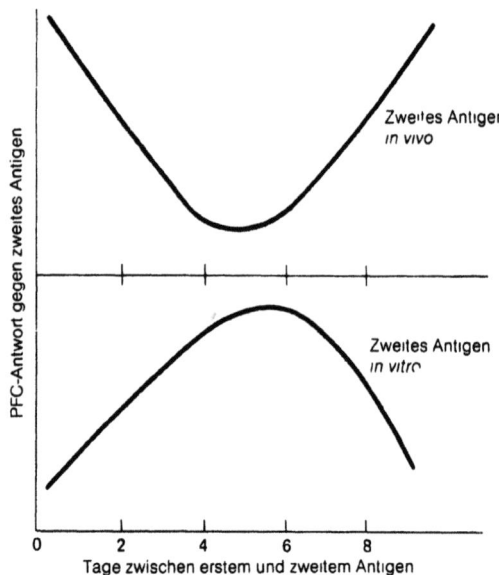

Abb. 22.8. Paradoxe Antwort gegen das zweite Antigen *in vivo* (obere Kurve) oder *in vitro* (untere Kurve) nach Injektion des ersten Antigens. Erstes Antigen wird jeweils *in vivo* gegeben. (Nach Waterson (1970) *Science* 170, 1108)

Mäuse zeigen supprimierte PFC-Antworten gegen das zweite Antigen. Die Zellen, die mit dem zweiten Antigen *in vitro* stimuliert werden, zeigen jedoch eine signifikante *Zunahme* der PFC gegen Schweineerythrozyten und nicht (wie erwartet) eine Abnahme. Die Ergebnisse dieses Experimentes wurden in einer Arbeit veröffentlicht, die den Titel trug: „Antigene Kompetition: Ein Paradoxon." Dieser Titel faßt unseren derzeitigen Wissensstand über die Antigen-Kompetition elegant zusammen.

Zusammenfassung

1. Immunologische Toleranz ist die Unfähigkeit eines Tieres, eine Immunantwort gegen ein spezifisches Antigen zu erzeugen, während die Reaktionen gegen andere Antigene normal sind.
2. Toleranz kann man durch Injektionen von Antigen in neugeborene Tiere induzieren. Bei erwachsenen Tieren kann man Toleranz durch Verwendung von Antigen in nicht-immunogener Form erzeugen, durch Zugabe von Antikörpern, durch extreme Antigenkonzentrationen oder durch gleichzeitige Behandlung mit bestimmten Medikamenten oder Röntgenstrahlen.

3. Sowohl B-Zellen als auch T-Zellen sind in einem toleranten Tier tolerant, die Toleranz entsteht bei beiden Zelltypen jedoch mit unterschiedlicher Schnelligkeit.
4. Der Mechanismus der Toleranz ist nicht bekannt. Mögliche Mechanismen sind die Deletion spezifischer Klone und die Induktion von Suppressorzellen. Die Zahl der Zellen, die Antigen spezifisch binden können, nimmt in einem toleranten Tier nicht signifikant ab. Es ist jedoch unbekannt, ob die Antigen-bindenden Zellen in einem toleranten Tier funktionell wirksam sind.
5. Unter Antigen-Kompetition versteht man die unspezifische Suppression der Antwort gegen ein zweites Antigen, das kurz nach der Injektion eines ersten Antigens gegeben wird. Auch hierbei ist der Mechanismus nicht bekannt.

Literatur

Bücher und Übersichtsarbeiten

Landy, M., and Braun, W. (eds.) (1969). Immunological Tolerance. A Reasessment of Mechanisms of the Immune Response, N.Y. Academis Press

Katz, D. H., and Benacerraf, B. (eds.) (1974). Immunological Tolerance. Mechanisms and Potential Therapeutic Applications, N. Y. Academic Press

Golub, E. S. (1975). Cellular immunology today, *Science*, 187, 1069. (Eine Buchkritik, die die beiden oben zitierten Bände miteinander vergleicht)

Weigle, W. O. (1967). Natural and Acquired Immunologic Unresponsiveness, Cleveland, World Publishing. (Eine Monographie über Prä-B- und T-Zellen)

Billingham, R. E., Brent, L., and Medawar, P. B. (1956). Quantitative studies on tissue transplantation immunity. III. Actively acquired tolerance. *Phil. Trans. Roy. Soc. B*. 239, 257

Dresser, D. W. (1962). Specific inhibition of antibody production. II. Paralysis induced in adult mice by small quantities of protein antigen. *Immunology* 5, 378. (Aggregat-freies Antigen wirkt als Tolerogen)

Mitchison, N. A. (1964). Induction of immunological paralysis in two zones of dosage. *Proc. Roy. Soc. Ser. B*. 161, 275. (Toleranz durch extreme Antigenkonzentrationen)

Chiller, J. M, Habicht, G. S., and Weigle, W. O. (1971). Kinetic difference in unresponsiveness of thymus and bone marrow cells. *Science* 171, 813

Anhang I

Übersicht über die verschiedenen Immunreaktionen

Wird ein Antigen in ein Lebewesen injiziert, kommt es über die Nahrungsaufnahme in den Gastrointestinaltrakt, oder kommt es in Kontakt mit der Haut, so läuft eine komplexe Folge von zellulären Reaktionen ab. Das Ergebnis dieser Ereignisse ist die Produktion von Antikörpern oder die Entstehung von zellvermittelten Reaktionen. Im Hauptteil dieses Buches haben wir besprochen, wie Antigen diese Reaktion induziert. In diesem Anhang wollen wir nun näher auf die Frage eingehen, wie man Immunreaktionen messen kann. Immunreaktionen lassen sich entweder *in vivo* oder *in vitro* messen. Da die Immunantwort spezifisch ist, kommt es nur zu einer Reaktion gegen das Antigen, das zur Immunisierung des Tieres verwendet wird. *Spezifität* bedeutet in diesem Zusammenhang die bevorzugte Reaktion von Antikörpern oder Zellen eines immunisierten Tieres mit dem Antigen, das verwendet wurde, um eine Immunantwort hervorzurufen. Die Stärke einer Immunantwort ist ein Maß für die Reaktion mit dem spezifischen Antigen.

Antikörper-Reaktionen

Antigen-Antikörper-Reaktion. Die Interaktion von Antigen und Antikörper läßt sich als chemische Reaktion beschreiben, in der miteinander reagierende Substanzen zusammenkommen und ein Produkt formen. Es gilt also:

$Ag + Ak \rightleftharpoons AgAk$.

In dieser Gleichung steht Ag für Antigen und Ak für Antikörper. Das Produkt AgAk wird *Antigen-Antikörper-Komplex* genannt. Die Antigen-Antikörper-Reaktion führt zur Bildung eines AgAk-Komplexes. Da der AgAk-Komplex das Produkt der Reaktion von Antigen und Antikörper ist, kann man die *Menge* oder die *Geschwindigkeit*, mit der der Komplex gebildet wird, dazu benutzen, die Konzentration von Antikörpern gegen ein bestimmtes Antigen in einer Probe zu bestimmen.

Methoden zur Quantifizierung von Antikörpern. Mit der Präzipitationsreaktion kann man die Menge von Antikörpern in Gegenwart eines *löslichen*

Antigens bestimmen. Typische lösliche Antigene sind Eiweiße wie zum Beispiel *Albumine* (z. B. Rinderserum-Albumin = RSA), *Globuline* (z. B. humanes Gamma-Globulin = HGG; Rinder-Gammaglobulin = BGG) oder Proteine wie zum Beispiel Keyhole-Limpet-Hämocyanin (KLH). Diese Antigene werden *löslich* genannt, weil sie in einer Lösung nicht ausfallen. Kommt es jedoch zu einer Reaktion mit Antikörper, so bilden sich Komplexe aus Antigen und Antikörper, die an Größe zunehmen und aus der Lösung ausfallen. Es kommt zur Ausfällung, weil die meisten Antigene *multivalent* sind; das heißt, daß sie viele antigene Determinanten haben und daher mehrere Antikörpermoleküle binden können. Da die meisten Antikörpermoleküle zumindest *bivalent* sind, das heißt zwei Bindungsstellen pro Molekül haben, bildet sich ein sehr großer Komplex, der ab einer bestimmten Größe aus der Lösung präzipitiert. Die Menge des gebildeten Präzipitats kann man als Maß für die Menge des vorhandenen Antikörpers benutzen.

Handelt es sich um ein *unlösliches* Antigen, das heißt ein Antigen, das zu groß ist, um in Lösung zu bleiben, benutzt man eine Variante der Präzipitationsreaktion, die *Agglutinations-Reaktion*, um die Menge eines Antikörpers in einer Probe zu quantifizieren. Beispiele für häufig benutzte unlösliche Antigene sind Erythrozyten und Bakterien. Da diese Teilchen sich von selbst aus der Lösung absetzen, kann man aus einem Niederschlag am Boden eines Teströhrchens nicht auf das Vorhandensein von Ag-Ak-Komplexe schließen. Wenn unlösliche Antigene jedoch mit Antikörper reagiert haben, kommt es zur Bildung von Klumpen oder Agglutinaten, die sich deutlich sichtbar von einem normalen Niederschlag des unlöslichen Antigens unterscheiden.

Qualitative versus quantitative Messungen. Man kann die Menge eines Antikörpers entweder mit absoluten oder relativen Werten angeben. Bei einem relativen Wert wird die genaue Menge (als Angabe in g Protein oder Anzahl von Molekülen) in einer Probe nicht angegeben; man bestimmt lediglich, wie weit die Probe verdünnt werden kann, um immer noch einen nachweisbaren Ag-Ak-Komplex zu bilden. Wenn man zum Beispiel eine Probe mit anti-RSA 1/2, 1/4, 1/8 usw. bis 1/256 verdünnt, hat jede Verdünnung nur halb so viel Antikörpermaterial wie die vorausgehende. Eine solche Verdünnung nennt man eine *Verdünnungsreihe*. Man gibt dann jeder Probe der Verdünnungsreihe eine konstante Menge RSA hinzu, inkubiert die Mischung für eine bestimmte Zeit und prüft dann, ob sich ein Präzipitat gebildet hat. Wenn eine Probe noch bei einer Verdünnung von 1/128 ein Präzipitat bildet, eine andere lediglich bis zu einer Verdünnung von 1/8, kann man sagen, daß die erste Probe ungefähr sechzehn mal mehr Antikörper enthält als die zweite.

Die quantitative Ära in der Immunologie begann 1935, als Michael Heidelberger die *quantitative Präzipitationsreaktion* einführte [1].

Die quantitative Präzipitationsreaktion mißt die Menge Stickstoff im Präzipitat und ermöglicht es somit, die Antigen-Antikörper-Reaktion als mg/ml Antikörper in einer Probe (und nicht nur den relativen Titer) anzugeben.

Präzipitationsreaktion in Gelen. Die qualitativen und quantitativen Präzipitationsreaktionen werden in flüssigen Medien durchgeführt, und man bestimmt die Anwesenheit und die Menge des Präzipitats. Kommt es jedoch zur Bildung von unterschiedlichen Antigen-Antikörper-Komplexen, so kann man dies durch eine Präzipitationsreaktion nicht von einem einzigen Antigen-Antikörper-Komplex unterscheiden. Ouchterlony entwickelte eine Methode, mit der man mehrere Reaktionen sichtbar machen und Kreuzreaktionen nachweisen kann. Die Ouchterlony-Präzipitationsreaktion wird in einem festen Medium durchgeführt. Man stanzt Löcher in Agar und füllt sie entweder mit Antigen oder Antikörper. Die Moleküle diffundieren dann gegeneinander mit einer Geschwindigkeit, die für jedes Antigen typisch ist. Im Gebiet des optimalen Verhältnisses von Antigen zu Antikörper bildet sich ein Komplex, der an einer bestimmten Stelle im Gel präzipitiert. Unterschiedliche Antigen-Antikörper-Systeme diffundieren mit verschiedener Geschwindigkeit und präzipitieren an unterschiedlichen Stellen im Gel. Bestimmte Reaktionsmuster können gemeinsame antigene Determinanten auf einem Antigen-Molekül nachweisen.

Die *Immunelektrophorese* stellt eine Modifikation dieser Methode dar. Sie verbindet die Gel-Präzipitation mit der Elektrophorese. Da die meisten Antigen-Moleküle eine Nettoladung tragen, wandern sie in einem elektrischen Feld. Dadurch wird eine elektrophoretische Trennung möglich. Legt man das elektrische Feld über einem Gel an, so wandern die Moleküle in dem Gel und werden an dem Punkt mobilisiert, zu dem sie gewandert sind. Gibt man nun Antikörper in eine Rille des Gels, so bildet sich ein Antigen-Antikörper-Komplex und präzipitiert an der Stelle, wo das Antigen hingewandert ist. Die Immunelektrophorese ist dann besonders hilfreich, wenn man komplizierte Mischungen von Antigenen untersucht.

Komplement

Mit Komplement (complement = C) bezeichnet man eine Reihe von Proteinen im normalen Serum, die die Fähigkeit haben, sequentiell mit Antigen-

---
[1] Wu und Felix Haurowitz führten unabhängig voneinander ähnliche quantitative Reaktionen ein

Antikörper-Komplexen zu reagieren. Diese Reaktion wird die *Komplement-Kaskade* genannt. Sie wird gestartet, wenn eine Komplement-Komponente mit dem Fc-Teil eines Antikörper-Moleküls reagiert, das über seine Antigenbindungsstelle an Antigen gebunden ist. Ein Antikörper, der nicht mit Antigen reagiert hat, kann kein C binden. Die letzte C-Komponente in der Kaskade ist ein Enzym, das zur Leckbildung in Membranen führt. Ist das Antigen eine Zelle (z. B. Erythrozyt oder Bakterium), führt die Kombination von Ag-Ak und C dazu, daß die Membran aufreißt und die Zelle *lysiert*.

Da C sich nur an Antigen-Antikörper-Komplexe bindet (oder fixiert), kann man mit C die Menge des gebildeten Komplexes bestimmen. Dies kann auf zwei Arten erfolgen: Ist das Antigen eine Zelle, kann man den Grad der Lyse messen, der durch den Antikörper verursacht wird. In diesem Fall ist die Lyse ein Maß für die Menge von Antikörper, die an die Zelle gebunden sind. Eine zweite Methode besteht darin, die Menge C, die an den Ag-Ak-Komplex gebunden ist, indirekt zu messen, indem man eine bekannte Menge von C mit dem Antigen-Antikörper-Komplex reagieren läßt, und danach die Menge des hinzugefügten C mißt, die sich nicht an den Komplex gebunden hat. Diese Methode wird die *quantitative Komplement-Fixations-Reaktion* (s. unten) genannt.

Komplement spielt eine bedeutende Rolle bei der Abwehr gegen bakterielle Infektionen, da es Zellen lysiert, die mit Antikörper beschichtet sind. Wird ein Organismus mit Bakterien infiziert, die eine Antikörper-Antwort induzieren, binden sich Antikörper an die Oberfläche der Bakterien, so daß sie durch Komplement im Serum und in den Körperflüssigkeiten lysiert werden. Die C-Komponenten machen fast 10% der normalen Serum-Globuline bei Säugetieren aus. Die C-Komponenten reagieren mit fast allen Ag-Ak-Komplexen, sie sind also nicht Antigen-spezifisch.

Hämolyse und Komplement-Fixationsreaktionen. Wenn sich C an Ag-Ak-Komplexe bindet, entstehen Ag-Ak-C-Komplexe. Ist Ag eine Zelle, so wird diese lysiert. Bei einem Erythrozyten wird nach der Lyse Hämoglobulin freigesetzt, was man als *Hämolyse* bezeichnet. Mit dem freigesetzten Hämoglobin hat man ein Maß für den Grad der Hämolyse und somit für die Menge von Ag-Ak-Komplexen.

Bei der *Komplementfixation* bestimmt man zunächst die Menge C in einer Probe normalen Serums, indem man die C-Konzentration titriert. Dies geschieht, indem man eine Verdünnungsreihe des C (des Serums) herstellt und den Verdünnungen vorgeformte Ag-Ak-Komplexe aus Erythrozyten und anti-Erythrozyten-Antikörpern hinzugibt. Eine bestimmte Menge dieses titrierten C wird dann einer Testmischung von Antigen und Antikörper hinzugegeben. Kommt es zur Bildung eines Ag-Ak-Komplexes, so reagiert das hinzugefügte C mit dem Komplex. Bei der quantitativen Komplementfixationsreaktion bestimmt man dann die Menge von C, die in der Testmischung übrig bleibt. Dieses übrigbleibende, nicht-reagierende C wird dann wieder dem Erythrozyten-anti-Erythrozyten-Komplex hinzugegeben, und der Grad an Hämolyse gemessen. Wenn die Testmischung von Antigen und Antikörper keine Ag-Ak-Komplexe bildet, wird kein hinzugefügtes Komplement verbraucht, und das Testsystem von Erythrozyten-anti-Erythrozyten-Komplexen zeigt unverminderte Lyse. Befinden sich in der Testmischung jedoch Antikörper, so reagiert der Antikörper mit dem Antigen und bildet Ag-Ak-Komplexe. Dadurch wird ein Teil des hinzugefügten C an den Komplex gebunden und verbraucht. Bei der anschließenden Reaktion im Testsystem (Erythrozyten-anti-Erythrozyten-Komplexe) steht dann weniger C zur Verfügung, und es kommt zu einer Verminderung der Hämolyse.

Hämolytischer Plaque-Assay. Dieser Assay wurde im Hauptteil dieses Buches bereits mehrmals erwähnt. Der *hämolytische Plaque-Assay* wurde 1963 von Niels Jerne entwickelt und hat für Untersuchungen der zellulären Immunologie dieselbe Bedeutung wie die quantitative Präzipitationsreaktion für die Immunchemie. Mit dem hämolytischen Plaque-Assay bestimmt man die Zahl von Antikörper-bildenden Zellen in einer Zellpopulation. Diese Zellen werden gewöhnlich als Plaque-bildende Zellen (plaque forming cells = PFC) bezeichnet. Beim Plaque-Assay werden Zellen, die Antikörper gegen ein Erythrozyten-Antigen produzieren, in einer Agarschicht suspendiert, die Erythrozyten-Antigen enthält. Der von einer Einzelzelle sezernierte Antikörper diffundiert durch den Agar und reagiert mit den Erythrozyten, wodurch Antigen-Antikörper-Komplexe entstehen. Gibt man diesem System nun Komplement hinzu, so fixieren nur die Erythrozyten, die mit dem Antikörper reagiert haben Komplement. Dadurch kommt es in umschriebenen Gebieten zur Hämolyse. Diese Gebiete werden Plaques genannt, weil sie den Plaques in einem Bakteriophagen-Assay ähnlich sind. (Auch hier wird der Einfluß der Phagengruppe auf Jernes Denkweise offenbar. Die Bedeutung von Max Delbrück und seinen Kollegen in der Phagengruppe wird wahrscheinlich erst in einigen Jahrzehnten angemessen eingeschätzt werden können).

PFC werden als Plaque pro Milz oder Plaque pro Kultur oder Plaque pro 10^6 untersuchte Zellen quantifiziert. Die Methode gibt ein quantitatives Maß der Zellen, die Antikörper gegen ein Antigen produzieren. Man kann die PFC gegen ein breites Spektrum von Antigen bestimmen, indem man diese Antigene als *Haptene* an Erythrozytenoberflächen koppelt.

Zellvermittelte Antworten

Wir haben in diesem Buch immer wieder betont, daß die Immunantwort eine Einheit aus Antikörper- und zellvermittelter Antwort darstellt. Zellvermittelte Reaktionen sind gewöhnlich gewebezerstörende Reaktionen. Dabei kommt es zu einer Schädigung durch sensibilisierte Zellen ohne die Beteiligung von Antikörpern. Die zellulären Grundlagen der Immunreaktionen haben wir im Hauptteil dieses Buches beschrieben. Hier soll lediglich eine kurze Zusammenfassung der unterschiedlichen Immunreaktionen folgen.

Überempfindlichkeit vom verzögerten Typ. Die bekannteste *in vivo* zellvermittelte Reaktion ist die *Überempfindlichkeit vom verzögerten Typ (Delayed-Type Hypersensitivity = DTH)*[2].

Bei der DTH-Reaktion wird ein Tier durch Injektion eines Antigens sensibilisiert. Nach einer bestimmten Zeit erfolgt eine erneute Injektion von

---

2 Diese Reaktion wird auch als Typ IV der Überempfindlichkeit bezeichnet. Nach Coombs und Gell kann man vier Typen der Überempfindlichkeit unterscheiden. Da auf diese Einteilung auch heute noch manchmal Bezug genommen wird, soll sie hier kurz erwähnt werden:
Mit Typ I bezeichnet man die Überempfindlichkeit vom anaphylaktischen Typ. Sie entsteht dadurch, daß sich Reaginantikörper an Gewebsmastzellen oder basophile Leukozyten (das Äquivalent der Mastzelle im peripheren Blut) über ihre Fc-Region binden, was zu einer Degranulation der Mastzellen und zur Freisetzung vasoaktiver Substanzen führt. Klinisch findet diese Reaktion ihren Ausdruck in Asthma, Heuschnupfen, Urticaria, und Nahrungsmittelallergien. In extremen Fällen kann diese Reaktion auch einen Kreislaufschock verursachen.
Mit dem Typ II bezeichnet man die Überempfindlichkeit vom zytotoxischen Typ. Dabei reagieren Antikörper entweder mit einem Antigen auf einer Zelloberfläche, oder mit einem Antigen oder Hapten, das auf eine Zelloberfläche gebunden ist. Wenn der Antikörper nach Reaktion mit dem Antigen Komplement fixiert, kommt es zu einer Zytolyse, das heißt zur Lyse der Zelle.
Beim Typ III, der Komplex-vermittelten Überempfindlichkeit kommt es zu einer Schädigung von Gewebe durch Antigen-Antikörper-Komplexe. Bei der Reaktion von Arthus-Typ kommt es zur Komplexbildung im Antikörperüberschuß. Diese Komplexe haften vor allem an Gefäßendothelien und fixieren Komplement. Dadurch werden chemotaktische Faktoren freigesetzt, die neutrophile Granulozyten anlocken, wodurch die Gewebszerstörung und Ödembildung noch verstärkt werden. Ein klinisches Beispiel für eine Arthus-Reaktion ist die Farmerlunge, bei der die Reaktion durch schimmligen Heustaub als Antigen induziert wird. Zum Typ III der Überempfindlichkeit gehört auch die Serumkrankheit, die bei passiver Immunisierung mit heterologen Antiseren beobachtet wird. Dabei kommt es im Antigenüberschuß zur Bildung von Komplexen, die sich in den Kapillaren verschiedener Organe ablagern. Klinisch kommt es zu Fieber, Urticaria, Gelenkschwellungen und auch Glomerulonephritiden.
Typ IV nach der Einteilung von Coombs und Gell stellt die Überempfindlichkeit vom verzögerten Typ dar

Antigen in die Haut. Es kommt zu einer lokalen Reaktion an der Injektionsstelle, die Größe dieser Reaktion wird nach 48 Stunden gemessen. Die Stärke der DTH kann in mm angegeben werden. Eine weitere Möglichkeit besteht darin, radioaktiv-markierte RSA oder ^{125}IUdr zu injizieren. Die Konzentration der radioaktiv-markierten Substanz an der Stelle der DTH kann gemessen werden und korreliert gut mit der Größe der Schwellung.

In-vitro-Methoden. Die gebräuchlichsten zellvermittelten Reaktionen *in vitro* sind die *gemischte Lymphozytenreaktion* (*Mixed Lymphocyte Reaction = MLR*) und die *zytotoxische Lymphozytenreaktion* (*Cytotoxic T cell Lysis = CTL*). Beide Reaktionen messen die Antwort von T-Zellen auf Antigene, die sich auf der Oberfläche von Zellen befinden. Mit der MLR mißt man die Fähigkeit eines Antigens auf einer Zelloberfläche, bei einem Lymphozyten eine *Proliferation* zu induzieren. Praktisch inkubiert man Testlymphozyten mit Lymphozyten eines anderen Individuums oder eines anderen Mausstammes. Nach zwei Tagen gibt man ^{3}H-Thymidin zur Kultur hinzu, und bestimmt die Menge von radioaktiv-markierten Tritium in der DNS. Es besteht eine enge Korrelation zwischen der Zellvermehrung (Proliferation) und dem Einbau von Nukleotiden in die DNS.

In der CTL-Reaktion bestimmt man die Stärke der Reaktion von T-Zellen auf ein Antigen einer anderen Zelle durch die Fähigkeit der sensibilisierten T-Zelle, eine radioaktiv-markierte Zielzelle zu lysieren. Dabei muß die Zielzelle dieselben Oberflächenantigene wie die stimulierenden Zellen haben. Die CTL mißt also die Zahl von *zytotoxischen* oder *Killer*-Zellen, die als Reaktion auf den antigenen Stimulus entstehen.

Die MLR und CTL wurden in den Kapiteln 4 und 8 ausführlich besprochen.

Anhang II

Hybridome und T-Zell-Lymphome

Monoklonale Antikörper von Lymphozyten-Hybridomen

In Kapitel 1 haben wir besprochen, daß das Repertoire der Immunantwort klonal unter den Lymphozyten verteilt ist. Das bedeutet, daß eine bestimmte B-Zelle programmiert ist, auf ein einziges Antigen zu reagieren. Durch die Reaktion des Antigens mit dem Rezeptor auf der Oberfläche kommt es zu Proliferation und klonaler Expansion und schließlich zur Bildung von Antikörpern mit derselben Spezifität durch diese Zelle. Da die meisten Immunogene multiple antigene Determinanten haben, induzieren sie die Expansion von verschiedenen Klonen Antigen-reaktiver Zellen (ein Klon für jede Determinante). Die Antwort des Tieres gegen das Gesamtantigen ist deshalb *multiklonal*[1], aber die Antwort gegen jede einzelne antigene Determinante ist *monoklonal*.

Ein Antiserum ist gewöhnlich multispezifisch. Durch Absorption von allen ungewollten Spezifitäten kann man versuchen, multispezifische Antiseren oligo- bzw. monospezifisch zu machen. Meistens sind solche Absorptionen jedoch nicht vollständig.

Köhler und Milstein führten 1975 eine Methode ein, mit der es möglich ist, monoklonale Antikörper zu erzeugen. Durch Fusion einer Antikörper-bildenden Zelle mit einer Myelom-Zelle (Myelome sind B-Zell-Tumoren) entsteht ein *Hybridom*. Da eine einzelne Antikörper-bildende Zelle nur Antikörper einer einzigen Spezifität produziert, sollte es möglich sein, Antikörper einer einzigen Spezifität zu erhalten, wenn es gelingt, aus der entsprechenden Einzelzelle einen Klon zu züchten. Normale Antikörper-bildende Zellen lassen sich jedoch nur für kurze Zeit *in vitro* kultivieren. Myelomzellen dagegen sind „unsterblich", das heißt, sie können als Zellinien etabliert und propagiert werden. Köhler und Milstein konnten eine Antikörper-bildende Zelle mit einer Myelomzelle fusionieren und erhielten die gewünschten Eigenschaften beider Partner, die „Unsterblichkeit" der Tumorzellen und die Spezifität der Antikörper-bildenden Zelle. Bei der Hybri-

---

1 Der Begriff *polyklonal* wird für die unspezifische Expansion von Klonen wie zum Beispiel durch LPS benutzt

domtechnik bedient man sich selektionierter Myelomzellen mit einem bestimmten Enzymdefekt, der diese Zellen empfindlich für ein selektives Medium macht [2].

Durch die Fusion mit Zellen, die dieses Enzym besitzen, können die Myelomzellen auch im selektiven Medium überleben. Milzzellen von einem normalen Tier überleben nur kurze Zeit in Kultur. Nur wenn sie mit einer „ewig lebenden" Myelomzelle fusioniert werden, lassen sie sich in Kultur halten. Da nach der Fusion mit einem Fusionsmittel, zum Beispiel Polyäthylenglykol (= PEG) die Zellen in ein selektives Medium kommen, überleben nur die Zellen, die sowohl (von der B-Zelle) das lebensnotwendige Enzym und (von der Myelomzelle) das genetische Potential der „Unsterblichkeit" besitzen. Diese Voraussetzung haben nur Zellen, die durch Fusion zwischen zwei Zellen eines jeden Typs hervorgegangen sind. Die überwiegende Mehrheit der Myelomzellen wird jedoch keine Antikörper-bildende Zelle als Fusionspartner finden, da der Anteil von Antikörper-produzierenden Zellen in einer normalen Zellpopulation sehr gering ist. Die Mehrheit der Hybride, die in Kultur wachsen, wird deshalb keine oder uninteressante Antikörper produzieren. Es bedarf deshalb eines schnellen und genauen *Screeningverfahrens,* um festzustellen, welche Klone einen interessanten Antikörper in den Kulturüberstand sezernieren. Je nachdem, gegen welches Antigen man monoklonale Antikörper produzieren will, sind unterschiedliche Screening-Verfahren geeignet. Der Fluoreszenz-aktivierte Zellsorter (fluorescence activated cell sorter = FACS) ist ein wertvolles Werkzeug für ein schnelles Screening. Sobald man ein Hybridom gefunden hat, das einen interessanten Antikörper produziert, beginnt man, das entsprechende Hybridom zu klonieren, um die Monoklonalität des produzierten Antikörpers zu garantieren.

Durch die Verwendung monoklonaler Antikörper von Lymphozyten-Hybridomen haben sich neue Zugänge zu immunologischen Problemen eröffnet. Unter anderem bieten sich monoklonale Antikörper zur Analyse von Differenzierungsantigenen, zu immun-chemischen Analysen von strukturell ähnlichen Molekülen, wie zum Beispiel Enzymen und einem weiten Spektrum anderer Fragestellungen an. Die Hybridomtechnik ist ein Beispiel einer praktischen Anwendung eines Paradigmas. Ohne die Vorstellung der Klonalität der Immunantwort wäre es nicht denkbar gewesen, Hybridome zur Produktion monoklonaler Antikörper zu entwickeln. (Weitere Literaturangaben finden sich in: Melcher F., Potter, M. und Warner, N. L. (eds.) (1978). Lymphocyte hybridomas. *Curr. Topics in Microbiol. and Immunol.* 81).

---

2 Diesen Myelomzellen fehlt das Enzym Hypoxanthin-Guaninphosphoribosyl-Transferase (HGPRT). Diese Zellen sterben ab, wenn sie in ein Medium kommen, das Hypoxanthin, Guanin und Aminopterin enthält (HAT-Medium)

T-Zell-Lymphome

Man kann nicht nur monoklonale Antikörper erzeugen, es ist auch möglich, monoklonale Linien funktioneller T-Zellen zu etablieren. T-Zellen lassen sich als Zellinien etablieren, wenn sie *in vitro* mit bestimmten Wachstumsfaktoren kultiviert werden. Ein wirksamer Wachstumsfaktor ist der *T-Zell-Wachstumsfaktor* (*T-Cell Growth Factor* = *TCGF* = *Interleukin 2*), der von Gilis und Smith entdeckt wurde. TCGF findet sich im Kulturüberstand von ConA-stimulierten T-Zellen. Nach der Etablierung *in vitro* lassen sich die T-Zellinien klonieren und man kann die Zellinien mit einer spezifischen Funktion (Helfer-Funktion, Suppression oder Zytotoxizität) kultivieren und näher analysieren. Zusammen mit der Möglichkeit, gewisse Zellpopulationen durch Antiseren selektiv zu eliminieren, ermöglichen uns T-Zellinien, vollständige Systeme in vitro zu bilden und die Interaktionen von Zellpopulationen bei der Immunantwort detailliert zu untersuchen.

Immunologisches Glossarium

Adaptive Differenzierung. Ein Lymphozyt, der sich in einem Milieu eines fremden MHC differenziert, erlangt die Fähigkeit, mit den Zellen des fremden Haplotyps zu kooperieren.

Adhärente Zelle. Eine nicht-lymphatische Zelle, die an Plastik oder Glas haftet. Syn. Makrophage.

Allele Exklusion. Ein F_1-Lymphozyt produziert Ig nur eines elterlichen Allotyps.

Allogen. Genetisch verschiedene Mitglieder derselben Spezies.

Allogener Effekt. Durchbrechung des Carrier-Effekts durch eine allogene Reaktion.

Allotyp. Antigene auf Ig-Molekülen, die an einem genetischen Locus kodiert werden und als Allele vererbt werden.

Autoantikörper. Antikörper, die von einem Individuum gebildet werden und gegen eigene Antigene reagieren.

Autoreaktivität. Die Fähigkeit, eine Immunreaktion gegen Selbst-Antigene hervorzubringen.

B-Zelle. Ig^+, Thy^-, von der Bursa abstammender Lymphozyt; Effektorzelle bei der Antikörperbildung.

β_2-Mikroglobulin. Ein mit *H-2* und HLA-assoziiertes kleines Peptid.

Bence-Jones-Protein. L-Ketten im Urin von Patienten mit Plasmozytom (Myelom).

Bursa Fabricii. Das Lymphopoese-induzierende Mikromilieu für B-Zellen bei Vögeln.

C-Rezeptor. Komplementrezeptor auf Lymphozyten.

Capping. Siehe Patching.

Carrier-Determinanten. Die Determinanten auf einem Antigen, die mit Helfer-T-Zellen reagieren.

Carrier-Effekt. Für eine Sekundärreaktion gegen ein Hapten ist Voraussetzung, daß das Hapten bei der primären und sekundären Stimulation an denselben Carrier gebunden ist.

Chimäre. Ein Individuum, das aus Zellen unterschiedlicher genetischer Herkunft besteht.

CML. Zellvermittelte Lympholyse, siehe CTL.

ConA. Concanavalin A, ein T-Zell-Mitogen.

CTL. 1. Zytotoxischer Lymphozyt; eine T-Zelle mit der Fähigkeit, Zielzellen zu töten. 2. Zytotoxische Lymphozytenreaktion (cytotoxic T cell lysis).

D-Gene. Gene, die zwischen V_H und J_H-Genen lokalisiert sind und zu der Vielfalt der H-Kette beitragen.

Differenzierungsantigen. Antigene, die von Zellen in bestimmten Stadien der Differenzierung exprimiert werden.

DTH. Delayed-type hypersensitivity = Überempfindlichkeit vom verzögerten Typ; Zellvermittelte Reaktion der Haut.

E-Rosetten. Rosetten von Schafserythrozyten um einen menschlichen T-Lymphozyten.

Epitop. Antigene Determinante.

Freundsches Adjuvans. Eine Wasser-in-Öl-Emulsion mit (komplett) oder ohne (inkomplett) Extrakten von Mykobakterien; Es wird als Adjuvans bei Immunisierungen verwendet.

GVH. Graft-versus-host-Reaktion; eine zellvermittelte Reaktion, bei der transplantierte T-Zellen gegen Gewebsantigene des Empfängers reagieren.

H-Kette. Schwerkette von Immunglobulinen.

Hämolyse. Die Lyse von Erythrozyten.

Hämopoese. Blutbildung.

Haplotyp. Kombination von eng gekoppelten Genen auf einem einzigen Chromosom.

Helferzelle. Subpopulation von T-Zellen, die mit Vorläufern von Effektorzellen kooperien.

HIM. Hämopoese-induzierendes Mikromilieu; anatomische Gebiete, in denen sich Progenitorzellen differenzieren.

Humoral. Nicht-zellvermittelt.

Hypervariable Region. Region auf dem Ig-Molekül, die große Unterschiede in der Aminosäuresequenz zu anderen Ig-Molekülen zeigt und die Antigen-Bindungsstelle darstellt.

I-Antigene. *I*-assoziierte Antigene; serologisch definierte Antigene, die in der *I*-Region des *H-2*-Komplexes kodiert werden.

Idiotyp. Antigene Determinante der Antigen-Bindungsstelle auf einem Ig-Molekül.

Ig. Immunglobulin.

IgT. Mit T-Lympozyten assoziierten Ig.

Indirekter Plaque Assay. Methode zum Nachweis von IgG-produzierenden Zellen.

***Ir*-Gene.** Gene in der *I*-Region des *H-2*-Komplexes, die Immunantworten kontrollieren.

Isoantigene. Antigene auf den Zellen eines Mitglieds einer Spezies, die bei einem anderen Mitglied derselben Spezies Antikörperbildung induzieren können.

Isoantikörper. Antikörper eines Mitglieds einer Spezies gegen Antigene eines anderen Mitglieds derselben Spezies.

***J*-Gene.** Gene, die die Region des Ig-Moleküls kodieren, die die konstante und variable Region verbindet.

J-Protein. Ein Peptid, das die monomeren Einheiten der polymeren IgA und IgM verbinden.

Keimzellentheorie. Eine Theorie zur Erklärung der Antikörpervielfalt. Sie postuliert, daß die Information für die Antikörperspezifität durch die Keimzellen weitervererbt wird.

Klonale Selektion. Vorstellung, daß Lymphozyten vorprogrammiert sind, mit einem spezifischen Antigen zu reagieren, und daß eine Reaktion mit dem Antigen eine klonale Expansion dieser Zellen induziert.

Komplement. Eine Gruppe von Proteinen, die sich an Antigen-Antikörper-Komplexe binden und zusammen eine Lyse von Zellen verursachen.

Kongene Mäuse. Mäuse, die bis auf bestimmte Gene genetisch identisch sind. Zum Beispiel mit unterschiedlichen *H-2*-Komplex, aber identischen Hintergrundgenen.

L-Kette. Leichtkette des Immunglobulinmoleküls.

LD-Antigene. Durch Reaktion mit Lymphozyten definierte Antigene, die in der *I*-Region des *H-2*-Komplexes kodiert werden und vor allem auf Lymphozyten exprimiert werden.

LPS. Lipopolysaccharid von Bakterien; B-Zell-Mitogen.

Ly-Antigene. Allele Antigene, die von T-Zell-Subpopulationen exprimiert werden.

Lymphokine. Biologisch aktive Moleküle, die von Lymphozyten produziert werden.

Makrophage. Nicht-lymphozytäre akzessorische Zelle, die eine wichtige Rolle im Immunsystem spielt.

MHC. Major histocompatibility complex (Hauptkomplex der Gewebeverträglichkeit); *H-2* bei der Maus, *HLA* beim Menschen.

MHC-**Restriktion.** Die Beschränkung von Zellen auf die Zusammenarbeit mit Zellen desselben *MHC*-Haplotyps.

MIF. Migrations-inhibierender Faktor; Produkt der T-Zelle, das die Migration von Makrophagen inhibiert.

Mitogen. Ein Stoff, der Zellen zur Mitose anregt.

MLR. Gemischte Lymphozytenreaktion (mixed lymphocyte reaction); nach der Erkennung von Antigen auf einem anderen Lymphozyten beginnen T-Zellen zu proliferieren.

Myelom. Maligne Proliferation von Ig-sezernierenden Zellen (Plasmozytom).

Myelomproteine. Von Myelomzellen produzierte Immunglobuline.

Nackte Maus. Eine kongenital athymische Maus (ohne Fell).

Netzwerk-Hypothese. Eine Theorie, die davon ausgeht, daß die Immunantwort sich selbst durch ein Netzwerk von Idiotyp-anti-Idiotyp-Reaktionen reguliert.

NK-Zelle. Natürliche Killer-Zelle (natural killer cell); eine Zelle, die Tumorzellen ohne vorhergehende Sensibilisierung lysiert.

Null-Zelle. Lymphozyt ohne B- oder T-Zell-Marker.

Patching (und Capping). Die Bewegung von Molekülen in der Lymphozytenmembran auf einen Pol.

PHA. Phytohämagglutinin; ein T-Zell-Mitogen.

Pluripotente hämopoetische Stammzelle. Eine Zelle mit dem Potential, sich in jede Zelle des Blutes zu differenzieren.

Primäre lymphatische Organe. Thymus und Bursa oder Knochenmark; anatomische Region der Lymphopoese.

Private Spezifitäten. Serologisch definierte *H-2*-Antigene, charakteristisch für einen Haplotyp.

Progenitor-Zelle. Eine Zelle, die determiniert ist sich in eine bestimmte Richtung zu differenzieren.

Public specifities. Gemeinsame Spezifitäten; serologisch definierte *H-2*-Antigene, die Stämme mit verschiedenem Haplotyp gemeinsam haben.

SD-Antigene. Serologisch definierte Antigene der *K*- und *D*-Region des *H-2*-Komplexes.

Sekundärantwort. Die Reaktion eines Organismus gegen eine zweite Antigenstimulation.

Sekundäre lymphatische Organe. Milz und Lymphknoten.

Splenomegalie. Zunahme der Milzgröße (zum Beispiel bei einer GVH).

Suppressorzelle. T-Lymphozyt, der Immunreaktionen supprimiert.

T-Zelle. Vom Thymus abstammender Lymphozyt in den sekundären lymphatischen Organen.

Theta (θ). Siehe Thy 1.

Thy 1. Alloantigen, das sich nur auf Lymphozyten findet, die vom Thymus abstammen.

Thymozyt. Lymphozyt im Thymus.

TL-Antigen. Thymus-Leukämie-Antigen; ein alloantigenes Differenzierungsantigen auf Thymozyten.

Toleranz. Unfähigkeit, gegen ein spezifisches Antigen zu reagieren.

Xenogen. Antigen auf den Zellen des Mitglieds einer Spezies, das bei einem Mitglied einer anderen Spezies eine Immunantwort hervorrufen kann.

Sachverzeichnis

Adaptive Differenzierung
  Definition 118
  Theorien 119
  Verwendung v. Chimären 118
adhärente Zellen
  Bedeutung bei der
    Antikörperbildung 33
  Definition 33
  Makrophage 99
Affinität
  Definition 229
  klonaler Ursprung 231
  Markierung 196
  Reifung 229–231
Agglutination 204
aktive Stelle
  Affinitätsmarkierung 196
  Definition 196
  Größe 197
akzessorische Zelle 104
allele Exklusion 240
allogener Effekt
  Definition 144
  Durchbrechung des Carriereffekts 144
  Faktor 144–149
  Modell der B:T-Kooperation 146
allogener Effekt-Faktor (AEF)
  Definition 145
  I-Region 148
  T-Zell-Kooperation 149
Allotransplantat
  Abstoßung 37
  Definition 37
allophäne Mäuse
  Definition 114
  Zucht 114
Allotyp
  Definition 188

Allotyp
  Suppression 240–242
altered self s. antigene Determinante, Neoantigen
Aminosäuresequenz 194
Antigen
  Alloantigen 48
  -Antikörper-Komplex 283
  -Antikörper-Reaktionen 283–285
  -Bindung an B-Zellen 163
  -Bindung an Oberflächen 161
  -Bindung bei der Toleranz 278
  -Bindungsunterschiede bei B- und T-Zellen 165
  -Darbietung 104
  -reaktive Zelle 159
  -Selektions-Hypothese 233
  T-unabhängiges A. 175
  tolerogenes A. 272
  -Verarbeitung 104–106
antigene Determinante
  allotypische 188
  Carrier 76
  Definition 76
  der Haptens 76
  idiotypische 189
  Neoantigen 136
antigene Kompetition 278
antigene Modulation 51
Antikörper s. Immunglobulin
Arthritis, rheumatoide 203
Autoreaktivität 126
Avidität 230

Bence-Jones-Protein 193
Burnet 9
Bursa Fabricii
  Bursektomie 23
  Mikromilieu 13, 18

299

B-Zelle
  Antigen auf Oberfläche 53
  Antigenbindung 163
  Antigenrezeptor 166
  Antwort auf Mitogene 57
  Definition 32
  gemeinsamer Idiotyp mit T-Zelle 170
  Oberflächenimmunglobulin (sIg) 53
  polyklonale Aktivierung 175

Capping 176
Carrier
  Definition 76
  -Determinante 76
  -Sensibilisierung 80
Carrier-Effekt
  adoptiver Transfer 79
  Carrier-Sensibilisierung 80, 81
  Definition 77
  Durchbrechung durch allogenen Effekt 144
  Wirkung von anti-Thy1 80
Chimären
  adaptive Differenzierung 118
  allophäne Chimären 114
  Definition 113
  Knochenmark 115
  MHC-Beschränkung bei der Antikörperbildung 115
  MHC-Beschränkung bei zellvermittelten Antworten 129–133
Chromosomenmarker
  Hämopoese 16
  Identität der Antikörper-bildenden Zelle 30
  Knochenmark-Thymus-Rekonstitution 28
  strahleninduzierte Chimären 16
CI-Moleküle s. Zell-Interaktionsmoleküle
Concanavalin A (ConA)
  Suppressorzelle 236
  T-Zell-Mitogen 56
Cortison-resistene Thymozyten (CRT)
  Mitogenantwort 59
  Thymuszellreifung 59–61
CTL s. zytotoxische Lymphozyten

D-Region 68–70
Determinanten s. antigene Determinanten
Differenzierungsantigene 48
Disulfidbrücken 183
Domänen
  funktionelle 200
  strukturelle 195
Drei-Zellen-Experiment 91
duale Erkennung 136

Ehrlich, P. 4
Entstehung der Vielfalt
  D-Region als Quelle der Vielfalt 217
  Gen-Translokation 215
  J-Region als Quelle der Vielfalt 217
  Keimzellentheorie 218
  somatische Rekombinationstheorie 218
  Zwei-Gene-eine-Polypeptidkette 213–215
E-Rosette 52
Erythropoietin 17

Fab-Fragment 182
Fc-Rezeptor
  B-Zellen 54
  Definition 54
  Expression 54
Fc-Teil 183
Fd-Region 185
Fließmembran 176
Fluoreszenz-aktivierter Zellsorter (FACS) 167
Focus-Forming-Assay
  Vorläuferzellen 161

gemischte Lymphozytenkultur s. mixed lymphocyte reaction (MLR)
G-Region 65
Gehirn-assoziiertes Thy1-Antigen 50
GIX 51
Graft-versus-Host-Reaktion
  Definition 37
  Milzindex 37
  Vorläuferzelle 160
  Zellkooperation 44
gut-associated lymphoid tissue (GALT) 18

H-2 s. Histokompatibilitätsantigene
H-Kette (s. auch Immunglobulin)
  Definition 184
  Gene 212
  Klassen 200
  Hämagglutination 204
  Hämolyse 286
  Hämolytischer-Plaque-Assay 287
Hämopoese
  Definition 13
  Organe 13
  Stammzelle 14
  Wirkung von Strahlen 13
Hämopoese-induzierendes
    Mikromilieu (HIM)
  Kolonien-stimulierender Faktor
    (CSF) 17
  lymphatisches HIM 17
  Progenitorzelle 17
Haplotyp
  Definition 66
  Stämme 66
  Typenstämme 66–67
Hapten
  Definition 76
  -Determinante 83
Haurowitz 6
Helferzelle
  Antikörperbildung 31
  CTL 45
  DTH 90
  GVH 44
  Ly-Phänotyp 44, 45, 88
  MLR 88
Hinge-Region s. Gelenk-Region
Histokompatibilitätsantigene
  D-Region 68–70
  Definition 64
  H-2 Komplex 64–74
  HLA 73
  Ia 72
  K-Region 68–70
  S-Region 72
  Spezifitäten, private und
    gemeinsame 70
  Transplantationsantigene 68
HLA 73
Homologie 194
Hybridresistenz 70
hypervariable Region
  Definition 196

hypervariable Region
  D-Gene 217
  J-Gene 216
I-Region von H-2
  Eigenschaften, durch I-Region
    kontrollierte 71–72
  GVH 71
  Ia-Antigene 72
  Immunantwort 71
  MLR 71
  Suppressorzellen 244
  virale Onkogenese 71
Ia-Antigene 72
Idiotypen
  auto-anti-Antikörper 256
  Definition 189
  gemeinsames Vorkommen auf B-
    und T-Zellen 168
  genetische Kopplung an T-
    Zell-Rezeptor 171
  Hemmung von Immunantworten 253
  Heterogenität 251
  Netzwerk-Hypothese 256
  T-Zell-Rezeptor 168–173
  TEPC 15, 20, 252
  Verstärkung von
    Immunantworten 254
IgA
  Eigenschaften 205
  Sekretionsstück 205
IgD
  B-Zellen 54
  Eigenschaften 206
IgE
  Eigenschaften 206
  Reaginantikörper 206
IgG
  B-Zellen 54
  Eigenschaften 201
  Mercaptoäthanol-Resistenz 204
  Modell des IgG-Moleküls 201
  Nachweis 227
IgM
  B-Zellen 54
  Eigenschaften 202–204
  IgMs 203
  J-Protein 202
  Mercaptoäthanol-Empfindlichkeit 204
  Modell des IgM-Moleküls 203
  Nachweis 227

IgM
  Wechsel von IgM zu IgG 228
Immunabsorbentsäule
  AEF 147
  Definition 146
  funktionelle Zellen 163
Immunglobulin (Ig) s. auch IgA, IgD, IgG, IgM
  Affinitätsmarkierung 196
  aktive Stelle 196
  Allotyp 188
  B-Zelle 53
  Disulfidbrücke 185
  Domänen 195
  Evolution 207–208
  Fab 182
  Fc 183
  Fd 183
  Form 198
  funktionelle Domänen 201
  Heterogenität 185
  Hinge-Region s. Scharnier-Region
  Homologie-Studien 194
  Hybridome 291, 292
  hypervariable Region 196
  Idiotyp 189
  Immunglobulinfaltung 197
  J-Protein 202
  Klasse 186
  konstante Region 193–196
  Mercaptoäthanol 204
  monoklonal 291
  Papain-Spaltung 182
  Pepsin-Spaltung 183
  Reduktion und Alkylierung 184
  Scharnierregion 185
  Sekretionsstück 205
  Sequenzuntersuchungen 192–196
  Shift s. Wechsel der Ig-Klasse
  Untergruppen 187
  variable Region 193
  Wechsel der Ig-Klasse (Shift) 226
indirekter Plaque-Assay 227
instruktive Theorie der Antikörperbildung 7
intervenierende Sequenzen 215
Ir-Gene
  Assoziation mit H-2 266
  Entdeckung 264
  Rolle bei der Zellkooperation 267

Jerne, N. K. 8
Jerne-Plaque-Assay s. hämolyt. Plaque-Assay
J-Protein 202

K-Region von H-2 68–70
Keimzellentheorie 218
Kierkegaard, S. 8
klonale Deletion 277
klonale Selektions-Theorie 9
Knochenmark
  -Thymus-Rekonstitution 28, 31–33
  Hämopoese 13
  vom Knochenmark abstammende Zellen bei der Antikörperbildung 31–33
  primäres lymphatisches Organ 18
Kolonien-stimulierender Faktor (CSF) 17
Komplement 285
Komplement (C)-Rezeptor auf B-Zellen 54
kongene Mäuse
  Definition 67
  Zucht 68
konstante Region (C-Region)
  Anzahl von Genen 212
  C_H-C_L-Homologie 194
  Definition 193
  Translokation 215

L-Kette s. auch Ig
  Definition 184
  Gene 212
  variable Region 193
Landsteiner, K. 5
Leichtkette s. L-Kette
Lipopolysacharid (LPS)
  B-Zell-Mitogen 59
  C_3H/He Maus 175
  T-unabhängiges Antigen 175
lösliche Faktoren
  AEF 144–148
  IgT 149–154
  Makrophagen 152
  Modelle der B-T-Zell-Kooperation 155
Ly-Antigene
  Allele 50
  CTL-Effektorzelle 45, 88

Ly-Antigene
  CTL-Helferzelle 45, 88
  Definition 50
  funktionelle Zellen 52
  Suppressorzellen 244
Lymphozyten-induzierendes
    Mikromilieu
  Bursa Fabricii 18
  GALT 18
  Thymopoietin 18
  Thymosin 18
  Thymus 18
Lymphome 293

Major Histocompatibility Complex (MHC) s. Histokompatibilitätsantigene
Makrophagen
  adhärente Zellen 33, 97
  akzessorische Zellen 104
  Antigenaufarbeitung 104
  Antigen-induzierte Proliferation 99
  Antikörperbildung *in vitro* 99
  Antikörperbildung *in vivo* 97
  Entstehung von Helferzellen 102
  Kupfer-Zellen 97
  Mercaptoäthanol 107
  MHC-Identität mit Helferzellen 102
  Peritonealexsudat-Zellen 97
  Proliferative Antworten 99
  Strahlenresistenz 98
MBLA 54
Medawar, P. B. 270
Mercaptoäthanol
  -empfindliche Antikörper 204
  Ersatz für Makrophagen 107
  -resistente Antikörper 204
MHC-Beschränkung
  adaptive Differenzierung 118
  allophäne Mäuse 114
  Antikörperbildung 110
  Chimären 114
  CI-Moleküle 112
  dualer Rezeptor 137
  Einzelrezeptor 137
  Entstehung von Helferzellen 121
  I-Region 111
  Knochenmark-Chimären 115
  Makrophagen 120
  Mechanismus 126, 135

MHC-Beschränkung
  nackte Mäuse 138
  Rolle des Empfängermilieus 133
  Rolle des Thymus 137–140
  Selbst-anti-selbst-Interaktionen 119
  somatische Entstehungstheorie 140
  T-Zell-Aktivierung 100, 124
  unterschiedliche T-Zellen in F_1 123
  Vorläuferzellen 133
  zellvermittelte Antworten 129, 137
  Zinkernagel-Doherty-Shearer-Phänomen 129, 130
Milzindex 38
Milzkolonien
  Abstammung 14
  Assay 14
  Histologie 14
  Zusammensetzung 15
Mitogen
  Concanavalin A 57
  Definition 56
  inhärente Mitogenität 175
  Lipopolysacharid (LPS) 57
  Phytohämagglutinin 57
  Pokeweed-Mitogen 57
mitogene Stimulation
  B-Zellen 59
  Messung 58
  T-Zellen 59
mixed lymphocyte reaction (MLR)
  Definition 40
  Ein-Weg-MLR 41
  Ly-Phänotyp 88
  mögliche Helferzellen 91
monklonale Antikörper
  Definition 291
  Produktion 292
Myelom-Proteine 186

nackte Maus
  Antigenantwort 173
  MHC-beschränkte Killerzellen 137
  natürliche Killerzellen (NK) 56
natürliche Selektionstheorie 8
nicht-adhärente Zelle
  Definition 33
  Rolle bei der Antikörperbildung 33, 34
Null-Zelle 56, 166

303

Ouchterlony s. Präzipitationsreaktion
Owen, R. D. 269

Paradigma 9
Patching 176
Pauling, L. 6
Peritonealflüssigkeit 97
Phytohämagglutinin (PHA) 57
Plasmazellantigen (PC 1) 54
PLL Gen 261
pluripotente hämopoetische
  Stammzelle 14
Pokeweed-Mitogen (PWM) 57
polyklonale Aktivierung 175
Präzipitationsreaktion 285
Primärantwort
  Definition 223
  Ig-Klasse 227
  Wechsel der Ig-Klasse 228
private Spezifitäten 70
Progenitorzelle
  Assay 17
  HIM 17
  lymphatisches System 18
Proliferation
  Antigen-induziert 224
  Effektorzellen 224
  Helferzellen 225

Reagine 206
Reifung der Immunantwort 226–229
Restriktionsnukleasen 214
Rheumafaktor 203
Rosettenbildung 51

S-Region von H-2 73
Scharnierregion 185
Schwerketten s. auch Immunglobulin
  Definition 184
  Gene 211
  Klassen 200
Sekretionsstück 205
Sekundärantwort
  Definition 224
  Ig-Klasse 227
  Kinetik 227
Seitenkettentheorie 5
Selektionstheorien
  Antigenselektion 233
  klonale Selektion 9
  natürliche Selektion 8
  Seitenkettentheorie 5

Signale
  Ein-Signal-Modell 174
  polyklonale Aktivierung 173
  T-Unabhängigkeit 175
  Zellkooperation 173–176
  Zwei-Signale-Modell 173
Slp-Protein 73
somatische Entstehungstheorie 140
somatische Rekombinationstheorie 218
Splenomegalie 38
Ss-Protein 73
Stimulationsindex 38
Suppressorzelle
  -Allotyp 240
  -antigen-spezifische 237
  -ConA-induzierte 236
  Contra-Suppressorzelle 247
  -Entdeckung 235
  -Hapten-modifizierte Zelle 243
  -Idiotyp-spezifische 242
  -I-J 245
  leukämische Zellen 239
  lösliche Faktoren 236
  Ly 1, 2, 3 Zellen 244
  neonatale Zellen 240
  Regelkreise 247
  supprimierende
    Antigendeterminanten 245
  Wirkung von anti-Thy1 236

T-Zelle
  Antigen-Bindung 163
  Autoreaktivität 126
  CI-Moleküle 112
  Cortison-Empfindlichkeit 60
  Definition 32
  Knochenmark-Chimären 115
  Lymphome 293
  Marker 49–53
  menschliche T-Zellen 49
  MHC-Beschränkung bei der
    Antikörperbildung 110
  MHC-Beschränkung bei der
    Zytotoxizität 129
  MHC-Beschränkung in F_1 123
  Reifung 59–61
  Rolle des Makrophagen 97, 99,
    104, 126
T-Zell-Rezeptor
  anti-Idiotyp-Antikörper 168

T-Zell-Rezeptor
  Antikörper 168
  anti-Rezeptor-Antikörper 168, 170
  Bindung von anti-Rezeptor-
    Antikörper 169
  biochemische Analyse 170
  genetische Analyse 171
  Idiotypen 170, 172
  Modell der dualen Erkennung 137
  Modell der einmaligen
    Erkennung 137
T-Zell-Wachstumsfaktor (TCGF) 293
TCGF s. T-Zell-Wachstumsfaktor
tetraparentale Mäuse 114
TGAL 264
Theta (θ)-Antigen s. Thy1-Antigen
Thymektomie (neonatale)
  Effektorzellen 30
  Rekonstitution 28
  Wirkung auf die Immunantwort 22
Thymopoietin 18
Thymosin 18
Thymus
  Antikörperbildung 24-32
  HIM 18
  Knochenmark-Thymus-Rekonstitution 28
  Nachweis der Helferfunktion 28
  Thy1-Antigen 49
  Thymektomie 22
Thymus-unabhängige Antigene
  LPS 173
  sich wiederholende Untereinheiten 83
TL(thymic leukemia)-Antigen
  Antigenmodulation 51
  Definition 51
  Lymphozytenreifung 50
Toleranz
  Antigen-bindende Zelle 278
  Antigenform 272
  Antigen-Kompetition 278
  Antigen-Konzentration 273
  Antikörper-induzierte T. 275
  B-Zellen 276, 277
  dizygote Zwillinge 269
  Erwachsene 270
  klonale Deletion 277
  Neugeborene 270
  Niedrigzone (low zone) 274
  Suppressorzellen 278

Toleranz
  T-Zellen 276
  tolerogenes Antigen 272
Translokation von Genen 215
Transplantationsantigene s. MHC
Tritiumthymidin
  Einbau bei der Mitogenantwort 57
  Einbau bei der MLR 40

Überempfindlichkeit vom Soforttyp 288
Überempfindlichkeitsreaktion vom
  verzögerten Typ (DTH) 89, 288

V-Region
  Verbindung mit C-Region 214
Vorläuferzelle
  Assay 161
  Definition 159
  Häufigkeit 160

Waldenströmsche
  Makroglobulinämie 202

Zellinteraktionsmoleküle (CI)
  adaptive Differenzierung 118
  „Akzeptor" 113
  Definition 113
  gleichartige Interaktion 113
Zellkontakt
  Modelle der Zellkooperation 142
  Verhinderung der Zellkooperation
    durch Membran 151
zellvermittelte Antworten
  beteiligte Zellen 41-43
  Definition 2, 36-43
  DTH 36
  GVH 37
  Helfer- und Effektorzellen 46
  Ly-Phänotyp 52
  MLR 40
  Zellkooperation 43-46
  zytotoxische Lymphozyten 39
zytotoxische Lymphozyten
  Definition 39
  Helferzellen 88
  Ly-Antigene 88
  MHC-Beschränkung 129-133
  Rolle des Thymus 137-140
  Zellkooperation 88

K. Bachmann
Biologie für Mediziner
2., neubearbeitete Auflage 1982.
319 zum Teil farbige Abbildungen.
Etwa 450 Seiten. DM 49,50.
ISBN 3-540-11546-3.
Einführungslehrbuch

Biologie
Ein Lehrbuch
Herausgeber: G. Czihak, H. Langer, H. Ziegler
Unter Mitarbeit zahlreicher Fachwissenschaftler
3., völlig neubearbeitete Auflage 1981.
1235 zum Teil farbige Abbildungen,
2 Falttafeln. XXIII, 944 Seiten.
Gebunden DM 84,-. ISBN 3-540-09363-X

C. Bresch, R. Hausmann
Klassische und molekulare Genetik
3., erweiterte Auflage 1972. Zahlreiche Abbildungen, 32 Tafeln. XII, 415 Seiten.
DM 45,-. ISBN 3-540-05802-8

W. Buselmaier
Biologie für Mediziner
Begleittext zum Gegenstandskatalog
4., überarbeitete und ergänzte Auflage 1979. 114 Abbildungen, 1 Tabelle. XI, 232 Seiten. (Heidelberger Taschenbücher, Band 154). DM 19,80.
ISBN 3-540-09617-5. Basistext

A. Grafe
Viren
Parasiten unseres Lebensraumes
Taschenbuch der Allgemeinen Virologie
1977. 50 zum Teil zweifarbige Abbildungen, und weitere schematische Darstellungen, 42 Tabellen. X, 179 Seiten.
(Heidelberger Taschenbücher, Band 192)
DM 19,80. ISBN 3-540-08482-7

E. Jawetz, J. L. Melnick, E. A. Adelberg
Medizinische Mikrobiologie
Übersetzt aus dem Amerikanischen von G. Maass, R. Thomssen
5., neubearbeitete Auflage 1980. 290 Abbildungen, 79 Tabellen. XV, 778 Seiten.
DM 68,-. ISBN 3-540-09629-9.
Einführungslehrbuch

Medizinische Mikrobiologie 1
Ein Unterrichtstext für Studenten der Medizin
Herausgeber: P. Klein
Virologie
Bearbeitet von D. Falke
2., verbesserte Auflage 1977. 23 Abbildungen, 19 Tabellen. VII, 152 Seiten.
(Heidelberger Taschenbücher, Band 178). DM 18,80.
ISBN 3-540-08325-1. Basistext

P. von Sengbusch
Einführung in die Allgemeine Biologie
2., neubearbeitete und erweiterte Auflage 1977. 328 Abbildungen.
VIII, 527 Seiten. DM 48,-.
ISBN 3-540-08163-1

H. B. Strack
Übungs-Fragen Biologie
Mit Beiträgen von zahlreichen Fachwissenschaftlern
2., verbesserte und erweiterte Auflage 1982. Etwa 280 Seiten. DM 19,80.
ISBN 3-540-11692-3

Springer-Verlag
Berlin
Heidelberg
New York

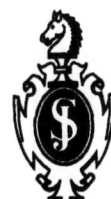

Current Topics in Microbiology and Immunology

Editors: W. Henle, P. H. Hofschneider, H. Koprowski, F. Melchers, R. Rott, H. G. Schweiger, P. K. Vogt

Volume 98
Retroviruses in Lymphocyte Function and Growth
Editors: E. Wecker, I. Horak
1982. 8 figures. VIII, 142 pages. Cloth DM 66,-.
ISBN 3-540-11225-1

Fundamentals of Immunology

By O. G. Bier, W. D. DiasDaSilva, D. Goetze, I. Mota
1981. 164 figures. VIII, 442 pages. DM 48,-.
ISBN 3-540-90529-4

R. Grubb
The Genetic Markers of Human Immunoglobulins

1970. 8 figures. XII, 152 pages. (Molecular Biology, Biochemistry and Biophysics, Volume 9) Cloth DM 58,-. ISBN 3-540-05211-9

Immune Deficiency

Editors: M. D. Cooper, A. R. Lawton, P. A. Miescher, H. J. Mueller-Eberhard
1979. 10 figures, 22 tables. IV, 184 pages.
(Monograph edition of Springer Seminars in Immunopathology, Volume 1, Numbers 3 and 4)
DM 39,50. ISBN 3-540-09490-3

Inflammatory Reaction

Editor: H. Z. Movat
With contributions by numerous experts
1979. 95 figures, 14 tables. VII, 296 pages. (Current Topics in Pathology, Volume 68). Cloth DM 98,-.
ISBN 3-540-09394-X

J. Klein
Biology of the Mouse Histocompatibility-2 Complex

Principles of Immunogenetics Applied to a Single System
1975. 90 tables, 58 figures. XII, 620 pages.
Cloth DM 120,-. ISBN 3-540-06733-7

The Major Histocompatibility System in Man and Animals

Editor: D. Götze
With contributions by numerous experts
1977. 23 figures. X, 404 pages. Cloth DM 74,-.
ISBN 3-540-08097-X

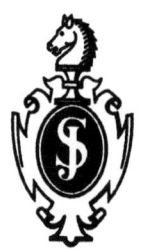

Springer-Verlag
Berlin
Heidelberg
New York

MIX
Papier aus verantwortungsvollen Quellen
Paper from responsible sources
FSC® C105338

If you have any concerns about our products,
you can contact us on
ProductSafety@springernature.com

In case Publisher is established outside the EU,
the EU authorized representative is:
**Springer Nature Customer Service Center GmbH
Europaplatz 3, 69115 Heidelberg, Germany**

Printed by Libri Plureos GmbH
in Hamburg, Germany